Dr. Magda Antonic
Dr. med. Thilo Gambichler

# Pilzerkrankungen

Dr. Magda Antonic
Dr. med. Thilo Gambichler

# Pilzerkrankungen

Erkennen – Vorbeugen – Behandeln

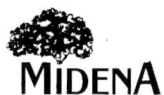

MIDENA

Die medizinische Wissenschaft befindet sich in ständiger Entwicklung. Die Forschung an Universitäten, Kliniken und in der pharmazeutischen Industrie erbringt Tag für Tag Wissen, das in neue Behandlungsmethoden und Medikamente einfließt. Der vorliegende Ratgeber wurde mit größter Mühe und Sorgfalt geschrieben. Autoren, Redaktion und Verlag können aber dennoch keine Haftung für die Gültigkeit des Gesagten übernehmen. Der Leser ist in jedem Fall verpflichtet, die Beipackzettel der Medikamente genau zu lesen und alle Informationen über Dosierung, Nebenwirkungen und Gegenanzeigen zu berücksichtigen. Im Zweifelsfalle ist der Arzt oder Apotheker um Rat zu fragen, wie auch andere wichtige Entscheidungen zur Behandlung immer mit dem Arzt abzusprechen sind.

Die Deutsche Bibliothek  CIP-Einheitsaufnahme

**Antonic, Magda:**

Pilzerkrankungen: erkennen – vorbeugen – behandeln /
Magda Antonic; Thilo Gambichler. –
Augsburg: Midena, 1997
ISBN 3–310–00278–0
NE: Gambichler, Thilo

Midena Verlag, Augsburg
© 1997 Weltbild Verlag GmbH, Augsburg
Alle Rechte vorbehalten

Konzeption und Produktion: Hampp-Verlag, Würzburg/
MediText Dr. Magda Antonic, Stuttgart
Zeichnungen: Katharina Schumacher
Fotos: Sandoz (2); Dr. Christian Kaplan (3); Bayer (4)
Umschlaggestaltung: Parzhuber & Partner, München
Satz: Karen Lippmann
Druck und Bindung: Offizin Andersen Nexö Leipzig
– ein Betrieb der INTERDRUCK
Graphischer Großbetrieb GmbH

Gedruckt auf umweltfreundlich chlorfrei gebleichtem Papier
Printed in Germany

ISBN 3–310–00278–0

# Vorwort

Unter Pilzerkrankungen leiden unzählige Menschen. Ein Pilzbefall der Füße oder Nägel, der Haut oder der Geschlechtsteile ist für viele nichts Besonderes – es ist beinahe eine alltägliche Befindlichkeitsstörung, die man zwar als lästig empfindet, aber fälschlicherweise nicht weiter ernst nimmt.

Oft haben Pilzinfektionen auch etwas beinahe Anrüchiges an sich: Wer gibt schon gerne zu, daß er beispielsweise an Fußpilz leidet? Man könnte ja auf die Idee kommen, der Betreffende nehme es mit seiner Hygiene nicht ganz so genau. Und über Vaginalmykosen schweigt man sich noch mehr aus: Hat das nicht etwas mit Geschlechtskrankheiten zu tun? Pilze befallen auch den Darm und unter bestimmten Umständen den ganzen Körper. Für ältere Menschen oder Patienten, die unter anderen Krankheiten leiden oder schwere Operationen hinter sich haben, bei denen also das Immunsystem geschwächt ist, kann eine Pilzinfektion leicht lebensbedrohlich werden. Pilze sind also keine Bagatelle. Auch nicht Fuß- oder Nagelpilze.

Dieses Buch will Ihnen grundlegende Informationen vermitteln, wo Sie mit Pilzen konfrontiert werden können, wie Sie eine solche Infektion erkennen und erfolgreich behandeln.

Dr. Magda Antonic
Dr. med. Thilo Gambichler

# Inhalt

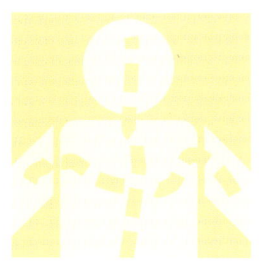

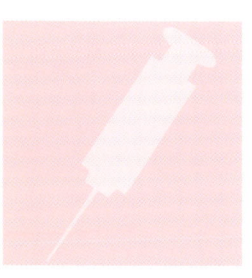

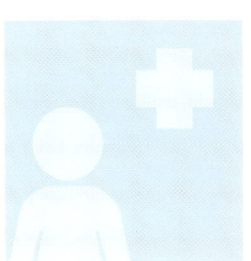

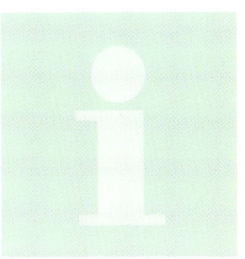

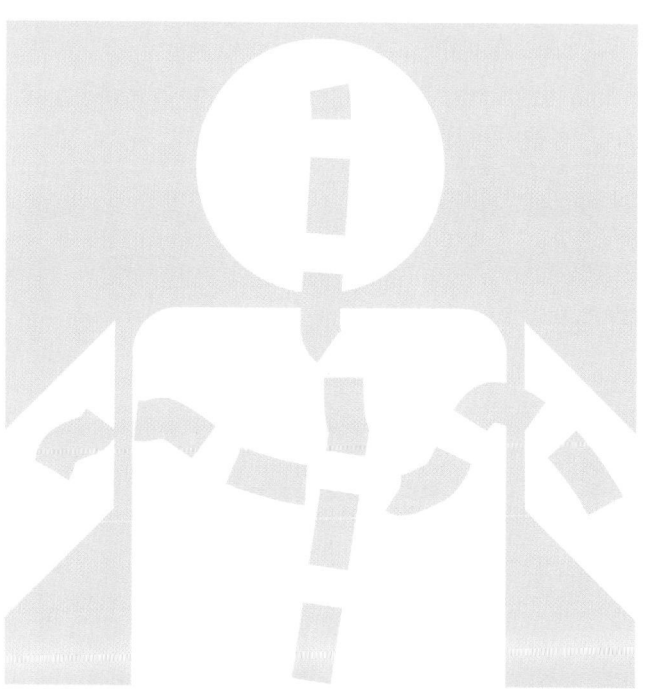

# Was sind Pilzerkrankungen?

Pilze sind Pflanzen, die kein Chlorophyll haben, den grünen Farbstoff, der ihnen ermöglichen würde, mit Hilfe des Sonnenlichts aus Wasser und Kohlendioxid Zucker und Sauerstoff zu gewinnen. Unter den Pilzen gibt es zahlreiche Schmarotzer, die einen Wirtskörper zum Leben brauchen. Sie leben in oder auf anderen Organismen – egal ob Pflanze, Tier oder Mensch – und ernähren sich von deren Körpersubstanz. Sie kommen in sehr verschiedenen Arten überall vor. Wann sie krank machen und wie sie dem Menschen schaden können, erfahren Sie in diesem Kapitel.

## Was sind Pilze?

Nicht jeder mag Pilze, aber jeder glaubt sie zu kennen. Steinpilz und Marone sind „in aller Munde", doch Pilze wachsen nicht nur im Wald. Auch bei der Käseherstellung leisten sie gute Dienste: kein Camembert, Brie oder Roquefort ohne Edelschimmelpilz. Ohne Hefe könnte man kaum ein Brot backen, und Bier- und Weintrinker müßten auf ihr geliebtes Naß verzichten. Doch diese nützlichen Gesellen haben leider auch einige ziemlich unfreundliche Verwandte, die zu wahren Plagegeistern für den Menschen werden können.

### Wie ernähren sich Pilze?

Egal, ob Krankmacher oder fetter Fliegenpilz: Sie alle zählen zu den Pflanzen, obwohl man bei ihnen weder Wurzeln noch Blätter findet. Auch der Farbstoff, der Pflanzen grün erscheinen läßt, fehlt ihnen offensichtlich. Dieses Chlorophyll ermöglicht es den grünen Blättern, ihre Energie aus Sonnenlicht und dem Kohlendioxid der Luft zu gewinnen. Sie können ihre Nahrung (Kohlenhydrate) sozusagen selbst herstellen. Pilze dagegen sind auf fremde Energielieferanten angewiesen: Einige leben von abgestorbenen Pflanzen, aber auch Tierkadavern, und wandeln sie in Mineralien und Wasser um. Als Abfallverwerter sind sie somit sehr wichtig im großen Kreislauf der Natur.

Andere haben sich mit Bäumen oder Pflanzen zu einer Lebensgemeinschaft zusammengeschlossen. In dieser Symbiose ist jeder der beiden Partner für den anderen lebensnotwendig: Die Wurzeln fast aller Waldbäume gehen mit dem Pilzgeflecht eine Verbindung ein, die Mykorrhiza genannt wird. So können sie von ihm Wasser und Mineralsalze beziehen und als Gegenleistung Zucker liefern. Es gibt aber auch Schmarotzer unter den Pilzen, die sich von lebenden Organismen

*Pilze zapfen sehr geschickt die Energiequellen anderer Organismen an, da sie sich nicht allein ernähren können.*

10

ernähren. Sie sind es schließlich, die uns das Leben so schwer machen können.

## Wie vermehren sich Pilze?

Pilze bestehen eigentlich nur aus feinsten Fäden, mit denen sie ein weitverzweigtes, engmaschiges Netz bilden. Dieses Myzel durchwuchert seinen Nährboden sozusagen „unterirdisch" und wagt sich nur zur Vermehrung mit speziellen Fruchtträgern an die frische Luft. Am bekanntesten sind dabei unsere Speisepilze. Das, was wir sammeln, die Champignons und Pfifferlinge, sind nur die Vermehrungsformen der im Waldboden verborgen lebenden eigentlichen Pflanze.

Doch auch das Polster feinster Härchen auf verschimmeltem Brot erweist sich unter dem Mikroskop lediglich als Sporenträger eines Pilzgeflechts, das unsichtbar unser Brot durchzieht. Sporen, die winzigen, federleichten Samen der Pilzpflanze, werden von ihr in riesigen Mengen produziert. Nur so kann sie sicherstellen, daß wenigstens einige der von jedem Lufthauch davongetragenen Sporen auf einem geeigneten Platz landen, so daß aus ihnen wieder das Myzel einer neuen Pflanze heranwachsen kann.

**Pilze vermehren sich durch Sporen.**

## Warum sind Pilze so weit verbreitet?

Die Dauerformen der Pilze, ihre Sporen, sind wahre Überlebenskünstler. Durch den Wind über Tausende von Kilometern verbreitet, können sie überdauern, ob in der Hitze und Trockenheit der Wüste oder in der Eiseskälte der Antarktis. Und das über Jahrtausende! Auch Säuren, die sonst Organismen vernichten, wie zum Beispiel die Salzsäure, können den Dauerformen nichts anhaben. Pilzsporen sind also überall und harren geduldig aus, bis sie auf geeignete Wachstumsbedingungen treffen und sich dann wieder zu einer Pflanze entwickeln können.

**Pilzsporen widerstehen selbst Kochen und Einfrieren der Nahrung; auch die Salzsäure im Magen kann ihnen nichts anhaben.**

# Wie und wo schaden Pilze dem Menschen?

Von den mehr als 120 000 Pilzarten können etwa hundert beim Menschen Krankheiten hervorrufen, „pathogen" werden, wie der Arzt sagt. Da Pilze Substanzen lieben, die der Körper eigentlich selbst bräuchte, macht ihm dieses Schmarotzertum langfristig Schwierigkeiten. Doch noch weitaus schädlicher für uns sind die giftigen Stoffwechselprodukte der Pilze.

Von diesen sogenannten Mykotoxinen haben wir vielleicht schon bei verschimmelten Nahrungsmitteln gehört – Aflatoxine zum Beispiel sorgen in diesem Zusammenhang immer wieder für Schlagzeilen. Das bekannteste Pilzgift ist jedoch der Alkohol: Hefepilze erzeugen ihn bei der Vergärung von Kohlenhydraten. Wie auch die anderen Toxine setzen sie ihn ein, um ihre Konkurrenten, Bakterien und Viren, abzutöten und so Platz für ihr eigenes Wachstum zu schaffen. Als Nebenprodukt fällt für den infizierten Patienten im Extremfall mit der Zeit eine „Säuferleber" ab, sofern er seine Hefepilze stets mit genügend Kohlenhydraten versorgt. Besonders gefährlich für die Leber sind dabei die oft entstehenden sogenannten Fuselalkohole.

## Warum sind viele Pilzerkrankungen oft so schwer zu erkennen?

Pilzgifte können in die Blutbahn gelangen, wenn innere Organe befallen sind, und so überall Krankheitserscheinungen und Beschwerden auslösen. Oft verstärken sie dabei ohnehin schon vorhandene Anfälligkeiten für Krankheiten und führen so erst zu deren Ausbruch. So ist es zu erklären, daß die gleiche Pilzinfektion sich nicht bei jedem Patienten auf die gleiche Weise äußert und sich auch die Symptome der erkrankten Person ständig ändern können.

Erschwerend für die ärztliche Diagnose kommt hinzu, daß die Toxine aller menschenpathogenen Pilzarten im Prinzip ähnlich wirken. Das ist der Grund dafür, daß sich bestimmte Beschwerden nicht eindeutig einer Pilzart zuordnen lassen.

## Welche Pilzarten machen uns krank?

Die den Menschen krank machenden Pilze lassen sich in drei Gruppen einteilen: Hautpilze (Dermatophyten) bevorzugen, wie der Name sagt, die Körperoberfläche und befallen neben der Haut auch Nägel und Haare. Hefepilze (Candida) siedeln besonders gern in den Schleimhäuten der Verdauungswege, vom Mund über den Magen bis zum Darm, kommen aber auch auf der Haut vor. Schimmelpilze gelangen durch die eingeatmeten Sporen in die Lunge und können hier ihr Unheil anrichten.

## Wo treiben Hefepilze ihr Unwesen?

Hefepilze sind aus der Brot- und Käseherstellung nicht mehr wegzudenken, und ohne sie gäbe es weder Bier noch Wein. Einige wenige Candida-Arten jedoch gelten – bei ausgeprägter Abwehrschwäche – als die weitaus häufigsten und aggressivsten Verursacher von allen Pilzerkrankungen.

Besonders gefährlich ist Candida albicans, die weitverbreitete „weiße" Hefe, doch inzwischen sind auch ebenso aggressive Arten wie Candida krusei oder Candida glabrata auf dem Vormarsch.

Meist gelangen Hefepilze über den Mund in den menschlichen Organismus, befallen dort gern die Mundschleimhäute oder finden gar ihren Weg unter beschädigte Zahnfüllungen und Prothesen. Über die Speiseröhre wandern sie weiter bis zum Darm, ihrem liebsten Aufenthaltsort.

**Pilzerkrankungen sind schwer zu diagnostizieren, da sie sich hinter anderen Krankheiten verstecken und ihre Symptome von Patient zu Patient verschieden sind.**

**Hefepilze mögen es wie alle Pilze warm und feucht. Besonders im Darm finden sie reichlich Nahrung in Form von Kohlenhydraten (Zucker und Weißmehlprodukte) sowie Kalzium.**

Die Darmzotten, kleine Ausstülpungen der Darmoberfläche, bieten den Candida-Pilzen gute Versteckmöglichkeiten.

Candida nistet sich im Darm mit Vorliebe zwischen den Zellen der Schleimhäute ein und kann dann mit ihren Pilzfäden kleine Blutgefäße anzapfen. Es kommt sogar vor, daß sich ganze lebende Pilzzellen in die Blutbahn eindringen und anderswo im Organismus neue Pilzkolonien gründen, wenn ihnen ein extrem geschwächtes Immunsystem keinen Einhalt mehr bieten kann.

### Was bewirken Schimmelpilze?

Schimmelpilz kennt jeder. Im Käse wird er zwar als „Edelschimmel" geschätzt, ansonsten ekeln wir uns aber, wenn er viel zu schnell unsere Nahrung mit einem Polster grüner, grauer oder gelber Härchen überzieht und somit ungenießbar macht. Denn unsichtbar durchzieht das Pilzgeflecht die gesamte Brotscheibe oder Orange und durchdringt sie mit seinen Toxinen, so daß ein bloßes Ausschneiden der verschimmelten Stelle nichts nützt.

Stockflecke, jene häßlichen schwarzen Schimmelecken in schlecht durchlüfteten, feuchtkalten Räumen, hat ebenfalls fast jeder schon gesehen. Doch wer weiß schon, daß hier der Schimmelpilz Aspergillus niger sein Unwesen treibt und außer der Tapete auch dem ahnungslosen Bewohner schadet? Eingeatmete Sporen dieses Pilzes können nämlich lebensgefährliche Infektionen in den Atemwegen auslösen.

Normalerweise reagiert der Körper mit Husten, der die Eindringlinge schnell wieder hinausbefördert. Sind die Schleimhäute der Bronchien jedoch schon durch andere Erkrankungen geschädigt, können sich Schimmelpilze dort hemmungslos ausbreiten und mit ihren Toxinen Schäden anrichten.

Dies bekamen auch der Ägyptologe Lord Carnavon und seine Mitarbeiter zu spüren, als sie in den zwanziger Jahren das Grab des Tutanchamun öffneten und bis

*Sporentragende Köpfchen von Schimmelpilzen unter dem Mikroskop*

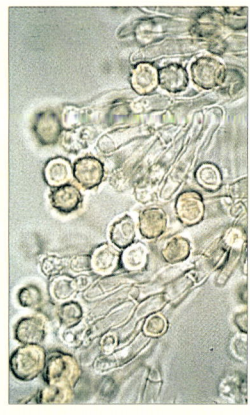

auf wenige Ausnahmen am „Fluch des Pharao", einer damals rätselhaften Lungenkrankheit, starben. Heute weiß man, daß sie sich alle beim Betreten der Grabkammer mit immensen Sporenmengen der Schimmelpilze Aspergillus flavus und Mucor racemosus infiziert haben müssen, die ihre Lungen zerstörten.

Doch man muß nicht Ägyptologe sein, um durch Schimmelpilze krank zu werden – notwendig ist lediglich eine genügend große Konzentration ihrer Sporen in der Luft, wie ihr zum Beispiel Arbeiter in Nahrungsmittelbetrieben ausgesetzt sind. Und auch der Umweltfreund lebt gefährlich, da er beim Öffnen der Biotonne mit großen Mengen an Schimmelpilzsporen in Kontakt gerät, besonders, wenn die Tonne an der Sonne steht und selten geleert wird.

## Wo findet man Dermatophyten?

Die meisten Hautpilzinfektionen werden von den Dermatophyten verursacht. Einige von ihnen hinterlassen nur rötliche Flecken, andere wiederum können zu schweren und schmerzhaften Hautschäden führen. Durch das Wachstum ihres Pilzgeflechts in der Haut zerstören sie diese, da sie sich von Hornmaterial ernähren.

Mit Vorliebe befallen sie Füße, Hände und auch die Kopfhaut oder Barthaare und nisten sich in Zehen- oder Fingernägeln ein. Wenn Hautpilze nicht gleich behandelt werden, wandern sie von der Körperoberfläche in tiefere Hautschichten, so daß es nicht mehr so leicht wie am Anfang ist, sie zu bekämpfen.

Viele Patienten empfinden leider verfärbte und rissige Nägel eher als ein harmloses kosmetisches Problem. Sie sollten jedoch stets bedenken, daß sie durch solche nicht behandelte Infektionen ständig ein Reservoir für die Ansteckung anderer Körperteile mit sich herumtragen.

**Schimmelpilze und ihre Sporen sind an vielen Allergien beteiligt. Ohne die Enzyme des Pilzes zum Beispiel könnten die berüchtigten Hausstaubmilben ihre Nahrung, Hautschüppchen, nicht verdauen.**

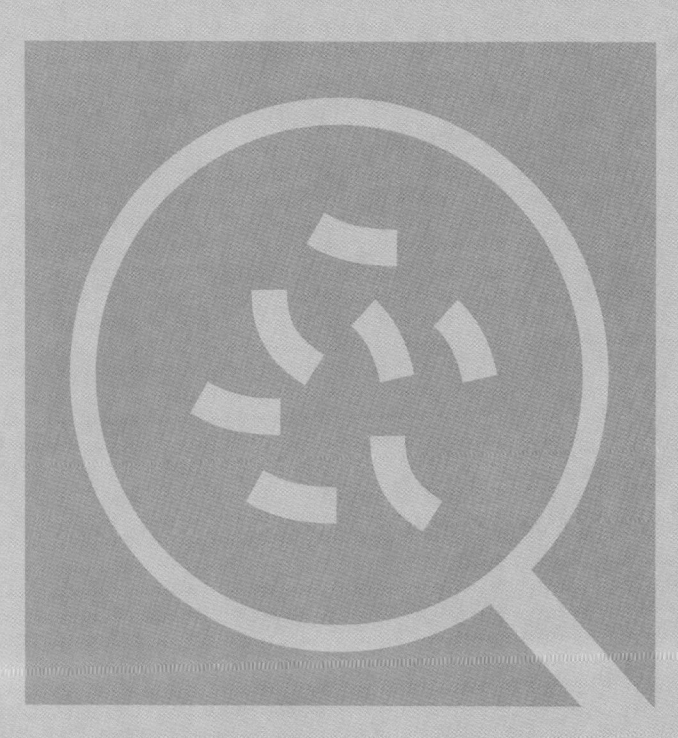

# Wie entstehen Pilzerkrankungen?

Pilze kommen überall vor, doch dies ist kein Grund zur Panik: Nur ganz bestimmte Pilzarten können Krankheiten verursachen, und dabei spielen die Abwehrkräfte des Körpers eine wichtige Rolle, die Ernährung – und nicht zuletzt die Frage, ob die Pilze eine Umgebung finden, in der sie sich stark vermehren können. In diesem Kapitel erfahren Sie mehr über schädliche Pilze, das Immunsystem, mögliche Ansteckungswege und die Entstehung der verbreiteten Fuß- und Nagelpilz-Krankheiten.

# Welche Rolle spielt das Immunsystem?

Unsere Umwelt enthält eine große Zahl von feindlichen Mikroorganismen. Pilze, aber auch Viren, Bakterien und Parasiten warten nur darauf, in den menschlichen Organismus einzudringen und ihn zu infizieren. Daß wir dennoch relativ selten erkranken, haben wir unserem Immunsystem zu verdanken, das seine Feinde normalerweise wirkungsvoll bekämpft. Die Haut bildet dabei eine recht wirksame Schutzbarriere mit dem keimtötenden Sekret ihrer Talgdrüsen.

Doch die vielen Körperöffnungen sind Schwachstellen des Organismus: Schädliche Fremdkörper, Antigene genannt, können über Mund, Nase, Geschlechtsöffnungen oder Hautverletzungen eindringen und Krankheiten auslösen. Ein Teil dieser Antigene wird durch Speichel, Schweiß, Tränenflüssigkeit oder die Flimmerhärchen der Schleimhäute gleich wieder aus dem Körper befördert oder durch chemische Inhaltsstoffe der Magensäfte abgetötet.

### Wie funktioniert das Immunsystem?

Es ist Aufgabe des Immunsystems, die trotz der Schutzbarrieren in den Organismus gelangten feindlichen Zellen unschädlich zu machen. Die weißen Blutkörperchen als seine „Gesundheitspolizei" setzen sich größtenteils zusammen aus Lymphozyten und Freßzellen (Phagozyten). Meist kreisen sie in Blut und Lymphsystem und können so schnell feindliche Mikroorganismen aufspüren, die sie an ihrer körperfremden Zellstruktur erkennen.

Verschiedene Typen von Freßzellen (zum Beispiel Makrophagen oder Killerzellen) schlucken wahllos einen Großteil der Antigene. Diese angeborene Immunität reicht bei Masseninvasionen etwa einer Pilzkolonie je-

*Die weißen Blutkörperchen bekämpfen feindliche Mikroorganismen.*

18

doch nicht aus, so daß jetzt auch noch die Lymphozyten durch die Großproduktion von speziellen Eiweißkörpern eingreifen müssen.

Diese Antikörper werden exakt auf die Oberfläche der Eindringlinge zugeschnitten, so daß sie wie der Schlüssel ins Schloß auf die feindlichen Zellen passen und sie auf diese Weise neutralisieren.

Das geht jedoch nicht sofort: Ein bis zwei Tage dauert es schon, bis der passende Antikörper-Prototyp hergestellt ist und mit der Großproduktion begonnen werden kann. Diese kann etwas schneller anlaufen, wenn einer der verschiedenen im Blut kreisenden Antikörper zufällig schon zur Feindzelle paßt.

Nach ein bis zwei Wochen sind alle Erreger von Antikörpern gebunden und anschließend von den Freßzellen verschluckt, so daß jetzt die Antikörperproduktion eingestellt werden kann – die Infektion ist bekämpft, die Symptome klingen ab.

## Wie „erinnert" sich der Körper an überstandene Krankheiten?

Einige der gebildeten Antikörper verbleiben auch nach der Infektion im Blut, so daß sie bei einer erneuten Invasion der gleichen feindlichen Zellen sofort eingreifen können. Außerdem merken sich spezielle Gedächtniszellen die Struktur dieses erfolgreich bekämpften Antigens, so daß passende Antikörper in größerem Umfang blitzschnell produziert werden können. Man sagt, der Körper sei sensibilisiert oder immunisiert.

Auf diesem Prinzip der Sensibilisierung beruht auch die Impfung: Mit Krankheitserregern in abgeschwächter Form wird eine harmlose Infektion inszeniert, die den Körper zur Herstellung von Antikörpern und Gedächtniszellen anregt. So kann er im Fall einer echten Infektion sofort losschlagen.

**Spezielle Gedächtniszellen machen es möglich, daß sich das Immunsystem auch noch nach vielen Jahren an einmal überwundene Krankheiten erinnert.**

### Warum werden Pilzinfektionen durch ein geschwächtes Immunsystem begünstigt?

Pilzkeime sind überall, doch ist ein gesundes Immunsystem in der Lage, sie wirksam zu bekämpfen. Eindringende Schmarotzer bieten ihm im Gegenteil einen Anreiz zur Antikörperbildung, so daß der gesunde Organismus im Laufe des Lebens immer resistenter gegen Pilze wird. Meist bleiben die Keime gar nicht im Organismus haften, sondern werden schnell auf natürlichem Wege wieder ausgeschieden. Damit das auch reibungslos geschieht, sind in der Darmschleimhaut besonders viele Antikörper „postiert".

Anders sieht es jedoch aus, wenn die Abwehrkraft des Körpers geschwächt ist. Dann werden zuwenig oder gar keine Antikörper mehr hergestellt. Die Folgen sind dramatisch: Die Pilze können sich jetzt im Organismus festsetzen und hemmungslos zu großen Populationen heranwachsen.

Als besonders gefährlich und aggressiv entpuppt sich dabei Candida albicans, der häufigste Hefepilz: Er bleibt unter diesen Bedingungen nämlich nicht mehr an der Oberfläche des befallenen Organs, sondern dringt mit seinen Ausläufern in tiefere Gewebsschichten vor und durchwächst sie regelrecht.

Seine giftigen Stoffwechselprodukte, die Mykotoxine, können jetzt in den gesamten Organismus gelangen und überall Krankheitserscheinungen hervorrufen: Aus der relativ harmlosen Hautmykose ist so eine gefährliche systemische Infektion geworden.

Bei extrem abwehrschwachen, schwerkranken Patienten gelingt es außerdem einzelnen Pilzsporen oder sogar lebenden Candida-Zellen, durch die Darmschleimhaut hindurch in die Blutbahn zu gelangen, so daß sie auf diesem Wege jedes Körperorgan erreichen und dort neue Pilzkolonien gründen können.

**Pilzkeime stellen für ein gesundes Immunsystem keine Gefahr dar.**

20

### Warum sind Neugeborene besonders anfällig für Pilzerkrankungen?

Die Immunschwäche ist in seltenen Fällen angeboren; ganz normal aber ist sie bei jedem Neugeborenen. Sein Immunsystem entwickelt sich erst im Laufe der ersten drei bis vier Lebensmonate. Es ist daher in hohem Maße auf die Muttermilch angewiesen, über die es lebenswichtige Antikörper auch gegen Pilze erhält, bevor es sie selber bilden kann. Flaschenkinder sind demnach besonders gefährdet, an Pilzinfektionen zu erkranken.

### Wodurch wird das Immunsystem geschwächt?

Doch auch der Erwachsene kann sich leicht Pilze einfangen, wenn die Körperabwehr geschwächt ist durch Krebs und chronische Krankheiten wie Diabetes und vor allem AIDS (Erworbenes Immunschwächesyndrom). Schwere Unfälle oder Operationen mindern ebenso die Resistenz gegen die Schmarotzer. Auch wer ständig im Streß lebt, sich keine Ruhe und Entspannung gönnt und womöglich noch dauernd zuwenig schläft, tut den Pilzen etwas Gutes. Daß zudem eine labile Psyche die Abwehrkraft schwächen kann, weiß jeder, der bei Kummer und Sorgen ständig zum Beispiel mit grippalen Infekten zu kämpfen hat. Erhält der Körper nicht alle lebensnotwendigen Vitamine, Mineralstoffe und Spurenelemente, sei es durch falsche Ernährung oder durch Umweltgifte, kann das ebenfalls zu einer erhöhten Krankheitsanfälligkeit führen.

Darüber hinaus kann eine schwere Erkrankung den Einsatz von Medikamenten notwendig machen, die das Immunsystem in seiner Funktion dämpfen. Kortison und seine Verwandten sind für ihre entzündungshemmende Funktion zum Beispiel bei Allergien bekannt. Sie verhindern jedoch auch gleichzeitig den Kampf des Immunsystems gegen Pilzkeime oder Bakterien.

**Zytostatika (Mittel gegen Krebszellen) und auch eine Strahlenbehandlung können die Körperabwehr schwächen.**

21

# Wo kann man sich anstecken?

Pilze sind Parasiten, die nicht von vornherein krank machen. Sie warten nur auf eine Gelegenheit, sich zu vermehren. Und die beste, vielseitigste und zugleich allgemeinste Gelegenheit für eine krankhafte Ausbreitung von Pilzen bietet ein geschwächtes Immunsystem. Anscheinend ist die Immunabwehr vieler Menschen heute durch zahlreiche Umweltgifte, schlechte Ernährungsgewohnheiten, Streß, die zunehmende Verbreitung von Allergien und Strahlung so belastet, daß das Faß beinahe durch jeden beliebigen Anstoß zum Überlaufen gebracht werden kann. Dann erkranken wir an Infektionen, die das Immunsysten noch vor zwanzig Jahren von selbst erledigt hätte, ohne daß sie überhaupt bemerkt worden wären. Pilze lauern praktisch überall. Ganz aus dem Weg gehen kann man ihnen nicht. Aber man kann mit ihnen fertig werden.

## Warum können auch Medikamente Pilzkrankheiten verursachen?

Einer der Hauptrisikofaktoren für Pilzerkrankungen ist das massenhafte Einnehmen verschiedener Medikamente. Antibiotika gegen Bakterieninfektionen stören das Gleichgewicht der natürlichen Darmflora und bereiten oft den Boden für die Ansiedlung von Candida-Pilzen. Auch wer häufig oder dauernd mit Kortikosteroiden behandelt wird, ist gefährdet, weil Kortikoide das Immunsystem dämpfen. Deshalb bekommen so viele Asthmatiker, die sich Kortisonspray in den Mund sprühen, eine Pilzinfektion der Mundhöhle.

Ovulationshemmer, die zur Schwangerschaftsverhütung eingenommen werden, erhöhen (wie eine Schwangerschaft) den Glykogengehalt des Blutes, was die Ansiedlung von Sproßpilzen erleichtert. Schwangere Frauen, die sich so infizieren, übertragen den Pilz mei-

**Veränderungen an Haut und Schleimhäuten durch Krankheiten und Verletzungen oder Hygienemängel erlauben Pilzen oft, sich festzusetzen.**

stens auch auf ihr Baby. Zellgifte (Zytostatika) und Bestrahlungen, die bei der Krebsbehandlung eingesetzt werden, zerstören nicht nur Krebszellen, sondern auch die bis dahin gesunde Darmflora und machen den Weg frei für Pilze.

## Was lockt Pilze an?

Der dritte große Risikofaktor neben Immunschwäche und Medikamenten ist eine Ernährung mit zuviel Zucker, Hefepilzen – etwa in Bier, Brot und vielen Käse- oder Joghurtsorten – sowie zuwenig Ballaststoffen. Das Kapitel über Diät geht ausführlich darauf ein. Hier nur soviel: Zucker und Kohlenhydrate mästen Pilze. Ballaststoffarme Speisen bleiben länger im Darm und reiben weniger an der Darmwand; beides ist den Pilzfäden lieber als das Gegenteil. Die meisten Pilze bekommen wir also nicht von ungefähr, sondern locken sie geradezu hervor und fördern sie.

## Was heißt „Selbstansteckung"?

Eine Selbstansteckung oder Superinfektion ist die klassische Gefahr bei Rückfällen von Pilzerkrankungen. Dann ist der Pilz noch nicht ausgerottet, obwohl die äußeren Symptome längst weg sind, und breitet sich erneut aus. Die sekundäre Ursache dafür sind dann neben dem eigentlichen Erreger eine geschwächte Abwehr und meistens auch Umstände, die eine erneute Vermehrung begünstigen, also Diät- und Hygienefehler.

Schlechte Gewohnheiten, die ein erhöhtes Pilzrisiko bedeuten, sind daher:

- unregelmäßige Pflege von Zahnprothesen,
- mit ungewaschenen Händen essen, vor allem nach dem Besuch der Toilette,
- Nägelkauen,
- das Benutzen alter Zahnbürsten,

**Pilze können durch Inhalieren mit einem Kortisonspray bei Asthmatikern mit einer Pilzinfektion der Mundhöhle auch in die Lunge gelangen.**

**„Ansteckung" bedeutet bei Pilzen in der Regel, daß man ihnen neue Vermehrungsmöglichkeiten durch Übertragung an andere Stellen bietet.**

- Nasenbohren,
- sich hemmungslos kratzen und das „Ergebnis" womöglich in den Mund stecken,
- Unterwäsche und Socken nicht täglich wechseln,
- eine Vorliebe für enge Kleidungsstücke oder Schuhe die zudem überwiegend aus Kunststoff und Gummi angefertigt sind.

### Welche Infektionswege sind die häufigsten?

Bei dem Wort „Partnerinfektion" denken die meisten Menschen gleich an Geschlechtsverkehr. Sicher wandern Pilzinfektion dabei wie beim Ping-Pong-Spiel immer wieder hin und her, aber es genügt schon ein Kuß, ein Schluck aus dem Glas eines anderen oder ein ganz normaler Händedruck. Sogar durch die „feuchte Aussprache" eines Kollegen kann man sich infizieren. Infektionsträgern sieht man die Gefahr kaum an, und oft wissen sie selbst nicht darum: Ein absoluter Schutz ist unmöglich, wenn man nicht die Beziehungen zum Rest der Menschheit einstellen will. Man sollte also nicht gleich Schlimmes denken, wenn Pilze in der Familie auftauchen.

Auch öffentliche Schwimmbäder und die Sauna sind häufig Infektionsherde, die gar nicht so schnell wieder desinfiziert werden können, wie neue Erreger hineingelangen. Mit der Verbreitung der Biotonnen haben sich Schimmelpilzinfektionen vermehrt.

### Können Pilze von Haustieren kommen?

Nicht nur der Kontakt zwischen Menschen birgt Infektionsrisiken; auch Tiere sind Wirte für parasitäre Pilze. Tiere gehören also bei Pilzverdacht nicht ins Bett, sondern zum Tierarzt, und auch ausgiebig schmusen sollte man mit ihnen nur, wenn sicher ist, daß sie keine Pilzkrankheit haben.

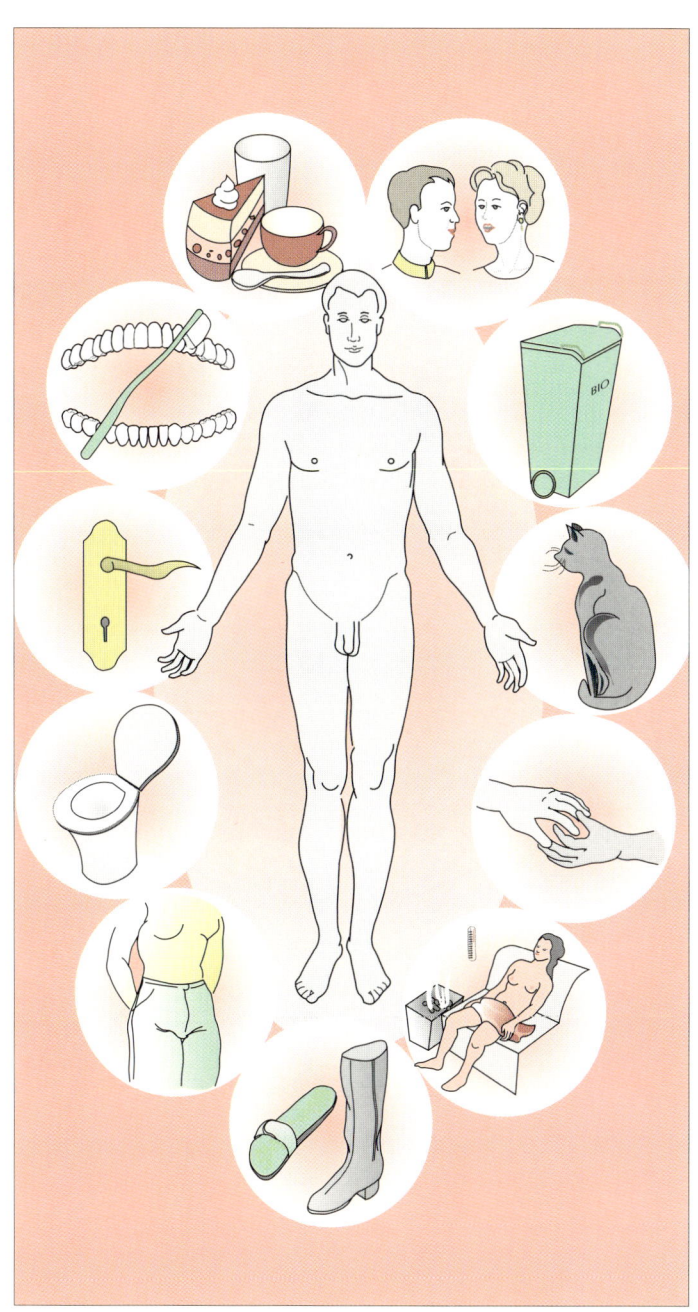

*Die Abbildung zeigt die häufigsten Ansteckungsquellen für eine Pilzinfektion*

# Wie entsteht Nagelpilz?

Eine Nagelpilzerkrankung kann die Fingernägel oder die Zehennägel befallen. Zehennagelpilz ist viermal so häufig wie Fingernagelpilz, da wir an den Füßen zu vermehrter Schweißbildung neigen und sich diese Feuchtigkeit in den Schuhen sehr gut staut. Und in feuchter Umgebung fühlen sich Pilze besonders wohl.

Außerdem werden Fingernägel meistens sorgfältiger gepflegt als Zehennägel und wachsen doppelt so schnell. Das bedeutet, daß Pilze sich dort nicht so leicht festsetzen können.

Am gefährdetsten sind die Nägel der kleinen und großen Zehe und – an den Fingern – die Daumennägel. Vermutlich liegt das daran, daß sie die größten Belastungen (Druck, Quetschungen, Verletzungen) aushalten müssen und daher besonders anfällig sind.

In der Regel beginnt die Pilzinfektion am vorderen, über den Finger (oder Zeh) hinausstehenden Nagelrand. Dann dringen die Pilze allmählich immer weiter nach

*Die Pilzfäden greifen den Nagel in der Regel von vorn an und dringen allmählich immer weiter ins Nagelbett vor. Die Nageloberfläche wird dabei (zumindest zunächst) nicht befallen, sondern nur das Nagelbett und die unteren Bereiche der Nagelplatte.*

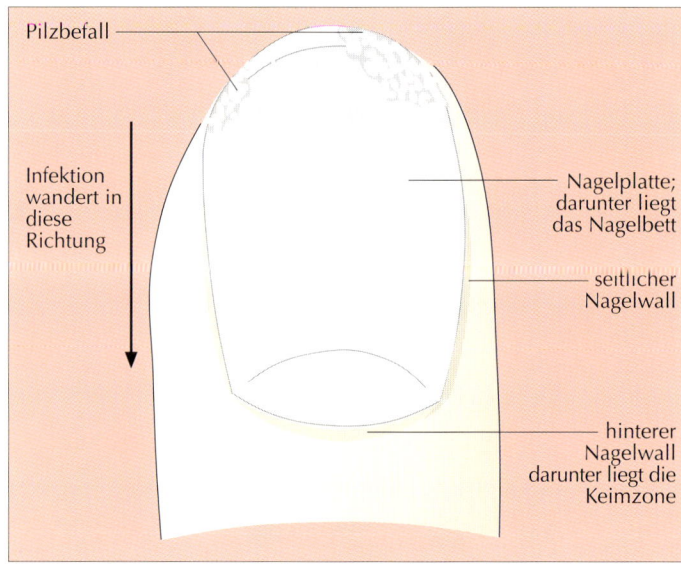

Pilzbefall

Infektion wandert in diese Richtung

Nagelplatte; darunter liegt das Nagelbett

seitlicher Nagelwall

hinterer Nagelwall darunter liegt die Keimzone

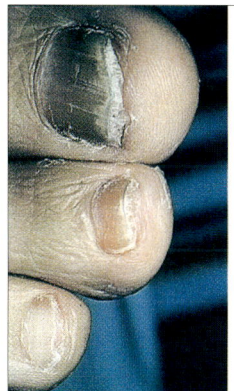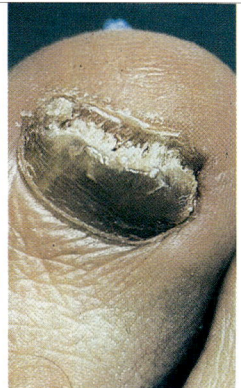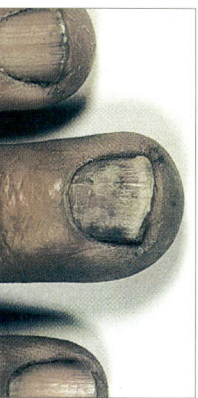

*So sieht Nagelpilz aus. Im weit fortgeschrittenen Stadium, wenn schon mehrere oder gar alle Nägel befallen sind, wird die Therapie schwieriger und gestaltet sich dann recht langwierig.*

hinten ins Nagelbett vor, bis zum Schluß der ganze Nagel befallen ist. Meist beginnt die Infektion an einem einzigen Nagel, kann sich mit der Zeit dann aber auch auf andere Nägel ausbreiten.

## Wie man Nagelpilz erkennt

Nagelpilzbefall ist relativ leicht zu erkennen: Während ein gesunder Nagel durchsichtig ist, wird ein vom Pilz befallener Nagel trüb. Er verfärbt sich – meistens wird er weiß oder gelblich.

Später verändert sich auch seine Form: Er hebt sich vom Nagelbett ab, ist wellig oder bröckelig verdickt, splittert und bricht leicht. Im Endstadium wird der Nagel völlig vom Pilz zerstört.

Bei den Erregern handelt es sich meistens um die Hautpilzgruppe der Fadenpilze (Dermatophyten). Schimmel- oder Hefepilzbefall (Candida) kommt seltener vor. „Hauptschuldiger" ist – ebenso wie beim Fußpilz – der Fadenpilz Trichophyton rubrum.

In der Regel ist der Nagelpilzbefall schmerzlos und erzeugt im Gegensatz zu den meisten anderen Pilzerkrankungen auch keine anderen Beschwerden wie beispielsweise Juckreiz, Nässen oder Entzündungen. Erst in

**80% aller Nagelpilzerkrankungen werden von Fadenpilzen (Dermatophyten) hervorgerufen. Nur in 10 bis 15% der Fälle sind Hefepilze die Auslöser. Schimmelpilzbefall an den Nägeln (der zu grünlichen oder schwärzlichen Verfärbungen führt) kommt selten vor.**

einem sehr fortgeschrittenen Stadium können beim Fußnagelpilz Probleme auftreten, und zwar dann, wenn der Nagel bereits so stark verdickt ist, daß der Schuh Druck auf ihn ausübt. Dann kann es zu schmerzhaften Beschwerden beim Gehen kommen.

## Wie kommt es zur Pilzinfektion?

Der Nagel ist eine Hornplatte, und Pilze ernähren sich nun einmal gern von Horn – von der Hornschicht unserer Haut ebenso wie der Hornschicht der Nägel. Deshalb sind diese Körperbereiche sehr anfällig für Pilzerkrankungen.

Neben einer angeborenen Veranlagung für Pilzinfektionen begünstigen auch Durchblutungsstörungen die Entstehung einer solchen Infektion. Das können Durchblutungsstörungen der Arterien aufgrund von Arteriosklerose (Arterienverkalkung) sein: Durch Einlagerung von Fett (Cholesterin) und Kalk verhärten und verdicken sich die Gefäßwände und werden weniger elastisch, worunter die Durchblutung natürlich leidet.

Bei Krampfadern hingegen ist die Durchblutung der Venen gestört – das Blut staut sich in den krankhaft erweiterten Venen, Stoffwechselschlacken können nicht mehr so gut abtransportiert werden, und das auf diese Weise „vergiftete" Gewebe wird anfälliger für die Pilzerreger.

Daneben gibt es auch noch die funktionellen Durchblutungsstörungen, bei denen sich Blutgefäße vorübergehend verkrampfen und verengen. Man kann dann zum Beispiel plötzlich kalte Hände bekommen, obwohl es überhaupt nicht kalt ist, man also eigentlich nicht frieren dürfte. Nach einer gewissen Zeit erwärmen sich die Hände dann wieder.

Bei solchen Durchblutungsstörungen spielen natürlich die Veranlagung des Betroffenen, aber auch die Psyche eine Rolle: Viele Menschen bekommen bei Aufregung oder Streß „kalte Hände".

## Bei alten Menschen ist Nagelpilz besonders häufig

Meist tritt Nagelpilz erst ab dem 40. Lebensjahr auf; bei Kindern und Jugendlichen ist er ziemlich selten. Vor allem ältere Menschen erkranken relativ häufig an Nagelpilzinfektionen: Ihr Immunsystem ist von Natur aus schwächer als bei jüngeren Menschen, und sie leiden auch oft an Venenerkrankungen (Krampfadern) oder arteriellen Durchblutungsstörungen (Arteriosklerose). Auf diese Weise bringen sie gleich zwei Voraussetzungen mit, die dem Pilz das Leben leichtmachen.

## Weitere Risikofaktoren

Daneben gibt es aber auch noch einige äußere Voraussetzungen, die Nagelpilzinfektionen begünstigen und die man, wenn man darüber Bescheid weiß, in vielen Fällen leicht abstellen kann.

Zunächst einmal sind Menschen, die häufig mit Entfettern (zum Beispiel Spül- oder Putzmitteln) in Berührung kommen, sich oft die Hände waschen oder in feuchtem Milieu arbeiten (Hausfrauen, Putzfrauen, Friseusen), besonders nagelpilzgefährdet, denn dadurch wird die Hornschicht des Nagelbetts aufgeweicht, und Pilze können leichter eindringen. Also: Möglichst nicht zu oft die Hände waschen!

Früher wurde beim Militär, in Schulen und Internaten häufig eine „Nagelkontrolle" durchgeführt, um zu überprüfen, ob die Fingernägel auch gut gepflegt waren. Dies war keinesfalls bloß eine Schikane. Tatsächlich bieten nämlich Schmutzränder unter den Nägeln Pilzen einen hervorragenden Nährboden. Auch Menschen, die viel mit organischen Lösungsmitteln in Berührung kommen

**Wer weiß, daß er zu einer besonders pilzgefährdeten Personengruppe gehört, kann durch entsprechende Vorbeugungsmaßnahmen dem Pilzbefall entgegenwirken.**

29

Anstecken kann man
sich überall, wo viele
Menschen barfuß
herumlaufen:
in Saunen, Schwimm-
bädern, öffentlichen
Duschräumen,
Turnhallen und
Hotels.

(Chemiearbeiter, Maler, Lackierer), holen sich häufiger Pilzinfektionen als andere. Das gleiche gilt für Personen, die bei der Arbeit fast immer Gummihandschuhe tragen – denn in der luftdicht abgeschlossenen, feuchtwarmen Umgebung finden Pilze die idealen Lebensbedingungen vor.

Gesunde Nägel werden äußerst selten von Pilzen befallen. Meist geht einer Pilzinfektion eine Nagelschädigung oder Verletzung voraus. Das können winzig kleine Verletzungen sein: kleine Risse im Nagel oder Nagelhautverletzungen, wie man sie sich bei der Nagelpflege leicht zuzieht, wenn man nicht sehr vorsichtig ist. Durch sie können Pilzerreger eindringen.

An den Füßen sind es meist Stöße oder Quetschungen, durch die die Nägel vorgeschädigt werden und dann „leichte Beute" für den Pilz sind. Hier spielt auch das Schuhwerk eine wichtige Rolle. Unbequeme Schuhe, die zu eng sind oder vorne sehr spitz zulaufen und den Zehen nicht genügend Spielraum lassen, üben einen starken Druck auf die Zehennägel aus, der dazu führen kann, daß sich die Nagelplatte vom Nagelbett abhebt. In diesen Hohlraum können dann natürlich leicht Pilze eindringen.

Aber auch zu weite Schuhe sind gefährlich, denn dann rutscht man bei jedem Schritt mit dem Fuß nach vorn, die Zehennägel stoßen an und werden gedrückt. Solche Druckstellen sind am Großzehennagel besonders häufig.

Auch luftundurchlässige Schuhe (Turn- und Arbeitsschuhe, Gummistiefel, Skistiefel) leisten durch das feuchtwarme Milieu, das sie schaffen, dem Pilzbefall Vorschub – und zwar nicht nur dem Nagelpilz, sondern auch dem noch unangenehmeren Fußpilz. Solche Schuhe sollte man daher möglichst gar nicht oder nicht zu oft tragen.

## Wo holt man sich den Nagelpilz?

Grundsätzlich lauern die Pilzerreger überall. Es gibt aber einige Orte, wo man sich besonders leicht eine Pilzerkrankung holen kann: zum Beispiel in der Sporthalle, in der Sauna oder im Schwimmbad, aber auch in Hotelduschen und auf dem Teppichboden von Hotelzimmern – eben überall dort, wo viele Menschen mit nackten Füßen herumlaufen. Da sind garantiert etliche dabei, die (vielleicht ohne es zu wissen) an einem Fußnagelpilz leiden und ihre mit Pilzsporen infizierten, mikroskopisch kleinen Haut- und Nagelschüppchen überall verbreiten. Aber auch Menschen, die mit jemandem zusammenleben, der an einer Nagelpilzinfektion leidet, sind besonders ansteckungsgefährdet.

**Da man eine Nagelpilzinfektion im Anfangsstadium oft nicht gleich erkennt oder nicht darauf achtet, hat man meistens schon mehrere andere Menschen angesteckt, ehe man sich in ärztliche Behandlung begibt.**

---

### Weitere Faktoren, die die Entstehung von Nagelpilz begünstigen

◆ **Diabetiker** sind besonders „pilzgefährdet". Denn Pilze mögen Zucker und gedeihen bei dem erhöhten Blutzuckerspiegel und gestörter Durchblutung eines Diabetikers deshalb natürlich besonders gut.

◆ **Manche Medikamente** (z.B. Kortison) unterdrücken die Immunreaktion des Körpers und ebnen auf diese Weise Pilzen den Weg in den Körper.

◆ **Pilze sind sehr ansteckend.** Wer also bereits an einem Hautpilz (z.B. Fußpilz, Handflächenpilz oder Leistenbeugenpilz) leidet, läuft Gefahr, früher oder später auch an einem Nagelpilz zu erkranken: Durch Kratzen an juckenden, pilzbefallenen Stellen gelangen die Pilzerreger unter den Nagel und können von dort aus das Nagelbett befallen. (Umgekehrt können Patienten mit Nagelpilz auch leicht einen Hautpilz bekommen.) Deshalb sollte man immer abklären lassen, ob außer dem Nagelpilz auch noch eine andere Pilzerkrankung vorliegt, und diese gleich mitbehandeln.

31

# Wie entsteht Fußpilz?

Fußpilz braucht einem nicht peinlich zu sein, denn das Leiden ist viel weiter verbreitet, als man vielleicht denkt: Schätzungen zufolge leidet etwa jeder vierte Mensch an einer Fußpilzerkrankung. Es ist die häufigste Pilzinfektion, die bei Menschen vorkommt. Und eine solche Infektion ist ein Leiden wie jedes andere: also keine falsche Scham!

Die Symptome können unterschiedlich sein, und man hat dabei nicht unbedingt besondere Beschwerden, so daß der Fußpilz oft lange Zeit nicht bemerkt wird.

### Woran erkennt man den Fußpilz?

Daß Fußpilz so häufig ist, liegt daran, daß unsere Füße den Pilzen optimale Lebensbedingungen bieten: Hier ist die Hornschicht viel dicker als in anderen Hautbereichen, und Pilze ernähren sich nun einmal besonders gern von Horn.

Außerdem mögen Pilze eine feuchte Umgebung, und auch in dieser Hinsicht sind unsere Füße für sie ideal: Hier haben wir besonders viele Schweißdrüsen und schwitzen auch oft stark, vor allem, wenn wir ungeeignetes Schuhwerk tragen.

Am häufigsten setzt sich der Pilz in den Zehenzwischenräumen fest, vor allem zwischen dem dritten und dem vierten sowie dem vierten und dem fünften (kleinen) Zeh. Dieser Bereich ist ganz besonders anfällig, denn hier liegt Haut an Haut, und Feuchtigkeit hält sich daher besser als an anderen Stellen: nicht nur durch Schweiß, sondern auch, weil wir nach dem Waschen oder Baden an diese Stellen mit dem Handtuch nicht so gut herankommen und sie deshalb oft nicht gründlich genug abtrocknen. Dadurch wird die Haut aufgeweicht und häufig auch geschädigt, und dann haben die Pilze leichtes Spiel.

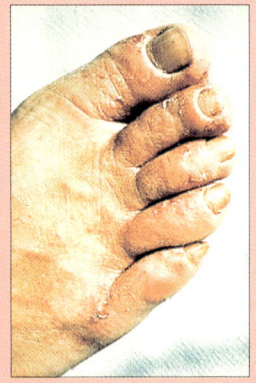

*Das Erscheinungsbild des Fußpilzes ist typisch*

### Die Ausbreitungsgefahr ist groß

Oft erkennt man den Fußpilz nur an der weißlich erweichten und aufgequollenen Haut zwischen den Zehen. Wenn man nicht genau hinschaut, hält man das
häufig für eine leichte Verletzung oder eine aufgeplatzte
Wasserblase und kommt gar nicht auf die Idee, daß man
an einer Pilzinfektion leiden könnte.

Manchmal näßt die Haut aber auch oder reißt ein,
was unter Umständen recht schmerzhaft sein kann, oder
es kommt zu Entzündungen mit starkem Juckreiz. Dann
liegt der Verdacht „Fußpilz" schon näher, und man wird
wegen des lästigen Juckens sicherlich auch eher den
Arzt aufsuchen.

Das ist auch unbedingt zu empfehlen, denn ein nicht
behandelter Fußpilz kann sich leicht auf andere Hautbereiche ausdehnen: zunächst einmal auf Fußsohlen und
Fußrücken.

An den Fußsohlen zeigen sich dann häufig trocken
schuppende Veränderungen, manchmal auch Bläschen;
auf dem Fußrücken kann es zu nässenden Entzündungen mit Juckreiz und Schmerzen kommen.

Außerdem kann der Pilz aber auch andere Körperbereiche befallen, zum Beispiel die Leistenbeuge oder Ze-
hen- und Fingernägel, denn durch Kratzen transportiert
man die Pilzerreger unwillkürlich an andere Stellen des
Körpers.

### Wie steckt man sich an?

Die Übertragung erfolgt von Mensch zu Mensch durch
pilzhaltige Hautschuppen. Unsere Haut schuppt sich
ständig; auch gesunde Menschen verlieren dauernd
feine, mit bloßem Auge nicht sichtbare Hautschuppen,
die dann auf dem Boden liegenbleiben oder sich in Tep-
pichen, Waschlappen und Handtüchern festsetzen. Bei
pilzbefallenen Menschen enthalten diese Hautschuppen

**Viele Menschen
ahnen gar nicht, daß
sie an Fußpilz leiden,
da sie den Verände-
rungen an ihren
Füßen keine beson-
dere Beachtung
schenken und oft
auch keine störenden
Beschwerden haben.**

Oft ist nur ein Fuß
befallen, der andere
hingegen nicht.

Pilzsporen, an denen sich andere infizieren können. Besonders groß ist die Ansteckungsgefahr natürlich überall da, wo viele Menschen barfuß gehen: in Saunen, Schwimmbädern, Sporthallen, Wasch- und Umkleideräumen von Sport- und Campingplätzen, aber auch in Hotelzimmern.

Selbstverständlich kann die Ansteckungsgefahr auch in der eigenen Familie lauern, wenn dort jemand (vielleicht ohne es zu wissen) Fußpilz hat, vor allem, wenn Handtücher und Waschlappen gemeinsam benutzt werden. Kleine Verletzungen oder Risse in der Haut, wie sie jeder ab und zu hat, erleichtern den Pilzerregern das Eindringen.

## Welche Menschen sind besonders anfällig?

Mit Pilzerregern werden eigentlich alle Menschen fast ständig konfrontiert. Doch nicht alle erkranken an Fußpilz. Offenbar müssen also auch noch besonders günstige Lebensbedingungen für den Pilz hinzukommen, damit man sich ansteckt. Es gibt zahlreiche Faktoren, die eine Fußpilzerkrankung begünstigen.

Eine gute Voraussetzung für Pilze sind zum Beispiel schlecht durchblutete Füße. Pilze gedeihen bei niedrigen Temperaturen nämlich besser als auf warmer, gut durchbluteter Haut; wer also zu kalten Füßen neigt, der ist auch besonders fußpilzanfällig. Ein weiterer Risikofaktor ist die Neigung zu starker Schweißbildung an den Füßen.

Sportler erkranken
ganz besonders häufig
an Fußpilz, weil sie
oft Turnschuhe
tragen, die nicht sehr
luftdurchlässig sind,
und außerdem beim
Sport an den Füßen
stark schwitzen.

Daneben existiert wohl auch eine individuelle Veranlagung zu Pilzinfektionen. Außerdem gibt es natürlich Erkrankungen, die Pilzinfektionen begünstigen, so zum Beispiel Diabetes mellitus und Venenerkrankungen (Krampfadern). Auch wer bestimmte Kortisonpräparate einnimmt, die die körpereigene Immunreaktion unterdrücken, holt sich leichter einen Fußpilz als andere Menschen.

## Zuviel Hygiene ist genauso schädlich wie zuwenig

Eigentlich ist es selbstverständlich, daß man durch gute Hygiene (tägliches Waschen der Füße, gründliches Abtrocknen) einem Fußpilz bis zu einem gewissen Grad vorbeugen kann.

Weniger bekannt ist aber, daß man durch zuviel Hygiene häufig genau das Gegenteil erreicht: Denn unsere Haut hat einen hauchdünnen Schutzfilm, den unsere Hautdrüsen immer wieder erneuern – den Säure- und Fettmantel. Wenn dieser Schutzfilm intakt ist, weist er Pilzerreger ab. Doch wenn wir ihn durch zu häufiges Waschen und womöglich auch noch durch ständigen Gebrauch von Desinfektionsmitteln und stark parfümierten Kosmetika und Deodorantien überstrapazieren oder gar zerstören, ebnen wir damit den Pilzen den Weg: Die Haut ist dann schutzlos, und Pilzerreger können leichter eindringen.

## Bei Verdacht auf Fußpilz auf jeden Fall zum Arzt!

Hinter den beschriebenen Symptomen und Beschwerden können auch andere Ursachen stecken als ein Fußpilz – zum Beispiel Ekzeme, Schuppenflechte (Psoriasis) oder eine Bakterienerkrankung der Haut. Deshalb sollte man bei derartigen Hautveränderungen nicht selber „herumdoktern", sondern erst einmal eine Diagnose vom Hautarzt stellen lassen.

Der Arzt wird von den betroffenen Stellen Hautschüppchen entfernen, diese mikroskopisch untersuchen und auch eine Pilzkultur anlegen. Erst eine solche gründliche Untersuchung verschafft endgültige Klarheit.

**Am häufigsten setzt der Fußpilz sich in den Zwischenräumen zwischen den Zehen fest, wo er sich in Form von weißlich erweichter Haut und Rissen zeigt.**

35

# Wie entstehen Scheidenpilzinfektionen?

Drei von vier Frauen leiden mindestens einmal im Leben an einer Scheidenpilzinfektion, viele sogar mehrmals – dennoch ist eine solche Vaginalmykose für viele immer noch ein Tabuthema. Hartnäckig hält sich das Vorurteil, es müsse sich um eine Geschlechtskrankheit handeln, so daß es den infizierten Frauen peinlich ist, davon betroffen zu sein, und sie sich scheuen, zum Arzt zu gehen.

Dabei handelt es sich bei der Vaginalmykose um eine alltägliche, in der Regel harmlose Infektion, die auch enthaltsam lebende Frauen treffen kann. In den allermeisten Fällen ist der Hefepilz Candida albicans der Urheber.

## Woran erkennt man eine Vaginalmykose?

Die Symptome sind typisch: Juckreiz und Brennen am Scheideneingang sowie im äußeren Genitalbereich gehören ebenso dazu wie eine gerötete oder geschwollene Scheide.

Charakteristisch ist auch der Ausfluß: Weiß bis gelblich kann er sein, und nicht selten erinnert seine krümelige Konsistenz an geronnene Milch.

Er riecht allerdings meist nicht, höchstens leicht nach frischer Hefe. Spätestens drei Tage nach Auftreten der ersten Symptome ist die Infektion voll ausgeprägt und hält sich nun hartnäckig, wenn sie nicht medikamentös behandelt wird.

Doch selbst eine zunächst erfolgreiche antimykotische Therapie kann nicht verhindern, daß die Erkrankung erneut auftritt, wenn für den Pilz wieder günstige Umstände herrschen. Nicht wenige Frauen erkranken sogar chronisch und müssen dann mehrmals jährlich mit den lästigen Beschwerden einer Scheidenpilzinfektion rechnen.

**Die Symptome sind eindeutig:**
◆ weißer oder gelblicher, meist geruchloser Ausfluß
◆ Juckreiz
◆ gerötete Scheide
◆ Brennen

## Warum kommt es zur Pilzinfektion?

Die Vagina der gesunden Frau wird von vielen Bakterien, im wesentlichen Milchsäurebakterien, bevölkert. Diese bilden normalerweise einen wirkungsvollen Schutzschild gegen Infektionen aller Art und können daher schnell eine Pilzinvasion zurückschlagen. Doch es gibt eine ganze Reihe von Faktoren, die diesen Schutz zusammenbrechen lassen und so eine Pilzinfektion der Scheide zur Folge haben.

Dann findet ein übermäßiges Wachstum in kürzester Zeit statt, da die Schleimhautoberfläche der Vagina ein besonders beliebter „Siedlungsplatz" der Hefepilze ist. Das Scheidensekret enthält nämlich erhöhte Mengen an Zuckern (Glukose und Glukagon) und somit bevorzugte Futtermittel der Schmarotzer.

**Die Scheidenschleimhäute mit ihrer zuckerhaltigen Sekretion sind ein bevorzugter Ort für Pilzinfektionen.**

## Wo können sich Frauen eine Vaginalmykose zuziehen?

Pilze lauern bekanntlich überall – man kann sie sich beim Schwimmen in infiziertem Wasser oder auf dem Toilettensitz „holen". Auch wer beim Stuhlgang nicht peinlichste Hygiene walten läßt, kann Darmpilze durch eine Schmierinfektion in den Genitalbereich tragen. Das gilt natürlich in besonderem Maße für Frauen, doch auch die Genitalien der Männer können so von Hefepilzen besiedelt werden, auch wenn meist keine Infektion erfolgt.

Auch beim ungeschützten Geschlechtsverkehr mit häufig wechselnden Partnern ist die Wahrscheinlichkeit groß, sich eine Pilzinfektion zuzuziehen. Bei der Therapie einer Vaginalmykose sollte der Partner deshalb mitbehandelt werden, um zu verhindern, daß beim nächsten sexuellen Kontakt der Pilz erneut in die Vagina gelangt und so den Behandlungserfolg in Frage stellt. Anschaulich spricht man hier vom „Ping-Pong-Effekt".

**Scheuen Sie sich nicht, das heikle Thema „Partnertherapie" anzusprechen!**

37

# Welche Umstände begünstigen eine Scheidenpilzinfektion?

Bei einem gesunden Körper mit einem intakten Immunsystem haben die Pilze keine Chance, sich zu vermehren. Eine geschwächte Körperabwehr jedoch ist nicht mehr in der Lage, eindringende Keime wirkungsvoll abzuwehren. Das ist besonders der Fall bei Menschen mit chronischen Erkrankungen wie Krebs, Gicht oder Rheuma, da ihr Körper ununterbrochen gegen diese Krankheiten ankämpfen muß. Besonders pilzanfällig sind auch geschwächte ältere Menschen und Neugeborene, deren Immunsystem nicht mehr oder noch nicht optimal funktioniert.

*Alte und kranke Menschen sind besonders anfällig für Pilzinfektionen.*

## Warum sind Antibiotika schädlich für die Scheide?

Auch das gesundeste Immunsystem ist machtlos ohne seine Verbündeten, die Schutzbakterien der Schleimhäute. Antibiotika unterscheiden nicht zwischen gut und böse, so daß sie mitsamt den Krankheitserregern auch die nützlichen Bakterien beseitigen. Haben besonders Breitbandantibiotika und Tetrazykline die Schutzbakterien der Vagina erst einmal lahmgelegt, finden Pilze in ihren feuchten und warmen Schleimhäuten den für sie idealen Nährboden und können sich völlig ungestört vermehren.

## Was muß man bei der Intimhygiene beachten!

*Vermeiden Sie übertriebene Intimhygiene!*

Den Schutzbakterien der Vagina machen jedoch nicht nur Medikamente den Garaus. Auch übertriebene Intimhygiene mit Scheidenspülungen und Intimsprays zerstört längerfristig die schützende Scheidenflora und ebnet so Pilzinfektionen den Weg. Die gleiche Wirkung haben scharfe, parfümierte Seifen und Badesalze, die man daher ebenfalls meiden sollte.

## Wie sieht eine „pilzfreundliche" Bekleidung aus?

Die heutzutage üblichen Miederhöschen und eng anliegenden Slips aus synthetischen Fasern unterbinden das Atmen der Haut.

Unter der Wäsche entsteht ein extrem feuchtwarmes Klima, das Pilzen die Vermehrung erleichtert. Bei modisch engen Kleidungsstücken, besonders Jeans, passiert es außerdem leicht, daß die empfindlichen Hautstellen im Schambereich wundgerieben werden und damit eine Angriffsfläche für Pilzinfektionen bieten.

## Welche Auswirkungen haben falsche Eßgewohnheiten?

Meist ohne es zu ahnen, trägt der deutsche Durchschnittsesser einiges zur guten Versorgung der Hefepilze bei. Denn zu den Leibgerichten der Schmarotzer gehört bekanntlich alles Süße, so daß wir mit Schokolade, Kuchen oder gesüßten Getränken auch den Pilzen in der Vagina einen Gefallen tun.

## Warum erhöhen Anti-Baby-Pille und Schwangerschaft das Risiko einer Pilzinfektion?

Auch das weibliche Hormon Östrogen regt Pilze zum Wachstum an. Daher stellen vor allem die hochdosierten östrogenhaltigen Anti-Baby-Pillen Risikofaktoren für eine Pilzinfektion dar. Einen hohen Östrogengehalt im Blut haben auch schwangere Frauen, so daß sie ebenfalls besonders anfällig für Vaginalmykosen sind. Hinzu kommt, daß während der Schwangerschaft das Scheidengewebe aufgelockert ist, die Schleimhäute feuchter sind und mehr Zucker enthalten. So bieten sie einem Pilz beste Wachstumsbedingungen. Da die Hormone der Anti-Baby-Pille den Eisprung verhindern, wird auch durch die Pille ein für Pilze einladendes Schleimhautmilieu geschaffen.

**Scheidenpilzinfektionen werden durch enganliegende Slips und Hosen aus Synthetik begünstigt.**

**Schwangere sind dreimal so anfällig für Vaginalmykosen wie andere Frauen.**

# Welche Auswirkungen haben Pilze auf Babys?

Wenn bei der Schwangeren ein Hefepilzbefall der Scheide übersehen wurde, so gelangen die Keime während des Geburtsvorganges in Nase und Mund des Babys – und schon hat es sich angesteckt. Noch hat es nämlich keine eigene Immunabwehr aufgebaut, sondern zehrt in den ersten zwei Monaten von der Grundausstattung an Antikörpern, die ihm seine Mutter über den Blutstrom mitgab.

Während dieser Zeit lernen die Abwehrzellen des Kindes erst allmählich, Antikörper zu bilden. Daher ist es in den ersten Monaten wehrlos gegen eindringende Pilze, die bekanntlich überall lauern.

So kann schon ein Küßchen der Eltern anstecken oder die infizierte Muttermilch, wenn das Neugeborene denn gestillt wird. Auch ein zu Boden gefallener Schnuller, den die Mutter aus Bequemlichkeit nicht gründlich reinigt, sondern nur kurz ableckt, ist häufig die Ursache einer Pilzinfektion.

**Das Neugeborene kann sich noch nicht gegen Pilze zur Wehr setzen.**

## Was ist Mundsoor?

Die über Mund und Nase eindringenden Candida-Pilze finden in den Mundschleimhäuten des Babys gute Wachstumsbedingungen vor und rufen dort den sogenannten Mundsoor hervor. Weißliche, rauhe Flecken breiten sich dann auf Wangenschleimhäuten, Zunge und Gaumen aus. Manchmal reicht ein pelziger Belag bis in die Mundwinkel.

Wenn sich die Flecken mit einem sauberen Taschentuch nicht mühelos abwischen lassen, sondern wund werden oder vielleicht sogar bluten, hat das Kind wahrscheinlich Mundsoor. Es ist durstiger als gewöhnlich, hat dafür aber keine rechte Lust zu essen, weil sein Mundraum brennt.

**Der Mundsoor befällt vor allem Mundschleimhäute und Gaumen.**

40

### Wie entsteht Windeldermatitis?

Hat der Candida-Pilz erst einmal den Mundraum des Neugeborenen infiziert, wandert er bald weiter über den Magen zum Darm. Auch dort läßt sich's als Pilz gut leben wegen der noch spärlichen mit ihm konkurrierenden Bakterienkulturen. Diese unvollständige „Erstausstattung" stammt von der Mutter – die schützende Darmflora mit ihren 500 Arten baut sich erst im Laufe des ersten Lebensjahres auf.

Die Folge einer Darminfektion sind wässrige Durchfälle oder Verstopfungen, Koliken und Blähungen – alles Symptome, die auch der befallene Erwachsene nur zu gut kennt. Mit diesem Pilzreservoir im Darm ist die sogenannte Windeldermatitis für den Säugling schon vorprogrammiert.

Im Zeitalter der „luftdichten" Wegwerfwindeln finden Pilzkulturen im Kot am Babypopo geradezu ideale Bedingungen: In den infizierten Windelpaketen ist es feuchtwarm, kein Luftzug stört – was kann sich ein Pilz Besseres wünschen? Zudem ist die zarte Babyhaut durch das ständige Liegen in scharfem Urin und Stuhl sowieso schon angegriffen.

### Wie erkennt man eine Windeldermatitis?

Die Pilzinfektion beginnt in der Umgebung des Afters mit eher punktförmigen, oft nässenden roten Knötchen. Schnell breitet sich dieses Wundsein jedoch über den ganzen Windelbereich aus und bildet dann eine fast geschlossene entzündete Fläche. Bei genauem Hinsehen zeigen sich auch meist charakteristische feine Schuppenkränze.

Es ist verständlich, daß der Po weh tut und auch stark jucken kann. Lassen Sie Ihr Baby nicht mit den Händen an den infizierten Stellen herumkratzen, um einer Ausbreitung der Pilze keinen Vorschub zu leisten.

**Geht das Wundsein des Säuglingspos vom After aus, handelt es sich meistens um einen Candida-Pilzbefall.**

41

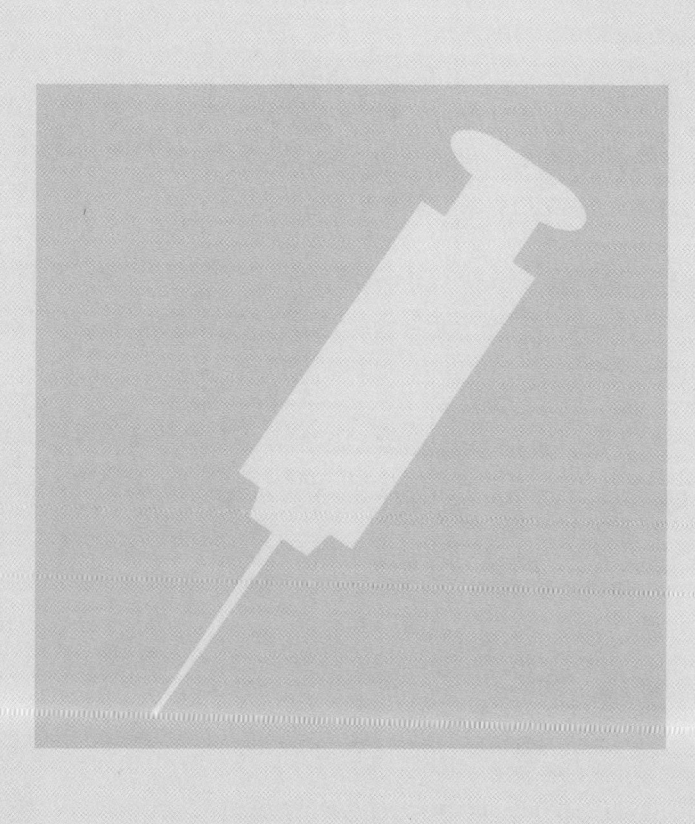

# Wie werden Pilzerkrankungen erkannt und behandelt?

Im folgenden Kapitel geht es darum, was beim Verdacht auf eine versteckte Pilzinfektion zu tun ist. Sie erhalten hier einen Überblick über die Untersuchungsmethoden, die dem Arzt heute zur Verfügung stehen. Es werden die Behandlungsmöglichkeiten gegen die verschiedenen Pilzkrankheiten beschrieben, über Medikamente informiert und Fragen nach Rückfällen und besonderen Risiken beantwortet.

# Welcher Arzt ist der richtige?

Der erste Ansprechpartner sollte auf jeden Fall Ihr Hausarzt sein, weil er Sie am besten kennt. Leiden Sie aber ganz offensichtlich an einem Hautpilz, dann sind Sie sicher von Anfang an bei einem Hautarzt am besten aufgehoben. Für ihn sind auch schwierige Diagnosen und eine angemessene Behandlung kein Problem. Hauterkrankungen richtig zu erkennen, einzuschätzen und entsprechend zu behandeln ist mit Sicherheit nicht die Aufgabe von Nicht-Dermatologen. Ein verantwortlicher Hausarzt, wenn er sich nicht gerade auf Pilzerkrankungen spezialisiert hat, wird Sie auch umgehend zum Hautarzt schicken.

**Die erste Wahl ist immer der Hausarzt, weil er seine Patienten am besten kennt und gegebenenfalls einen Spezialisten nennen kann.**

## Das Problem mit inneren Mykosen

Besteht der Verdacht auf eine innere Mykose, sollten Sie mit Ihrem Arzt darüber sprechen und sich möglicherweise an einen Gastroenterologen überweisen lassen. Diese Spezialisten für den Magen-Darm-Trakt haben naturgemäß eine besonders große Erfahrung mit inneren Pilzerkrankungen. Vor allem verfügen sie über entsprechende Untersuchungsmethoden, um eine Pilzerkrankung des Darms zweifelsfrei festzustellen. Eine Stuhluntersuchung wird in der Regel für eine Diagnose reichen. Möglich ist aber auch eine endoskopische Untersuchung des Darms (Koloskopie), mit der natürlich auch andere mögliche Darmerkrankungen festgestellt oder ausgeschlossen werden können.

Bei Verdacht auf eine innere Mykose können Sie mit Ihrem Hausarzt aber auch Probleme bekommen, weil er die Gefahr innerer Mykosen gering einschätzt. Es gibt unter den Medizinern zwei Lager: Die einen schätzen die Gefährdung der Gesundheit durch Pilze als sehr hoch ein, manchmal vielleicht auch zu hoch, die anderen wiederum schließen den Verdacht auf eine Pilzin-

**Wenn ein Arzt sich weigert, dem Verdacht auf eine innere Pilzinfektion nachzugehen, sollten Sie einen zweiten Fachmann hinzuziehen, der Sie unvoreingenommen untersucht.**

fektion von vornherein so stark aus, daß sie jedwede Untersuchungen in dieser Richtung ablehnen. Sollte ein Arzt sich weigern, mit Ihnen auch nur darüber zu reden oder Blut- und Stuhlproben für eine Laboruntersuchung zu nehmen, sollten Sie sich nicht abwimmeln lassen. Es gibt Selbsthilfegruppen und Informationsstellen, bei denen Sie sich neuen Rat holen können.

## Warum wollen manche Ärzte von Pilzen nichts wissen?

Leider ist die Fachwelt im Hinblick auf Pilzerkrankungen nicht einer Meinung. Führende Mykologen beklagen, daß die Ausbildung der Mediziner bisher zu wenig berücksichtigt, was man inzwischen über Pilze weiß. Sie sind natürlich spezialisiert und möchten, daß ihr Wissen auch anerkannt wird.

Einige Ärzte übertreiben die Bedeutung von Pilzen und sehen schon eine alles umfassende Pilzinvasion, mit der sich beinahe jede zweite Krankheit erklären läßt. Andere verweisen darauf, daß Pilze praktisch überall vorkommen, und spielen die Tatsache herunter, daß sie sich krankhaft vermehren können.

Wie bei einem Glaubenskrieg haben beide Seiten recht und auch wieder nicht. Immerhin sterben in Deutschland jedes Jahr rund 10 000 Menschen an Pilzen. Das ist nicht „normal", das ist ein Problem.

Bevor Sie zwischen die Mühlsteine einer wissenschaftlichen Debatte geraten, die Ihnen nicht im mindesten hilft, sollten Sie lieber zu einem Arzt gehen, der die Zusatzbezeichnung „Arzt für Naturheilkunde" führt.

Manche Patienten ziehen auch einen Besuch beim Heilpraktiker in Erwägung. Dies muß nicht unbedingt eine schlechte Lösung sein, weil sich gerade Pilze mit „natürlichen" Mitteln vertreiben lassen, zum Beispiel mit einer Ernährungsumstellung.

**Auch Heilpraktiker können bei vielen Pilzinfektionen helfen. Fragen Sie aber zuerst Ihre Krankenkasse, ob sie das auch bezahlt. Das ist nicht immer der Fall.**

# Wie bekommt man den Übeltäter zu fassen?

Einfache und weit verbreitete Pilze lassen sich an der Haut, zum Beispiel als Fußpilz, manchmal so leicht erkennen, daß der erfahrene Arzt sofort ein Mittel dagegen weiß. Pilzvernichtende Medikamente gibt es in zahlreichen Varianten; manche wirken auch gegen mehrere Pilzarten. Doch ist die Sache oft schwieriger: Nur wenn man den Pilz kennt, kann man wirklich sicher sein, daß man das richtige Medikament einsetzt und die Behandlung auch den vollen Erfolg hat.

Hilft der erste Versuch nicht oder hat der Pilz nicht die Haut befallen, sondern innere Organe, ist eine „erkennungsdienstliche" Behandlung des Übeltäters im Labor unerläßlich.

Die Diagnose mit bloßem Auge stößt auf Grenzen, weil die Symptome oft unspezifische sind. Unter dem Mikroskop aber können Pilze einer genauen Bestimmung nicht entgehen.

Auch wenn die Erkrankung schmerzhaft oder lästig ist, brauchen Sie Geduld: Der Arzt kann Ihnen keine schnelle Linderung versprechen, sondern muß erst Proben nehmen und an ein Labor schicken. Nach vier bis sechs Wochen hat er dann eine verläßliche Diagnose und kann Ihnen helfen.

**Eine genaue Bestimmung des Pilzes ist häufig erst im Labor möglich. Vorher gibt es keinen sicheren Behandlungserfolg.**

## Was geschieht mit den Proben?

In medizinisch-biochemischen Labors werden Pilzkeime auf speziellen Nährböden gezüchtet; das dauert einfach seine Zeit. Wenn sie sich ausreichend vermehrt hat, wird die Pilzkultur unter dem Mikroskop genau bestimmt. Deshalb legt man diese Kulturen in kleinen, flachen Glasschälchen an, die es erlauben, jede Veränderung genau zu beobachten. Geprüft werden die Menge der Erreger in der Probe und damit hochgerechnet im

**Statt alte Salben auszuprobieren, sollte man bei Verdacht auf eine Pilzinfektion gleich zum Arzt gehen, damit er Proben nehmen und eine Laboruntersuchung einleiten kann.**

Körper, ihre Ernährung und mögliche Infektionswege, also was sie mögen und was nicht. Meistens testet das Labor auch schon, welches Medikament einen bestimmten Pilz am besten abtötet, und nennt dem Arzt das sicherste Gegenmittel.

## Was muß man bei den Proben immer beachten?

Ob auf der Haut oder auf den Schleimhäuten im Körperinneren: Oft ist nicht erkennbar, welche Schäden zuerst da waren, die Pilzinfektion oder eine zusätzliche bakterielle Infektion. Der Arzt braucht deshalb eine möglichst reine Probe des Pilzes und muß die Umgebung gründlich von anderen Keimen säubern.

Die gewonnenen Proben sollen schließlich so verschickt werden, daß sie vermehrungsfähig im Labor ankommen: schnell, in keimfreien und bruchsicheren Gefäßen, abgeschirmt gegen übermäßige Hitze und Kälte. Dafür verwendet man spezielle Hilfsmittel, die das Labor Ihrem Arzt zur Verfügung stellt.

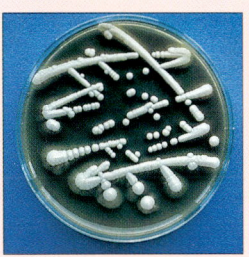

*Kultur von*
*Candida albicans*

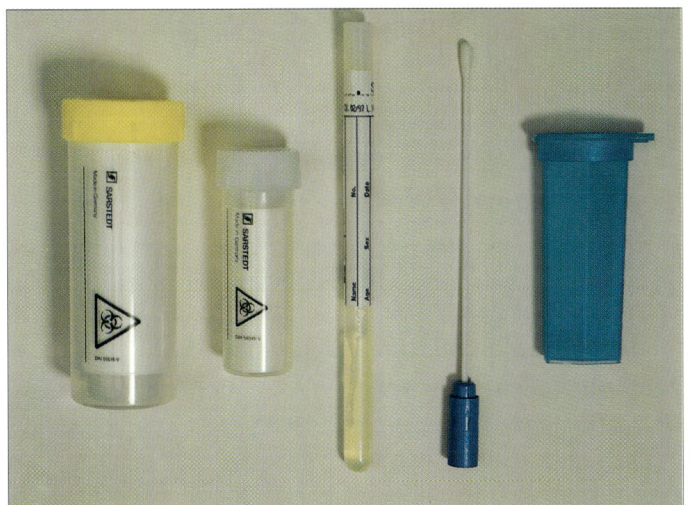

*Versandgefäße für Pilzproben gibt es für Haut- und Nagelstückchen, Stuhl, Urin, Abstriche von der Schleimhaut, ausgehusteten Schleim und Haare.*

### Wie werden Proben von Haut und Nägeln genommen?

Sollen Proben von der Haut genommen werden, entfernt der Arzt zuerst mit einem scharfen Schablöffel oder Messerchen Krusten beziehungsweise Schuppen, die sich über der Haut gebildet haben, tupft die Stelle mit Alkohol ab und kratzt einige Hautschuppen für das Labor in einen keimfreien Behälter.

Wenn sich ein Pilz möglicherweise unter den Nägeln von Fingern oder Zehen eingenistet hat, wo sie während der ersten Zeit noch gar nicht zu erkennbaren Veränderungen führen, kann die Prozedur manchmal etwas länger dauern und unangenehm sein.

Wenn der Arzt es anordnet, müssen Sie alle Fuß- oder Fingernägel kurzschneiden und die Unterseite der entfernten Nägel vorschriftsmäßig in einen Probebehälter hinein abschaben. Danach waschen Sie sich bitte auf jeden Fall sorgfältig die Hände und desinfizieren auch die benutzten Instrumente.

### Warum braucht man eigentlich Haarproben?

Viele Pilze nisten sich gern dort ein, wo Haare aus der Haut wachsen. Deshalb reinigt der Arzt im Verdachtsfall die betroffene Hautstelle und rupft einige Haare mit der Wurzel aus.

Dies geschieht vorsichtig mit einer Pinzette. Auch diese Haarproben werden keimfrei verpackt und ins Labor gesandt.

### Wann wird ein Schleimhautabstrich benötigt?

Sitzt der Pilz möglicherweise in der Mund- oder Rachenschleimhaut, erkennt man das an einem weißlichen Belag.

Der Arzt streicht mit einem keimfreien Spatel oder Wattestäbchen etwas davon ab, das dann in einen steri-

Pilze setzen sich leicht an verletzter oder geschädigter Haut fest. Sie können auch „wandern" und über Körperöffnungen von der Schleimhaut die Haut besiedeln oder umgekehrt.

Auch gesunde Haut ist verhältnismäßig durchlässig für kleinste Organismen wie Pilze. Schleim, Schweiß, Fett oder Speichel reinigen sie aber normalerweise.

len Behälter fürs Labor kommt, oder er entnimmt eine kleine Gewebeprobe.

Ein Schleimhautabstrich wird auch bei Verdacht auf eine Pilzerkrankung der Scheide gebraucht.

## Was sollte man über Stuhl- und Urinproben wissen?

Auch für Stuhl- und Urinproben bekommt man keimfreie Spezialgefäße. Da solche Proben bei Verdacht auf innere Pilzerkrankungen sehr wichtig sind, sollte man die Anweisungen des Arztes oder auf der Packung genau befolgen, auch im Hinblick auf das Essen.

Schon 24 Stunden vor einer Stuhlprobe sollte man Käse, besonders Schimmelkäse, und andere Milchprodukte (beispielsweise Sauermilch, Kefir, Joghurt) nicht mehr zu sich nehmen. Wenn man außerdem am Abend zuvor Wasser mit Obstessig vermischt trinkt (zwei Drittel Wasser und ein Drittel Essig), trägt das dazu bei, daß sich mehr Pilze von der Darmwand lösen und die Probe aussagekräftiger ist.

Bei der Kotprobe müssen Sie darauf achten, daß Sie den Kot mit dem Entnahmelöffelchen zuerst etwas „verrühren", um die enthaltenen Pilze kräftig auf die gesamte Kotmasse zu verteilen.

Wer übrigens zu Hause ein Tiefspülklo hat, bei dem alles sofort ins Wasser fällt, muß für Stuhlproben einen Nachttopf benutzen.

Bei Urinproben nimmt man am besten den Mittelstrahl, das heißt, man läßt erst etwas Urin ab, fängt dann die angegebene Menge auf und unterbricht, bevor die Blase ganz entleert ist. Frauen müssen darauf achten, daß dabei das Auffanggefäß nicht mit der Scheide in Berührung kommt, die vielleicht ebenfalls angesteckt ist. Sie sollten den Harnausgang nicht nur waschen, sondern behutsam mit einem Desinfektionsmittel reinigen.

**Wenn Pilze möglicherweise in der Lunge sind, kann der Facharzt mit einem Bronchoskop Schleimproben direkt aus den Bronchien entnehmen.**

# Was können Labor- untersuchungen des Blutes bringen?

Die Anwesenheit von Hefepilzen ist zunächst ebensowenig ein Indiz für eine Krankheit wie ihre Menge. Ein wesentliches Merkmal der Infektionskrankheit ist eine Schädigung der Darmschleimhaut. Diese wird im Labor untersucht, doch es gibt leider immer wieder Lücken in der Bewertung von Laborkulturen solcher Proben.

Manchmal werden die Pilze nicht ausgeschieden, oder die Werte erweisen sich erst durch die Bestätigung in Proben aus ganz verschiedenen Bereichen der Schleimhaut als krankhaft.

Manchmal können sie auch durch Wechselwirkungen mit dem Immunsystem verfälscht sein. Diese Lücke können zunehmend Blutuntersuchungen schließen, die spezielle Antikörper nachweisen.

## Das Immunsystem verrät die Eindringlinge

Das intakte menschliche Immunsystem reagiert in der Regel auch auf einen inneren Pilzbefall. Das bedeutet, daß eine Reihe von Antikörpern gegen die Pilzgifte erzeugt wird. Mit raffinierten Untersuchungsmethoden kann man im Labor aus einer Blutprobe solche Antikörper nachweisen.

Diese serologischen Tests ersetzen die Untersuchung von Pilzkulturen nicht, schon weil man damit in der Regel die Pilzart nicht bestimmen kann, selbst wenn der Test positiv ist. Sie ergänzen Pilzkulturen aber in Zweifelsfällen oder bei offenkundiger Infektion und negativem Kultur-Laborbefund.

Die einzelne Blutuntersuchung ist also ebensowenig entscheidend wie der einzelne Kulturbefund. Um sicher zu sein, geht man bei komplizierten Infektionen am besten beide Wege.

## Was ist ein Candida-Latex-Agglutinationstest (CLAT)?

Auf eine Candida-Pilzerkrankung reagiert das Immunsystem mit der Bildung von Antikörpern (Immunglubolinen) im Blut. Der CLAT ist ein allgemeiner Antikörpertest, der Zusammenballungen (Agglutinationen) der Antigen-tragenden Substanz Latex erkennbar macht. Das markiert unabhängig vom Zustand des Immunsystems den Unterschied zwischen einer harmlosen Pilzbesiedelung und einer Infektion. Man kann so aber keine Pilzinfektion von Rheuma unterscheiden. Daher bringt nur eine zusätzliche Untersuchung auf einen Rheumafaktor endgültige Klarheit.

**Immunglobuline sind Antikörper, die in verschiedene Typen unterschieden werden.**

## Was kann der Candida-Häm-Agglutinationstest (CHAT)?

Vermehrte Zusammenballungen von Immunglubolinen, hauptsächlich des Typs IgM, aber auch IgG-Antikörper im Blut, richten sich deutlich gegen Pilzinfektionen. Sie zeigen beim CHAT eine akute Abwehrschlacht des Immunsystems gegen eine Mykose. Die Antikörper vermehren sich sofort nach einer Infektion stark; nach einer Woche sinken ihre Werte aber schon wieder. Da drei verschiedene Antikörper im Spiel sind, deren Zahl im Blut jedoch unterschiedlich stark abnimmmt, kann es zu falschen Interpretationen kommen; die Angelegenheit ist recht kompliziert.

## Was zeigt der Candida-Immunfluoreszenztest (CIFT)?

Ebenfalls ein etablierter Test ist der CIFT. Er weist im wesentlichen Antikörper der Klasse IgG nach, die im Blut an ein entsprechendes Antigen gebunden sind und durch die Zugabe eines Fluoreszenz-Farbstoffes sichtbar gemacht werden. Die IgG-Antikörper sind etwa vier Wo-

**Ein positiver CHAT-Test und ein CIFT-Test deuten allgemein auf eine Pilzinfektion und sind damit schon zielgenauer.**

chen lang im Blut und weisen darauf hin, daß in letzter Zeit eine Pilzinfektion stattgefunden haben muß.

Ist auch der CHAT positiv, besteht die Krankheit zwar schon länger, ist aber noch akut. Beide Tests, CHAT und CIFT, setzen aber ein intaktes Immunsystem voraus. Andernfalls reagiert der Körper nicht oder nur schwach auf die Pilzinfektion, und die Blutanalyse kann kein brauchbares Ergebnis liefern.

## Was ist das ELISA-Verfahren?

Der CLAT weist ganz allgemein eine Entzündung im Körper nach (durch Antikörper im Blut); CHAT und CIFT jedoch sind positiv, wenn eine Pilzinfektion vorliegt. Es gibt aber auch ein Verfahren, das eine spezifische und mengenmäßige Bestimmung von Antikörpern der Klassen IgA, IgG und IgM sowie IgE zuläßt.

Hinter dem Namen ELISA steckt der englische Fachbegriff enzyme-linked immuno-sorbent assay, was auf deutsch so viel heißt wie eine Testanordnung, die bestimmte Antikörper in Verbindung mit bestimmten Wirkstoffen (Enzymen) kenntlich macht: vor allem die Antikörper IgA, IgG und IgM, die speziell gegen den Pilz Candida albicans gerichtet sind.

Dazu braucht der Arzt allerdings einige Erfahrung, denn er muß zusätzliches Wissen über die Chemie des Immunsystems haben und wissen, daß praktisch jeder Mensch in bestimmten Mengen diesen Pilz in sich trägt und natürlich auch die Antikörper dagegen. Man muß also Vergleichswerte kennen, um sagen zu können, welche Menge von Antikörpern noch normal ist und wo die Krankheit anfängt.

Auch hier wird die Sache schwieriger, wenn das Immunsystem nicht richtig funktioniert. Außerdem sind die Werte bei Kindern und Jugendlichen, ob gesund oder krank, grundsätzlich niedriger.

## Was „erzählen" die IgM-Antikörper?

Ähnlich wie bei Bakterieninfektionen gelten auch bei Candida-Infektionen IgM-Antikörper als Sofort-Eingreif-Truppe des Immunsystems.

Sie lassen sich bereits drei Tage nach der Infektion nachweisen, bevor die ersten Symptome auftreten. Erst nach einer Woche kommt es zu einer vermehrten Bildung der IgG-Antikörper, und die IgM-Werte im Blut gehen zurück. Bei überwachungsbedürftigen Patienten mit besonderen Risiken achtet man daher vor allem auf die IgM-Blutwerte, um sofort eine Behandlung einleiten zu können.

**IgM-Antikörper sind die „schnelle Eingreif-Truppe" des Immunsystems gegen Pilzinfektionen.**

## Worauf weisen IgA-Antikörper hin?

A-Immunglobuline (IgA-Antikörper) spielen eine wichtige Rolle beim Schutz der Schleimhäute im menschlichen Körper.

Sie aktivieren hier die Abwehr gegen Hefepilze und andere Mikroorganismen. Sie sind also ein sicheres Anzeichen dafür, daß die Schleimhaut betroffen ist, und geben auch gleich die Richtung an, in der man nach dem Pilzbefall suchen muß.

Bei der Behandlung langwieriger Infektionen dienen IgA-Antikörper außerdem als Kontroll-Maßstab für den Erfolg der Therapie.

**IgA-Antikörper weisen auf eine Pilzinfektion der Schleimhäute hin, also auf eine innere Mykose.**

## Was läßt sich von IgG-Antikörpern ablesen?

Immunglobuline der Klasse G hat fast jeder im Blut. Bei sehr hohen Werten jedoch gibt es einen Zusammenhang mit der Menge von Pilzkeimen im Stuhl.

Die IgG-Antikörper sind selbst für Fachleute in vielen Fällen sehr schwierig zu interpretieren. In Kombination mit Stuhlproben weisen sie aber doch auf eine verstärkte Aktivität des Immunsystems zur Abwehr einer Infektion hin.

**Besonders die kombinierte Auswertung von Blutuntersuchungen auf spezifische Antikörper sagt den Ärzten, ob und wie das Immunsystem selbst die Pilzinfektion in den Griff bekommt.**

# Wie wird Fußpilz behandelt?

Heute ist Fußpilz kein Problem mehr, denn es gibt genügend äußerlich anzuwendende Breitband-Antimykotika, mit denen man die Infektion innerhalb relativ kurzer Zeit in den Griff bekommt. Zu den bekanntesten Medikamenten gehört Canesten, ein Präparat mit dem Wirkstoff Clotrimazol, das es in der Apotheke zu Anwendung als Creme, Lösung, Spray und Puder gibt.

### Wie wirken Antimykotika?

Breitband-Antimykotika sind Anti-Pilz-Mittel mit einem breiten Wirkungsspektrum; das heißt, sie wirken gegen viele verschiedene Pilzarten.

Der in Canesten und vielen anderen pilztötenden Medikamenten enthaltene Wirkstoff Clotrimazol wirkt unter anderem gegen Schimmelpilze, Hefepilze und Fadenpilze (Dermatophyten).

Der Wirkstoff Clotrimazol dringt in die Haut ein, wo die Pilze sitzen, und greift in ihren Stoffwechsel ein, indem er die Synthese eines wichtigen Bestandteils ihrer Zellmembran hemmt. Dadurch wird die Zellmembran geschädigt; Zellinhalt tritt aus, und die Pilzzelle stirbt schließlich ab.

Natürlich dauert es schon eine gewisse Zeit, bis alle Pilzzellen auf diese Weise unschädlich gemacht sind. Deshalb braucht man bei der Behandlung mit Antimykotika Geduld.

Wie lange die Behandlung dauert, ist von Fall zu Fall unterschiedlich; das richtet sich selbstverständlich nach dem Grad und auch nach der Ausbreitung der Erkrankung und kann daher nur vom Arzt entschieden werden.

Grundsätzlich gilt, daß Fußpilz etwa vier Wochen lang behandelt werden muß, in besonders hartnäckigen Fällen sogar bis zu sechs Wochen.

**Wer an Fußpilz leidet, sollte sich nicht länger als etwa zehn Minuten im warmen Badewasser aufhalten, da die Haut sonst zu sehr aufquillt und dem Pilz dadurch eine gute Angriffsfläche bietet.**

54

## Wie sieht die Behandlung aus?

Die Creme wird zwei- bis dreimal täglich – am besten morgens und abends – auf die befallenen Hautpartien aufgetragen und kräftig einmassiert.

Vorher muß man die Füße waschen, um lockere (pilzinfizierte) Hautschuppen zu entfernen, und anschließend gründlich abtrocknen, vor allem in den Zehenzwischenräumen.

Das muß regelmäßig geschehen, sonst stellt sich der erwünschte Erfolg nicht ein. Außerdem sind jetzt natürlich auch besondere Hygienemaßnahmen angezeigt. Zum Abtrocknen der Füße verwendet man entweder Einmalhandtücher aus Zellstoff, oder man benutzt jedes Handtuch nur einmal und gibt es anschließend in die Wäsche. (Nur Handtücher verwenden, die kochbar sind! Das gilt natürlich auch für Socken und Strümpfe.)

Selbstverständlich darf man die Handtücher für die Füße nicht gleichzeitig auch noch für andere Körperbereiche verwenden, da man den Pilz sonst leicht „verschleppen" kann.

Auch die Bettwäsche sollte man in dieser Zeit häufiger wechseln als sonst. Die Schuhe müssen desinfiziert werden, damit Sie sich nicht immer wieder neu an dem Pilz anstecken. Fragen Sie Ihren Apotheker nach einem geeigneten Desinfektionsmittel.

## Oft wird die Behandlung nicht konsequent genug durchgeführt

Leider brechen viele Patienten die Behandlung ihres Fußpilzes zu früh ab und wundern sich dann, wenn er schon nach kurzer Zeit in alter Kraft und Frische wiederkehrt. Entweder ist ihnen das häufige Waschen und Cremen lästig, oder sie wiegen sich ganz einfach zu früh in der trügerischen Sicherheit, den Pilz besiegt zu haben, nur weil die Beschwerden nachgelassen haben.

**Nach dem Auftragen der Creme auf die befallenen Hautstellen muß man gründlich die Hände waschen!**

**Denken Sie daran, daß Sie Ihre pilzinfizierten Hautschuppen auch auf der Badematte verstreuen; und je dicker und flauschiger die Matte ist, um so besser setzen sich die Schüppchen dort fest.**

55

Das Verschwinden der Symptome bedeutet aber noch nicht unbedingt, daß der Pilz wirklich schon restlos beseitigt ist. In tieferen Hautschichten können immer noch Pilze lauern, die sich, wenn man die Behandlung vorzeitig abbricht, wieder ungestört vermehren können. Deshalb sollte man die Behandlung nicht eigenmächtig abbrechen, sondern so lange fortführen, wie der Arzt es verordnet hat. Als Faustregel gilt: Nach dem Verschwinden sämtlicher Symptome noch mindestens zwei Wochen lang!

Als Nachbehandlung und Vorbeugung gegen einen neuen Pilzbefall sollten die gefährdeten Hautpartien noch eine Zeitlang nach jedem Waschen mit einem antimykotischen Puder behandelt werden. Er saugt die durch Schwitzen entstehende Feuchtigkeit auf und wirkt gleichzeitig pilzabtötend. Später kann man dann zur Dauerpflege einen einfachen Fußpuder oder Babypuder verwenden.

---

### Was nehmen: Creme, Lösung, Spray oder Puder?

◆ Antimykotische Creme wird am häufigsten verwendet. Man trägt sie dünn auf die befallenen Stellen auf und massiert sie anschließend leicht ein.

◆ Die Lösung eignet sich hauptsächlich für Pilzinfektionen auf behaarter Haut.

◆ Spray wird mehrmals (in der Regel zweimal) täglich aufgesprüht. Er läßt sich gut in die Zehenzwischenräume sprühen und eignet sich daher besonders für Patienten, denen das Bücken schwerfällt.

◆ Puder eignet sich vor allem zur Nachbehandlung in den Zehenzwischenräumen.

# Muß man Nagelpilz behandeln?

Die Behandlung eines Nagelpilzes ist recht aufwendig und langwierig, zumindest dann, wenn die Pilzinfektion schon weiter fortgeschritten ist. Man braucht viel Geduld, um so einen hartnäckigen Lebensgefährten wirklich dauerhaft zu besiegen.

Da stellt sich manch einem vielleicht die Frage: Muß ich meinem Pilz denn überhaupt unbedingt den Kampf ansagen? Er bereitet mir keine Beschwerden und stört mich auch nicht; abgesehen davon, daß der Nagel vielleicht etwas unschön aussieht, habe ich damit gar keine Probleme.

### Nagelpilz bereitet keine Beschwerden

Dieser Einwand ist nicht ganz von der Hand zu weisen. Tatsächlich „schadet" ein Nagelpilz überhaupt nicht; er stellt keine Gefahr dar und ist auch nicht mit Schmerzen oder anderen körperlichen Beschwerden verbunden. Eigentlich handelt es sich also nur um ein kosmetisches Problem – und auch dieses Problem ist an den Zehennägeln wesentlich geringer, als wenn die Fingernägel befallen sind.

Viele Menschen merken zudem lange Zeit gar nicht, daß sie überhaupt an Nagelpilz leiden!

Andererseits ist damit zu rechnen, daß die kosmetische Beeinträchtigung im Laufe der Zeit immer gravierender wird, denn Nagelpilz verschwindet niemals von allein, sondern neigt im Gegenteil dazu, sich immer weiter auszubreiten. Was einem zu Beginn recht harmlos vorkommt, kann später ein großes Problem werden. Und ein Nagelpilzbefall in fortgeschrittenem Stadium ist keine Bagatelle mehr.

Und natürlich gibt es auch sehr viele Menschen, die schon aus beruflichen Gründen gezwungen sind, stets makellos gepflegte Finger oder Zehen zu haben –

**Man sollte sich möglichst rasch in Behandlung begeben, damit sich der Pilz nicht noch weiter ausbreitet. Außerdem sollte man sich bemühen, andere nicht zu gefährden, indem man nicht barfuß herumläuft, keine Saunen und Schwimmbäder besucht und nicht dieselben Handtücher, Waschlappen, Maniküregeräte etc. benutzt wie die anderen Familienmitglieder.**

beispielsweise Fotomodelle, Schmuck- oder Lebensmittelverkäuferinnen, Metzger, Konditoren, Menschen mit medizinischen Berufen und Frauen, die in der Kosmetikbranche arbeiten.

### Die Ansteckungsgefahr ist groß

Außer der kosmetischen Beeinträchtigung gibt es aber auch noch einen anderen wichtigen Einwand gegen die Entscheidung, „mit dem Pilz zu leben": Pilze sind äußerst ansteckend. Das heißt, wer an einem Nagelpilz leidet und überhaupt nichts dagegen tut, der gefährdet andere: hauptsächlich jene Personen, die mit ihm zusammenleben oder engen körperlichen Kontakt mit ihm haben, aber natürlich auch völlig fremde Menschen, denn er verstreut überall seine Pilzerreger – in der Sauna, im Schwimmbad und im Hotelzimmer.

Er gefährdet aber auch sich selbst: Denn von den Nägeln aus kann der Pilz andere Hautbereiche – beispielsweise die Füße oder Handinnenflächen – befallen, und solche Pilzinfektionen können im Gegensatz zum Nagelpilz recht unangenehme Beschwerden hervorrufen. Hinzu kommt, daß pilzbefallene Nägel ein guter Nährboden für Bakterieninfektionen sind. Schon aus diesem Grund sollte man sich auf jeden Fall zu einer Nagelpilzbehandlung entschließen.

### In welchen Fällen ist eine Nagelpilzbehandlung schwierig?

Es gibt allerdings auch Fälle, in denen die Aussicht auf Heilung nicht sehr groß ist – zum Beispiel bei Menschen mit bestimmten nicht heilbaren Grunderkrankungen, die Pilzinfektionen begünstigen. In solchen Fällen kommt der Pilz oft nach einer gewissen Zeit wieder.

Auch solche Patienten sollten natürlich etwas gegen ihren Pilz tun, sich aber von vornherein darauf einstel-

**Nagelpilz ist in erster Linie ein kosmetisches Problem. Aber er ist auch sehr ansteckend – und deshalb sollte man auf jeden Fall etwas dagegen tun.**

len, daß es ein recht schwieriger, langwieriger Kampf sein wird und daß sie ihre Nägel unter Umständen auch nach Abheilung der Pilzerkrankung mit antimykotischen Substanzen behandeln müssen, um einem erneuten Pilzbefall vorzubeugen. Das ist aber relativ unproblematisch, denn die antimykotischen Salben und Nagellacke haben so gut wie keine Nebenwirkungen.

Schwierig wird ein dauerhafter Heilungserfolg vor allem in folgenden Fällen zu erzielen sein:

**Bei Menschen mit bestimmten Grundkrankheiten oder einer ausgeprägten Nagelpilz-Veranlagung ist der Pilz besonders schwer zu bekämpfen oder hat die Tendenz, immer wiederzukehren.**

---

### Problemfälle bei der Heilung von Nagelpilz

◆ Bei Menschen mit starken arteriellen Durchblutungsstörungen. Hier ist eine dauerhafte Heilung problematisch; der Pilz wird aufgrund der mangelhaften Durchblutung immer wiederkehren.

◆ Bei Menschen, bei denen sämtliche Zehen- oder Fingernägel befallen sind; auch in solchen Fällen ist eine endgültige Heilung nicht einfach, da bei solchen Patienten mit Sicherheit eine ausgeprägte Veranlagung für Nagelpilzerkrankungen vorliegt.

◆ Bei Diabetikern.

◆ Bei Menschen, die ständig Kortisonpräparate einnehmen, die die Immunreaktion des Körpers schwächen (z. B. bestimmte Kortisonpräparate gegen Asthma). Auch bei ihnen sind die Chancen einer dauerhaften Heilung nicht groß.

---

Doch auch Menschen, die zu einer der obengenannten Risikogruppen gehören, können sich schützen, indem sie einige wichtige Hygieneregeln und Vorbeugungsmaßnahmen beachten.

# Wie lange dauert eine Nagelpilzbehandlung?

Wer den Verdacht hat, an einer Nagelpilzinfektion zu leiden, sollte sich auf keinen Fall selbst behandeln, sondern die Diagnose vom Hautarzt stellen lassen. Denn die beschriebenen Nagelveränderungen können auf einen Pilzbefall zurückgehen, müssen es aber nicht unbedingt. Zwar sind Pilzinfektionen die häufigsten Nagelerkrankungen; es gibt aber auch noch andere Hautkrankheiten, die ganz ähnliche Symptome hervorrufen können, zum Beispiel Schuppenflechte (Psoriasis) oder Neurodermitis.

## Eigentherapie ist nicht zu empfehlen

Auch Allgemeinerkrankungen wie beispielsweise arterielle Durchblutungsstörungen können zu Nagelveränderungen führen, die nichts mit Pilzen zu tun haben müssen. Außerdem gibt es Medikamente, die zu einer Gelbfärbung der Nägel führen können; und schließlich kann auch eine einfache Nagelverletzung vorliegen.

## Wie stellt der Arzt die Pilzerkrankung fest?

Der Arzt untersucht kleine Späne des krankhaft veränderten Nagelmaterials unter dem Mikroskop. Auf diese Weise läßt sich nämlich feststellen, ob Pilzfäden darin enthalten sind.

Steht die Diagnose „Nagelpilz" fest, so muß er als nächstes anhand einer Pilzkultur herausfinden, um was für eine Pilzart es sich handelt; das dauert in der Regel ein bis drei Wochen und ist sehr wichtig. Denn schließlich muß der Arzt ein Medikament verordnen, das genau gegen die Pilzart wirkt, an der der Patient leidet. Es nützt wenig, wenn er ein Medikament verschreibt, das nur gegen Fadenpilze wirkt, obwohl in Wirklichkeit vielleicht eine andere Pilzinfektion vorliegt.

Als Faustregel gilt: Wenn weniger als zwei Drittel des Nagels befallen sind, reicht eine äußerliche Behandlung aus. Sind es mehr als zwei Drittel, so muß zusätzlich ein Anti-Pilz-Medikament eingenommen werden.

60

## Behandlung: je eher, desto besser

Wichtig ist auch, daß man möglichst bald zum Arzt geht, wenn man verdächtige Veränderungen an seinen Nägeln feststellt. Denn solange die Pilzinfektion sich noch im Anfangsstadium befindet, läßt sie sich am leichtesten und schnellsten bekämpfen. Ist erst einmal der ganze Nagel befallen, wird es schon schwieriger. Leider wenden sich viele Patienten mit ihrem Problem viel zu spät an den Arzt, weil es ihnen peinlich ist oder weil sie ihren Nägeln nicht genügend Aufmerksamkeit schenken.

## Pilzbekämpfung – von innen und von außen

Es gibt zwei verschiedene Möglichkeiten, gegen den Nagelpilz vorzugehen: von innen und von außen. Ist die Pilzerkrankung noch nicht zu weit fortgeschritten, so genügt in der Regel eine äußerliche Behandlung mit Salben, Lösungen oder antimykotischem Nagellack. Im fortgeschrittenen Stadium dagegen – etwa, wenn ein Nagel bis ganz hinten vom Pilz befallen ist oder wenn die Pilzinfektion sich gar schon auf mehrere Nägel ausgebreitet hat – muß man beide Therapieformen miteinander kombinieren.

**Man sollte sich die Finger- und Zehennägel beim Schneiden und bei der Fußpflege genau ansehen, um Veränderungen rasch feststellen zu können. Im Anfangsstadium sind Nagelpilzerkrankungen am leichtesten zu behandeln.**

durchblutete Wachstumszone

Nagelplatte aus toten Hornzellen

*Nur in der winzig kleinen durchbluteten Wachstumszone, in der ständig neue Zellen für die Nagelplatte produziert werden, kann der Wirkstoff des antimykotischen Medikaments angreifen. Deshalb ist die Behandlung sehr langwierig.*

### Wie wirken innerlich anzuwendende Medikamente?

Das Horn, aus dem die Nagelplatte besteht, ist eine tote Substanz – das heißt, es ist nicht durchblutet. Nur die winzig kleine Wachstumszone hinter dem Nagel, wo die Hornzellen produziert werden, enthält Blutgefäße. Das bedeutet: Nur an diese Stelle können die Wirkstoffe der Tabletten, die man einnimmt, vom Blut hintransportiert werden und ihre Wirkung entfalten.

Deshalb dauert es sehr lange, bis solche Medikamente tatsächlich „greifen" – sie müssen meist mehrere Monate lang eingenommen werden.

Außerdem kommt es, wenn man seinen Pilz nur von innen bekämpft, häufig zu Rückfällen – das heißt, der Pilz kehrt nach einiger Zeit wieder, weil er nicht restlos beseitigt wurde. Deshalb wird die Therapie mit Medikamenten in der Regel mit einer äußerlichen Behandlung kombiniert. Diese erfordert zwar etwas Mühe und Geduld, verspricht aber auf lange Sicht mehr Erfolg.

### Die herkömmliche Therapie ist recht umständlich

Noch bis vor kurzem gab es zur Behandlung von Nagelpilzinfektionen lediglich verschiedene Cremes, Gels oder Lösungen. Das machte die Behandlung des Nagelpilzes problematisch: Denn da der obere Teil der Nagelplatte so gut wie nie vom Pilz befallen ist, sondern immer nur die unteren Bereiche, nützt es wenig, Anti-Pilz-Salben oder -Lösungen auf die betroffenen Nägel aufzutragen. Auf diese Weise kommt der Wirkstoff nicht an den Pilz heran, denn er kann die Nagelplatte nicht durchdringen.

Deshalb muß man die Nagelplatte vor Beginn der Behandlung durch harnstoffhaltige Salben aufweichen und das erweichte Nagelmaterial zwischendurch immer wie-

**Der Patient muß sich darüber im klaren sein, daß die Bekämpfung seines Nagelpilzes viel Zeit erfordern wird, vor allem, wenn die Pilzinfektion bereits weiter fortgeschritten ist.**

der mit Hilfe von Schabern und Feilen entfernen. Dieses Verfahren verspricht gute Erfolge, ist aber recht umständlich und zeitaufwendig. Außerdem wirken solche nagelerweichenden Salben nur unter einem Okklusivverband; man muß also immer wieder Pflaster anlegen, was an den Fingern recht störend sein kann.

Erst wenn der Nagel oder zumindest der pilzbefallene Nagelteil abgelöst ist, kann mit der eigentlichen Behandlung begonnen werden: Nun muß man über einen längeren Zeitraum hinweg eine pilztötende Salbe oder Lösung auf das freigelegte Nagelbett auftragen.

**Früher wurden pilzbefallene Nägel häufig gezogen. Das macht man heute nicht mehr, weil es schmerzhaft ist und außerdem zahlreiche Komplikationen wie Wundinfektionen auftreten können.**

## Ein raffinierter Trick:
## Nagellacke mit Anti-Pilz-Wirkung

Seit einiger Zeit gibt es Nagellack-Präparate mit nagelpilztötenden Wirkstoffen, die – im Gegensatz zu den bisherigen Tropfen und Salben – das Hornmaterial des gesunden oberen Teils der Nagelplatte durchdringen und gut an die pilzbefallenen Teile herankommen können. Man trägt den Lack einfach – je nach Präparat und Anweisung des Arztes – einmal täglich oder mehrmals wöchentlich auf die befallenen Nägel auf.

Diese antimykotischen Nagellacke haben den Vorteil, daß ein vorheriges Ablösen des Nagels nicht mehr notwendig ist. Allerdings sollte man die befallenen Nägel vorher so kurz wie möglich schneiden und die Nageloberfläche gründlich abfeilen, um dem Wirkstoff das Eindringen zu erleichtern.

Die Lacke haben so gut wie keine Nebenwirkungen, sind farb- und geruchlos und glänzen nicht, können also auch von Männern problemlos angewandt werden. Frauen können darüber ohne weiteres farbigen Nagellack auftragen, ohne daß die Wirkung des medizinischen Lacks beeinträchtigt wird. Gleichzeitig hat diese Behandlungsmethode den Vorteil, daß die Nagelplatte

*So trägt man den Anti-Pilz-Nagellack auf: Zuerst die Nagelfläche abfeilen, dann mit Alkohol reinigen und schließlich lackieren*

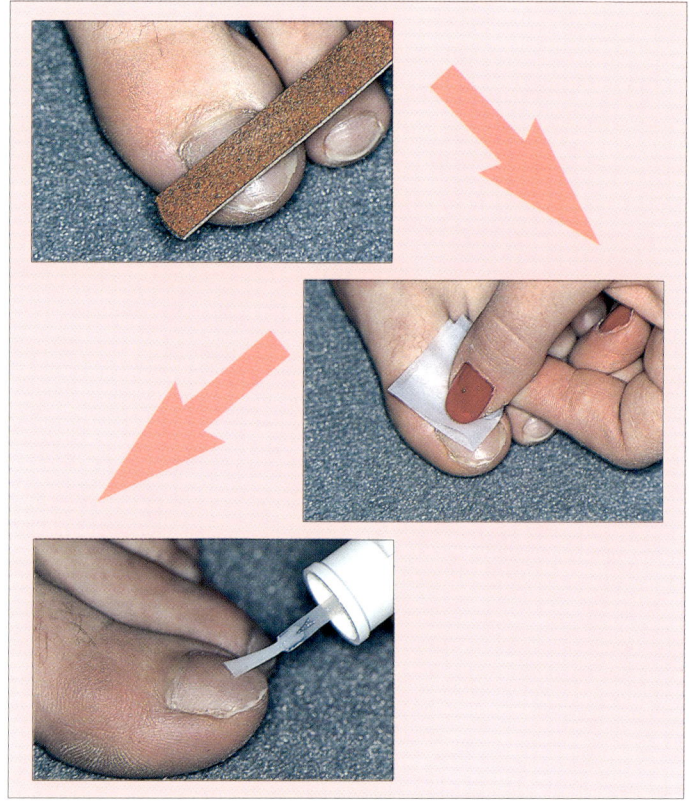

**Obwohl die Pilze meist nach zwei- bis dreimonatiger Therapie abgetötet sind, ist der krankhaft veränderte Nagelanteil dann oft noch nicht herausgewachsen. Die völlige Ausheilung der Nagelpilzerkrankung kann lange Zeit in Anspruch nehmen, denn Fuß- und Fingernägel wachsen nur wenige Millimeter im Monat.**

dadurch luftdicht verschlossen wird, so daß keine Pilzerreger mehr nach außen dringen können. Die Ausbreitungs- und Ansteckungsgefahr ist weitgehend gebannt.

Ganz ohne Fleiß geht es allerdings auch hier nicht: Man muß die befallene Nagelsubstanz zwischendurch immer wieder abfeilen und neuen Nagellack auftragen. Und die Behandlung darf auch nicht zu früh beendet werden, sonst besteht die Gefahr, daß der Pilz wiederkommt. Auf eine Behandlungsdauer von etlichen Wochen sollte man sich also auch hier einstellen und die Therapie auf keinen Fall eigenmächtig beenden, sondern die Anweisungen seines Arztes befolgen.

Einige Pharmafirmen haben bereits komplette Nagel-sets entwickelt, in denen zum Beispiel nagelerwei-chende Salben, wasserfeste Pflaster, Schaber zum Entfer-nen der erweichten Nagelteile und pilztötende Salbe zur anschließenden Behandlung des Nagelbetts miteinander kombiniert sind.

Es gibt auch Sets mit antimykotischem Nagellack und hygienischen Einmal-Sandpapierfeilen zum Abfeilen des erkrankten Nagels. So kann jeder Patient, natürlich in Absprache mit seinem Arzt, die Behandlungsmethode wählen, die für ihn am praktischsten ist und ihm am ehesten zusagt.

## Oft kann auch
## der medizinische Fußpfleger helfen

Etwas schwierig wird die Pflege der Füße allerdings für ältere Menschen, die aufgrund von Rückenproblemen oder rheumatischen Beschwerden nicht mehr so gut an ihre Zehennägel herankommen.

Hier kann der Fußpfleger wertvolle Hilfe leisten. Allerdings muß es ein medizinischer Fußpfleger sein: Nur er hat die entsprechende Ausbildung, um nagelpilz-erkrankte Füße zu behandeln, und kann die Nagel-platte der befallenen Zehennägel mit speziellen Geräten abschleifen.

## Gründliche Hygiene ist jetzt besonders wichtig

Zusätzlich sollte man natürlich alle hygienischen Maß-nahmen beachten, die im Kapitel zum Thema Vorbeu-gung ausführlich beschrieben sind, also zum Beispiel Handtücher, Nagelfeilen und andere Manikürgeräte nicht gemeinsam mit anderen Familienmitgliedern be-nutzen und sämtliche Textilien, die mit den infizierten Nägeln in Berührung gekommen sind, auskochen oder mindestens bei 60 °C waschen.

# Wie werden Hautpilze behandelt?

Die Pilzerkrankungen der Haut kann man auf drei Wegen angehen: Erstens über lokal wirksame äußerliche Salben, Pasten oder Gels mit pilzabtötenden (antimykotischen) Wirkstoffen, zweitens mit einer entsprechenden Umstellung der Ernährung. Und drittens stehen auch innerlich (systemisch) wirkende Mittel zur Verfügung, die zum Teil mit den gleichen Wirkstoffen mögliche Pilznester, beispielsweise im Darm, ausrotten, an die man über die Haut naturgemäß nicht herankommt.

Moderne Antimykotika sind sehr wirksam und gut verträglich. Doch sie allein können die Infektion ebensowenig endgültig kurieren wie eine Pilzdiät. Denn wenn die Pilze immer wieder neue Nahrung bekommen, wachsen sie schneller nach, als sie abgetötet werden, und eine Diät allein macht die Pilze nur hungrig und aggressiv; sie werden nicht abgetötet, sondern bohren sich auf der Nahrungssuche in tiefere Gewebeschichten, und können sich unter Umständen über die Blutbahn im ganzen Körper verbreiten. Nötig sind also auf jeden Fall Diät und Salbe; ob auch ein Medikament einzunehmen ist, muß der Arzt entscheiden. Neben systemischen Antimykotika gibt es dafür auch Mittel zur Stärkung des Immunsystems.

## Wie wirken Mittel gegen Hautpilze?

Das älteste und wohl auch bekannteste Mittel gegen Pilze ist der Wirkstoff Nystatin. Es kann innerlich und äußerlich verabreicht werden, kommt in zahlreichen Präparaten vor und wird in Tabletten, Kapseln, Lösungen oder Salben verwendet.

Nystatin wird aus Bakterien gewonnen, die sich damit vor Pilzen schützen. Es greift Pilzzellen an, nicht aber die Bakterien, die eine gesunde Haut oder Schleimhaut

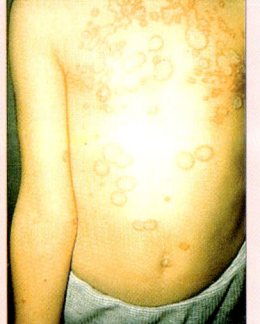

*So kann eine Hautpilzinfektion aussehen*

besiedeln. Nystatin gelangt nicht ins Blut und wirkt nur örtlich.

Eine weitere bewährte Gruppe zur örtlichen Pilz-bekämpfung sind die Azole mit Wirkstoffen wie Fluco-nazol, Miconazol oder Itraconazol. Bei trockener und rissiger Haut werden sie in Salben, bei nässenden Can-didosen eher als luftdurchlässige Creme oder in einem Gel verabreicht, das auch bei Infektionen der Mund-höhle anwendbar ist.

## Gibt es für hartnäckige Fälle örtliche Antimykotika ?

Neuere Entwicklungen rücken inzwischen den schwieri-gen Pilzen unter Finger- und Fußnägeln zu Leibe. Dort kamen auch die wirksamsten Pilzmittel früher nicht hin, und die Folge waren immer neue Selbstansteckungen. Die Allylamine, etwa Naftitin oder Terfinafin, aber auch Wirkstoffe wie Ciclopirox und Ciclopiroxolamin, durch-dringen die Hornplatten und wirken auch unter dem be-fallenen Nagel, wo die Pilzherde bisher nicht erreichbar waren.

## Was tun bei Komplikationen?

Hautpilzerkrankungen sind meistens chronisch. Derma-tophyten können sehr unangenehm werden und zum Beispiel von den Füßen in die Leistengegend wandern; daß sie aber bis in Blutgefäße vordringen, ist nicht wis-senschaftlich erhärtet. Candidosen dagegen bergen größere Gefahren, weil sie in der Lage sind, von der Haut auf Schleimhäute zu übersiedeln und von dort aus auch eine systemische Infektion auslösen, d. h. ins Blut gelangen können. Eine solche Pilzsepsis schädigt in sel-tenen, aber gefährlichen Fällen die Leber, die Milz und das zentrale Nervensystem. Es ist zum Beispiel möglich, daß sich aus einer Mund-Candidose eine Infektion der

**Ist das Immunsystem durch eine Pilzinfek-tion geschwächt, kann auch ein Medikament zur Stärkung der Abwehr sinnvoll sein.**

Speiseröhre mit bösartigen Geschwülsten entwickelt, durch die Pilze ins Blut gelangen. Doch das ist fast nur bei älteren Patienten möglich, die einer Intensivbehandlung im Krankenhaus unterzogen werden müssen: Schläuche, die häufig zur künstlichen Beatmung oder zum Absaugen von Flüssigkeit gebraucht werden, können Pilze per Abrieb von der Rachenschleimhaut in die Speiseröhre übertragen.

### Kann die Behandlung Symptome verschlimmern?

Vorübergehend ja. Vor allem Nystatin führt oft bald nach Beginn der Behandlung zu einer starken Nebenreaktion. Diese Jarisch-Herxheimer-Reaktion darf man nicht mit einer Allergie oder Nebenwirkung verwechseln: Die Ursache ist das plötzliche massenhafte Absterben von Hefepilzen, und dabei werden vorübergehend vermehrt Pilzgifte aus den zerfallenden Zellen frei. Dadurch verschlechtert sich der Zustand für etwa eine Woche: Leichtes Fieber wie bei einer Grippe, Übelkeit und Erbrechen, Rücken- und Gliederschmerzen sind die Folge. Diese Reaktion ist aber das erste Zeichen des Erfolges. Leichte Kost, Darmspülungen und eventuell eine Verringerung der Nystatin-Dosis führen zu einer bleibenden Besserung.

Besteht der Verdacht, daß der Pilz bereits auf innere Schleimhäute, zum Beispiel im Darm, übergegriffen hat, hilft auch als Naturheilmittel der Lapacho-Tee, den es rezeptfrei in der Apotheke gibt.

### Wie lange dauert eine Pilzbehandlung?

Der Erfolg einer Pilztherapie stellt sich je nach Art und Stärke des Befalls in der Regel nach zwei bis sechs Wochen ein. Hartnäckige Pilze, vor allem Nagelpilze, sind manchmal erst nach einem Jahr strenger Behandlungsdisziplin endgültig besiegt.

*Ein gutes Naturheilmittel gegen Candida und Magenprobleme ist der Tee aus der Rinde des südamerikanischen Lapacho-Baumes. Er stärkt das Immunsystem und wirkt beruhigend.*

## Gibt es allgemeine Behandlungs-Richtlinien?

Sie müssen sich klarmachen, daß jede Pilzbehandlung anders verlaufen kann, weil Pilze, Menschen und ihre Reaktionen aufeinander und auf Medikamente zu verschiedenartig sind. Es kann kein starres Behandlungsschema geben, wohl aber gibt es Grundregeln, die jeder Patient mit einer Pilzinfektion einhalten sollte. Auf diese Weise trägt er selbst viel zum Erfolg der Therapie bei.

**Eine wirksame Pilzbehandlung ist ohne die aktive Mitarbeit des Patienten unmöglich.**

---

### Wie Sie Ihre Pilzdiät erfolgreich durchführen

◆ Die Behandlung als Kur ansehen – mit einem klaren Anfang und einem absehbaren Ende.

◆ Rechtzeitig alles für die verordnete Diät einkaufen und vielleicht ein paar Rezepte besorgen, Medikamente bereithalten.

◆ Eine neue Zahnbürste kaufen, Gebiß desinfizieren.

◆ Vom ersten Tag an sehr viel Wert auf Hygiene und Körperpflege legen.

◆ Einen Waschlappen für obere und einen für untere Körperteile benutzen.

◆ Zur Ergänzung der Zahnpflege eventuell eine Teerbaumcreme verwenden.

◆ Nach jeder Hauptmahlzeit und vor dem Schlafengehen Zähne putzen.

◆ Bei der Diät vor allem mit Zucker sparsam sein.

◆ Alles tun, was zur Entspannung beiträgt.

---

# Wie werden Darmpilze behandelt?

Bei Darminfektionen werden Lutschtabletten oder Lösungen für die Mundhöhle mit Tabletten oder Dragees für den Darm kombiniert.

Die Mykosen des Verdauungstraktes können ebenfalls auf vier Wegen behandelt werden: Diät, lokale Antimykotika, systemische Pilzmittel und Medikamente zur Stärkung der körpereigenen Immunabwehr. Das Verdauungssystem beginnt ja schon mit Mund und Speiseröhre, nicht erst mit Magen und Darm. Außerdem sind die unterschiedlichsten Pilze in der Lage, dieses System zu nutzen. Sie können sogar die Salzsäure im Magen überleben. Das Hauptaugenmerk bei der Behandlung richten Ärzte daher auf die systemischen Medikamente und eine passende Diät.

Immer muß der gesamte Verdauungstrakt behandelt werden. Tabletten für den Abschnitt unterhalb des Magens sind nutzlos, wenn die Mundhöhle befallen ist, so daß Magen und Darm stets neu infiziert werden. Und wenn sich im Darm Pilznester gebildet haben, was auch erfahrene Ärzte nicht immer wissen können, erreichen Medikamente für die Mundhöhle nichts; denn diese Lösungen, Lutschtabletten oder Gels gelangen selten weiter als bis zum Magen, und auch dann bewirken ihre Reste nicht mehr genug.

## Warum kann man Pilze nicht einfach aushungern?

Jede Pilzbehandlung ohne entsprechende Umstellung der Ernährung ist ohne Erfolg. Denn wer Zucker, die Hauptnahrung der Pilze, nicht konsequent aus seinem Speiseplan verbannt, kann die Vermehrung dieser Parasiten nur bremsen, nicht aber umkehren. Alle Formen von Zucker, also auch Frucht- oder Traubenzucker, süße Getränke, Honig und dergleichen, sind ebenso zu meiden wie große Mengen Kohlenhydrate und Alkohol, die der Körper in Zucker umwandelt.

Warum dann Pilze nicht einfach aushungern? Ganz einfach: Bei Sproßpilzen wie Candida hat das nur zur Folge, daß sie auf der Suche nach Nahrung in die Darmwand einwachsen und dann auch für pilztötende Mittel nicht mehr erreichbar sind. Die besondere Gefahr aber besteht darin, daß sie die Darmwand irgendwann durchdringen und in die Blutbahn gelangen. Bei anderen Pilzen kann man durch Aushungern zwar die Vermehrung eindämmen, aber ein hartnäckiger Rest bedient sich gewöhnlich auch noch aus dem sparsamsten Kalorien-Budget und vermehrt sich wieder, wenn Sie das Hungern leid sind.

**Der Versuch, Pilze lediglich „auszuhungern", ist ausgesprochen gefährlich.**

## Aus welchen Elementen setzt sich eine Grundbehandlung zusammen?

Für alle unkomplizierten Pilzinfektionen von Mund, Magen und Darm, bei denen keine inneren Organe befallen sind, ist eine Grundbehandlung völlig ausreichend.

Diese Grundbehandlung besteht aus einer Diät und lokal, also vor Ort wirkenden Mitteln, deren Zellen zu groß sind, um beispielsweise die Darmwand zu durchdringen. Zu Medikamenten, die so wirken, gehören Nystatin und seine chemischen Verwandten Natamycin und Amphotericin B. Es gibt sie als Pulver, Lösung (Suspension), Mundgel, Filmtabletten, Dragees oder Lutschtabletten. Nystatin wirkt hauptsächlich gegen Candida und einige Schimmelpilze. Natamycin wirkt gegen Candida, Schimmelpilze und Dermatophyten. Amphotericin B wird gegen Candida und einige Aspergillus-Schimmelpilze eingesetzt.

## Wie lange dauert eine Grundbehandlung?

Wie lange die Behandlung dauert, hängt hauptsächlich vom Erreger ab. Candida glabrata und Candida krusei zum Beispiel sind besonders hartnäckig, so daß viele

71

Als grober Richtwert für die Grundbehandlung gelten drei Wochen, aber die Therapiedauer hängt sehr von der Pilzart und dem Verlauf der Behandlung ab.

Ärzte da grundsätzlich etwas länger Medikamente verschreiben. Verschwinden die Symptome, ist leider damit noch nicht gesagt, daß nicht kleine Reste irgendwo im Darm überlebt haben und zu einem Rückfall führen können.

Manchmal ergeben auch Stuhl- und Blutproben keinen Keimnachweis, aber der Verdacht, vielleicht auch das Krankheitsbild, besteht weiter. Auch dann wird natürlich die Grundbehandlung nicht abgesetzt.

Grundsätzlich muß man mit mindestens drei Wochen Behandlungszeit rechnen, aber das kann wirklich nur ein grober Anhaltspunkt sein.

Ebenfalls drei Wochen lang sollte man bei der Diät streng auf Süßes verzichten. Dann kann man probeweise auch einmal wieder etwas Obst, ein Stück Kuchen oder vielleicht auch ein Glas Wein probieren und sehen, wie es einem bekommt.

## Wann werden systemische Antimykotika verwendet?

Systemische Antimykotika, die Pilze „von innen her" durch das Blut attackieren, sind zusätzliche Mittel gegen hartnäckige Rückfälle oder bei Pilzinfektionen innerer Organe.

Zusätzlich, weil auch hier auf Diät nicht verzichtet werden darf, aber auch weil diese Medikamente allein im Darm keine ausreichende Wirkung haben: In der Regel werden daher systemische Medikamente mit einem Mittel zur Grundbehandlung kombiniert.

Wenn Pilzzellen in tiefere Schichten der Schleimhaut oder in innere Organe vorgedrungen sind, werden sie zu ständigen Herden für neue Infektionen. Im Inneren der Schleimhaut können örtlich wirkende Medikamente schon nichts mehr ausrichten. Deshalb greift man in solchen Fällen den Pilz durch systemische Medikamente

Erfahrene Ärzte kombinieren auch lokale mit systemischen Medikamenten, um eine Rundum-Wirkung zu sichern.

auch „von hinten" an. Die Azole kennen wir schon: Fluconazol und Itraconazol sind chemisch Triazol-Abkömmlinge. Ketoconazol wird wegen möglicher Nebenwirkungen ohnehin nur selten von erfahrenen Ärzten eingesetzt.

Außerdem gibt es auf dem pharmazeutischen Markt eine Kombination aus Amphotericin B und 5-Flucytosin für die systemische Behandlung in Extremfällen.

Das in Kapseln, Saft und intravenösen Lösungen weitverbreitete Fluconazol wirkt gegen Candida und Kryptokokken. Der gezielte Einsatz bei Speiseröhren- und Lungeninfektionen hat sich bewährt.

Itraconazol-Kapseln wirken ebenfalls gegen Candida-Infektionen; man kann das Medikament aber auch gegen Dermatophyten einsetzen.

**In hartnäckigen Fällen sind meistens auch systemische Antimykotika notwendig.**

## Wie lange dauert eine systemische Therapie?

Fluconazol und Itraconazol werden zur systemischen Therapie 14 bis 30 Tage lang verabreicht, dann folgt eine Kontrolle der Wirkung. Die Behandlung der Pilzerkrankung ist bis zu einer Dauer von sieben Monaten möglich.

Eine Verlängerung erscheint in der Regel vor allem dann sinnvoll, wenn die chronische Infektion schon sehr alt ist, eine unsachgemäße Behandlung oder Selbstbehandlung dazu geführt hat, daß der Pilz auf die Grundbehandlung nicht mehr anspricht. Sitzen die Pilzzellen aber erst einmal geschützt in der Schleimhaut oder gar tiefer, kann es sehr lange dauern, bis man sie endgültig vertrieben hat.

Auf jeden Fall werden die Medikamente für die Grundbehandlung immer so lange gegeben, wie die systemische Behandlung dauert. Wie schon erwähnt, ergänzen sich beide und stellen erst zusammen die erwünschte Wirkung sicher.

# Was ist, wenn es zu einem Rückfall kommt?

Nicht zuletzt deshalb, weil Candida-Mykosen oft nur die Folge einer anderen Krankheit sind, kann es häufig zu unangenehmen Rückfällen kommen. Wer also nach einer abgeschlossenen Behandlung bei Kontrolluntersuchungen erfährt, daß der Pilz doch nicht weg ist, oder wer nach einer Zeit der Beschwerdefreiheit plötzlich sieht, daß „es wieder losgeht", sollte sich nicht wundern oder gar verzweifeln. Um einer Pilzinfektion Herr zu werden, braucht es nämlich viel Geduld.

Einer der Hauptgründe für Rückfälle ist leider eine gewisse Großzügigkeit oder Nachlässigkeit bei der Befolgung ärztlicher Ratschläge. Die Pilze nutzen gnadenlos jede Chance, die man ihnen läßt. Sie verzeihen keine Lücke bei Hygienemaßnahmen, indem sie sich freiwillig zurückziehen.

Ein Rückfall kann viele Ursachen haben, beispielsweise, daß Medikamente nicht gründlich genug wirken oder nicht lange genug an die richtigen Stellen gelangten. Außerdem kann es sich auch um eine neue Infektion handeln, was zunächst wie ein Rückfall aussieht. Denn bestimmte Veranlagungen, Umwelteinflüsse und Ernährungsgewohnheiten bleiben ja und können dem Pilz erneut Einfallstore öffnen. Stellen Sie sich bei einem eventuellen Rückfall folgende Fragen:

### Kann es an den Zähnen liegen?

Schadhafte Zähne, Karies oder Zahnstein, manchmal auch ein schlecht sitzendes Gebiß, bieten Pilzen eine ideale Nistmöglichkeit. Man sollte regelmäßig zum Zahnarzt gehen – bei Candida-Rückfällen auch einmal außer der Reihe. Zähne sind zudem häufig chronische Entzündungsherde, die das Immunsystem schwächen und so Pilzkrankheiten begünstigen.

## Können auch Haustiere die Ursache sein?

Tiere sind nicht immun gegen Pilzerkrankungen und können beim Streicheln oder bei der Pflege den Menschen anstecken. Wer gern mit seiner Katze schmust oder sie ins Bett läßt, ist hier besonders gefährdet. Haben Haustiere schuppenförmige, weißliche Flecken an Fell oder Haut, sollte man sie zum Tierarzt bringen und vorher möglichst nicht anfassen. Und wenn es doch unvermeidlich ist, waschen Sie sich bitte danach immer gleich die Hände!

Vor allem unter den Krallen sind Pilze bei Hunden und Katzen langwierig, weil Nägel langsam wachsen und der Infektionsherd daher nicht sofort abgeschnitten werden kann.

**Die Ansteckungsgefahr durch Haustiere oder Partner wird oft unterschätzt. Auch sie müssen bei Rückfällen untersucht werden.**

## Liegt es am Partner?

Schleimhautkontakte wie beim Küssen oder beim Intimverkehr können durchaus auch eine Pilzinfektion übertragen. Aus diesem Grund muß immer auch der Partner auf einen möglichen Pilzbefall vom Arzt untersucht werden.

Schamhafte Zurückhaltung ist hier nicht angebracht. Es ist wichtig, daß Sie mit Ihrem Partner und dem Arzt offen über das Problem sprechen.

## Tötet mein Medikament die Pilze wirklich ab?

Manche Medikamente schwächen den Pilz, rotten ihn aber nicht endgültig aus. Dann tritt nur eine vorübergehende Besserung, aber keine Heilung ein. Vielleicht wurden Pilznester in der Darmschleimhaut nicht erreicht und ausgeräumt. Dann breitet sich die Krankheit von dort wieder aus. Eine Laboruntersuchung und das richtige Medikament führen dann zum Erfolg.

**Wenn bei der ersten Behandlung keine Laboruntersuchungen gemacht wurden, sollte dies bei einem Rückfall unbedingt geschehen.**

# Wann sind Pilzinfektionen lebensgefährlich?

Manche Wissenschaftler vertreten die Meinung, daß auch Dermatophyten nicht nur bis in tiefere Gewebeschichten wachsen können, sondern in manchen Fällen auch die Blutgefäße erreichen. Erwiesen ist das aber nicht. Das größere Risiko geht von Hefen (Candida) und Schimmelpilzen aus, denn sie sind wirklich in der Lage, Schleimhäute zu besiedeln und sich selbst in einem chemischen Milieu zu vermehren, das den meisten anderen Mikroorganismen den Garaus macht. Der erste Schritt geschieht durch Einatmen oder andere, schon erwähnte Übertragungsformen.

### Was können Pilze im Blut anrichten?

Bleibt der Pilz zu lange unentdeckt oder unbehandelt, kann er in die Blutbahn gelangen und dort durch seine Giftstoffe (Toxine) eine gefährliche Blutvergiftung (Sepsis) verursachen.

Wenn Hefezellen zerfallen, setzen sie solche Toxine frei, die das Immunsystem belasten. Fast jede dritte Blutvergiftung wird durch Candida-Pilze verursacht.

Bei Patienten mit geschwächten Immunabwehrkräften löst so eine Infektion schwere allergische Reaktionen aus – bis hin zum lebensgefährlichen anaphylaktischen Schock.

Die Ursache eines solchen Schocks ist Histamin, ein sogenannter Mediator, ein Stoff, der in bestimmten Zellen lagert und als Antwort auf eine Reizung des Immunsystems in das Gewebe ausgeschüttet wird. Dann erweitern sich die Blutgefäße, Muskeln ziehen sich krampfartig zusammen, die Atmung kann aussetzen. Manchmal werden auch die Herzklappen bedrohlich geschädigt. Eine Pilzsepsis kann sogar die Leber und das zentrale Nervensystem befallen.

**Eine Pilzsepsis bedeutet höchste Gefahr für Leber, Herz und Nervensystem.**

76

## Gibt es einen Zusammenhang zwischen Pilzinfektionen und Krebs?

Aus einer Candida-Infektion der Mundhöhle kann manchmal durch ständiges Schlucken der Keime eine Infektion der Speiseröhre entstehen, aus der sich sogar Krebsgeschwülste entwickeln. Krebsgeschwülste, die eindeutig durch Candida-Infektionen entstanden sind, nennt man Candinome.

Die größte Gefahr ist aber die Schwächung des Immunsystems durch Pilze. Auch hier ist häufig die Speiseröhre betroffen, aber auch andere Arten von Krebs können durch eine Pilzinfektion zusätzlich verschlimmert werden.

Bei vielen Tumoren ist eine Behandlung mit Antibiotika, Zellgiften, Kortisonpräparaten oder Immunsuppressiva unvermeidlich; doch diese Medikamente schwächen gleichzeitig auch das Immunsystem und machen schutzlos gegen Pilze.

**Die Speiseröhre ist anfällig für Krebswucherungen, die sich aus Pilzgeschwüren entwickeln.**

## Warum ist Blei gefährlich?

Mehrere wissenschaftliche Studien haben gezeigt, daß Blei das Immunsystem schwer belastet und auch eine der häufigsten Krabsursachen ist. Blei wird im Körper normalerweise nicht abgebaut. Es kann durch Infusionen mit Äthylen - Diamin - Tetraessigsäure ausgeschwemmt werden, doch dazu muß erst einmal eine klare Diagnose vorliegen.

Viele Menschen wissen nicht, daß sich organisches Blei aus Autobenzin in der Nähe großer Straßen im Staub anreichert und viel giftiger ist als anorganisches Blei. Organisches Blei wird leicht aufgenommen und kann Krebs verursachen, aber auch schwere Allergien gegen Hefe- und Schimmelpilze sowie Herz-Kreislauf-Störungen. Die Gefahr durch Blei sollte also nicht unterschätzt werden.

# Wo liegt das spezielle Pilzrisiko im Alter?

Pilzerkrankungen durch Dermatophyten an der Haut, an Haaren und Nägeln sowie Schleimhautinfektionen durch Hefepilze kommen besonders häufig bei Menschen vor, die älter sind als 60 Jahre. Die Ursache dafür sind die Zunahme von Durchblutungsstörungen und Diabetes, aber auch Verschlechterungen des Gebisses und des Hautzustandes, erhöhte Anfälligkeit für Infektionen insgesamt sowie manchmal auch veränderte Lebens- und Hygienebedingungen.

Das heißt zum Beispiel konkret: Älteren Menschen ist leicht kalt; sie ziehen sich wärmer an, und das verhindert eine ausreichende Belüftung der Haut. Wärmestau und feuchte Haut (durch Schweiß oder Blasenschwäche) begünstigen aber Pilze. Wer sich nur noch schlecht bewegen kann, hat auch Probleme mit der Körperpflege. Stoffwechselstörungen, Übergewicht und Trägheit nehmen zu, Ernährungsfehler häufen sich. Ältere Menschen nehmen häufiger Medikamente. Und wie viele andere Krankheiten neigen Pilzinfektionen im Alter dazu, chronisch zu werden. Dann sind sogar gefährliche Komplikationen möglich.

### Welche Hautpilze sind im Alter häufiger?

Häufigkeit und Ausprägung der Candida-Mykosen sind bei Diabetes, bei Übergewicht und generell bei Frauen im Alter besonders gesteigert. Als besonders verbreitet und hartnäckig erweisen sich vor allem Fuß- und Nagelpilze sowie Pilze im Mund und Darm.

### Warum sind auch die Schleimhäute betroffen?

Die Darmschleimhaut, aber auch die hautnahen Schleimhäute im Mund und Rachenraum sowie im Genitalbereich sind im Alter bevorzugte Angriffsstellen für

**Alterskrankheiten, die gute Voraussetzungen für Infektionen bieten, sind Herzschwäche und schlechte Durchblutung, Prostataleiden, Diabetes, Inkontinenz und chronische Bronchitis.**

Hefepilze. Eine schlecht sitzende Zahnprothese bietet ihnen ausgezeichnete Vermehrungschancen. Oft sind Erscheinungen die Folge, die ähnlich wie Herpes aussehen: Ekzeme mit weißlichen Ablagerungen.

Häufig kommt auch der Perlèche-Typ vor: Erst röten sich die Mundwinkel, dann bilden sich dort Krusten. Die Schleimhaut kann sich aber auch verdünnen, bis sich die Zunge rot färbt.

Vor allem ältere Männer leiden oft an Candida-Infektionen der Vorhaut, die sich erst rötet und schwillt. Später treten weißliche Beläge auf, Juckreiz und schließlich quälende Schmerzen.

Ein Grund für die Anfälligkeit der Schleimhäute ist schlechte Durchblutung, ein anderer die abnehmende Fähigkeit des Gewebes zur Selbstreinigung und Zellerneuerung. Bei Prostata-Geschwülsten zum Beispiel kann all dies zusammenkommen. Die meisten Pilzerkrankungen verursachen erst spät wirklich starke Beschwerden. Deshalb gehen viele Patienten zu spät zum Arzt, und die Behandlung erweist sich als langwierig und problematisch.

> **Zahlenmäßig besonders häufig sind bei alten Menschen Fußpilze, Nagelpilze (Onychomykosen) und Infektionen der Mund- oder Darmschleimhaut.**

## Was ist eine Windeldermatitis?

Etwa 20 Prozent aller Männer und Frauen über 70 leiden an Blasenschwäche oder können auch den Stuhl nicht halten. Sie müssen daher Windeln tragen. Nun sind moderne Produkte schon sehr saugfähig, aber sie schließen doch den Genitalbereich ab, und die Haut leidet unter der Feuchtigkeit. Im Alter wird die Haut ohnehin leicht rissig; das erhöht das Risiko des Eindringens von Erregern um das Zehnfache. Feuchte Haut wird besonders reiz- und reibungsempfindlich.

Durch die Bildung von Ammoniak bei der Zersetzung von Stuhl und Urin wird die Haut zudem durch einen erhöhten pH-Wert gereizt. Bei diesem Prozeß entstehen

79

auch Enzyme, die den Zellabbau fördern. Alle diese Faktoren zusammen führen dann leicht zu einer Candida-Infektion im Windelbereich, von den Ärzten Windeldermatitis genannt. Ist zudem bereits der Darm pilzinfiziert, ist die Ansteckung der angegriffenen Haut im Anal- und Genitalbereich aus diesem Pilzreservoir schon vorprogrammiert.

Wie bei Säuglingen äußert sich auch bei älteren Menschen eine Windeldermatitis erst mit starkem Juckreiz und dann in schmerzhaft geröteter Haut im After- und Genitalbereich. Dieses Krankheitsbild kann sich bis in die Leistengegend ausbreiten. Behandelt wird die Windeldermatitis mit antimykotischer Salbe oder Puder. Wenn nötig, müssen auch Mittel gegen Darmmykosen gegeben werden.

## Welche Komplikationen kann es bei Hautpilzen im Alter geben?

Meistens verlaufen Pilzerkrankungen im Alter chronisch. Sind Dermatophyten die Ursache, ist die Krankheit grundsätzlich nicht bedrohlich, aber sehr lästig. So kann etwa ein Fußpilz in die Leistengegend streuen und starken Juckreiz hervorrufen. Hefepilzinfektionen der Mundhöhle können recht schmerzhaft sein, und das hat Folgen: Patienten tragen ihre Prothese nicht mehr, essen nicht mehr richtig, kauen nicht mehr richtig.

Eine solche Infektion kann auch bis in das Blut gelangen und eine Pilzinvasion verursachen, die dann Leber, Milz und Nervensystem schädigt. Sehr selten sind auch Geschwüre in der Speiseröhre und eine Blutvergiftung die Folge.

## Wie werden Pilzkrankheiten im Alter behandelt?

Wie schon beschrieben werden Proben unter dem Mikroskop untersucht und Pilzkulturen im Labor analysiert.

Das ist schon deshalb wichtig, weil manche Erreger un-empfindlich (resistent) gegen bestimmte Medikamente sind oder werden können. Überdies können wechselnde Erreger im Spiel sein.

Oft muß aber eine Behandlung schon beginnen, be-vor man die Ergebnisse solcher Untersuchungen hat. Grundsätzlich werden daher bei Haut- und Schleim-hautmykosen zuerst Salben eingesetzt.

Bei nässenden Candidosen sind Salben jedoch unge-eignet, weil sie Luft fernhalten und die Krankheit eher verschlimmern würden. Statt dessen wählt der Arzt in der Regel eine Creme oder auch eine Lösung. Gegen In-fektionen der Mundhöhle gibt es auch wirksame Pasten oder Gels.

Spezielle Präparate mit Harnstoff werden bei Nagel-mykosen verwendet; sie müssen Hornschichten gut durchdringen können und lassen sich gut mit einem Na-gelset kombinieren, zu dem auch Pflaster und Wegwerf-Feilen zum Abtragen von aufgeweichtem Nagelmaterial gehören.

Gerade bei Nagelpilzen kann man manchmal nur eine Ausbreitung der Krankheit verhindern und die Sym-ptome lindern, weil die in Frage kommenden Medika-mente doch manchmal unerwünschte Nebenwirkungen haben. Die Behandlung dauert in solchen Fällen norma-lerweise drei Monate.

## Ist eine Radikalkur im Alter noch sinnvoll?

Gerade bei älteren Menschen sind die Risiken uner-wünschter Nebenwirkungen gegen die Verordnung sy-stemischer Arzneimittel abzuwägen. Es kann sinnvoll sein, nur die Symptome der Pilzinfektion zu bekämpfen. Weiter geht man nicht, um das Immunsystem zu scho-nen oder Wechselwirkungen mit anderen Medikamen-ten zu vermeiden.

**Pilzabtötende Medika-mente haben gute Heilerfolge, aber sie werden nicht immer vertragen. Schnelle Linderung bringen örtlich wirkende Salben, Gels oder Cremes.**

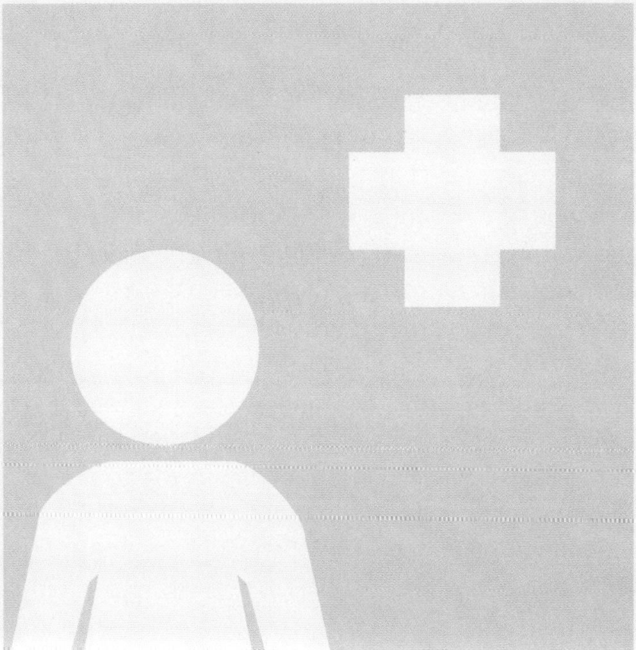

# Was kann
# ich selbst tun?

Sie selbst können sehr viel tun, um Pilze zu vertreiben. Dieses Kapitel beschreibt verschiedene Methoden der Selbstbehandlung. So wird erklärt, wie die Abwehrkräfte gestärkt werden können, wie man Streß bekämpft und eine Anti-Pilz-Diät erfolgreich durchführt.

# Wie läßt sich eine erneute Vaginalmykose verhindern?

Auch wenn Sie Ihre Scheidenpilzentzündung überwunden haben, dürfen Sie sich nicht zu früh freuen. Die Sache kann unter Umständen schon etwas komplizierter sein, denn Hefepilze sind normalerweise recht hartnäckig und warten nur auf eine Chance, um sich erneut auszubreiten. Die Erfahrung besagt, daß drei Viertel aller Frauen mehr als einmal, ein Viertel sogar viermal und mehr an einer Scheidenpilzinfektion erkranken!

**Vorbeugen ist auch im Fall einer Vaginalmykose besser als heilen.**

Aus diesem Grund ist es natürlich sehr wichtig, vorzubeugen, den Pilzen also keine Schwachstelle zu bieten, an der sie erneut „angreifen" können. Es gibt verschiedene Dinge, die Sie auf jeden Fall im Alltag beachten sollten.

### Warum ist lockere und luftige Bekleidung wichtig?

Verzichten Sie auf Unterwäsche oder Strumpfhosen aus synthetischen Fasern, denn sie schaffen ein sauerstoffarmes, feuchtwarmes Klima, das Pilze lieben. Tragen Sie statt dessen eher Baumwollunterwäsche, aber auch Seide ist sehr gut geeignet.

Bevorzugen Sie statt enger Jeans lieber locker sitzende Kleidung, zum Beispiel Röcke oder Kleider, um den empfindlichen Schambereich nicht wundzuscheuern und so einem Pilzbefall Vorschub zu leisten.

### Was bewirkt übermäßige Intimhygiene?

Hygiene ist gut, doch übertreiben Sie nicht, sonst zerstören Sie die vor Pilzen schützenden Bakterien der Vagina. Waschen Sie sich daher nicht zu häufig im Schambereich, und verwenden Sie nur milde, pH-neutrale Seifen ohne Parfüm.

Verzichten Sie auf lange, heiße Bäder und Badezusätze. Ebenso sollten Sie Intimsprays oder Vaginalduschen meiden.

### Was sollten Sie auf der Toilette beachten?

Wischen Sie den After nach dem Gang auf die Toilette von vorn nach hinten ab, um zu verhindern, daß Pilze aus dem Darm in die Vagina gelangen.

### Kann eine Joghurtkur helfen?

Wenn Sie unter chronisch wiederkehrenden Vaginalmykosen leiden, sollten Sie täglich einige Becher Joghurt (mit Lactobacillus acidophilus) essen. Dadurch vermehren sich die gesunden Milchsäurebakterien in der Scheide, so daß Pilzinfektionen deutlich abnehmen.

### Sind Scheidenspülungen mit Joghurt sinnvoll?

Ausdrücklich warnen sollte man vor einer lokalen Anwendung von Joghurt in Scheidenspülungen, wie sie manchmal in der Alternativmedizin empfohlen wird. Die Gefahr einer Infektion durch schädliche Keime im Joghurt ist viel größer als ein eventueller Nutzen.

### Was bewirkt eine Anti-Pilz-Diät?

Stellen Sie Ihre Ernährung auf zuckerarme, ballaststoffreiche Lebensmittel um, denn wenn Sie den Pilz seiner Lieblingsnahrung berauben, können Sie ihn regelrecht „aushungern".

### Warum sollten Sie Ihr Immunsystem stärken?

Helfen Sie Ihrem Körper, seine Abwehrkräfte zu mobilisieren und so eindringende Pilze erfolgreich zu bekämpfen. Dazu gehört eine vitaminreiche Ernährung (besonders mit den Vitaminen A und C) mit Mineralstoffen und Spurenelementen (vor allem Zink und Selen).

**Durch Scheidenspülungen mit Joghurt können weitere Krankheitskeime in die Vagina gelangen.**

**Vermeiden Sie Streß, schlafen Sie ausreichend und gönnen Sie Ihrem Körper genügend Bewegung: So schlagen Sie Pilzen ein Schnippchen!**

# Was kann ich selbst bei einer Vaginalmykose tun?

Wenn Sie das erste Mal unter einer Scheidenpilzinfektion zu leiden glauben, sollten Sie auf jeden Fall zum Arzt gehen – nur er wird zweifelsfrei einen Candida-Befall feststellen können.

Die meisten Frauen, die schon einmal eine Vaginalmykose hatten, erkennen bei einem erneuten Auftreten ihrer Erkrankung jedoch die Symptome wieder. Daher ist es seit einigen Jahren möglich, sich selbst zu behandeln. Diese Selbstmedikation bietet der Apotheker als Drei-Tage- oder Ein-Dosis-Therapie, also eintägig, an. So ist sichergestellt, daß sich im Fall einer Fehldiagnose die tatsächliche Erkrankung nicht wesentlich verschlimmert. Die Vorteile einer Eigenbehandlung ohne vorherigen Arztbesuch liegen auf der Hand: Vor allem spart man Zeit, und vielen Frauen ist es auch wichtig, sich selbstverantwortlich therapieren zu können. Außerdem umgehen sie so eine häufig als unangenehm empfundene Untersuchung beim Gynäkologen.

## Welches Medikament ist für mich am besten geeignet?

Die Fülle der Vaginalantimykotika verschiedener Hersteller ist auf den ersten Blick verwirrend. Doch sie alle enthalten als Wirkstoff Clotrimazol, sind demnach also gleich effektiv. Daher ist es im Grunde egal, für welches Produkt Sie sich entscheiden. Viel wichtiger ist die Frage der Darreichungsform, denn es gibt Tabletten, Vaginalsalben und Kombipackungen mit unterschiedlichen Anwendungsempfehlungen. Außerdem müssen Sie zusammen mit Ihrem Apotheker abwägen, ob für Sie eine Ein-Dosis- oder Drei-Tage-Therapie sinnvoller ist. In beiden Fällen wird insgesamt die gleiche Menge Clotrimazol auf die erkrankten Stellen aufgetragen.

Lassen Sie sich nicht abschrecken von der großen Zahl der Medikamente – sie enthalten alle den gleichen Wirkstoff.

## Wie viele Tage sollte ich mich selbst behandeln?

Der Behandlungserfolg ist der gleiche, egal, ob Sie sich einen oder drei Tage therapieren. Die Beschwerden sind in jedem Fall erst drei oder vier Tage nach Behandlungsbeginn verschwunden. Daher ist es eine rein persönliche Entscheidung, welche der Möglichkeiten Sie wählen. Die Drei-Tage-Therapie eignet sich besonders für die Patientinnen, für die es psychologisch wichtig ist, daß ihre Symptome schon während der Therapie abklingen. Eine längere Behandlungsdauer vermittelt ihnen daher das Gefühl der besseren Wirksamkeit.

Die Ein-Dosis-Therapie ist dagegen bequemer und besser verträglich. Jedoch muß man darauf vorbereitet sein, daß Beschwerdefreiheit erst einige Tage nach Behandlungsende eintritt.

**Ob Ein-Dosis- oder Drei-Tages-Therapie: Die Behandlung sollte auf jeden Fall vor dem Einsetzen der Regelblutung abgeschlossen sein, da sonst eine Ausschwemmung und Verdünnung des Wirkstoffs zu befürchten ist.**

## Welche Darreichungsform soll ich wählen?

Vaginalcreme ist für die Mehrzahl der Frauen gut geeignet. Besonders bei trockenem Scheidenmilieu und geringem Ausfluß, wie zum Beispiel nach der Menopause, ist sie die Darreichungsform der Wahl. Der äußere Schambereich, der ja bei einer Vaginalmykose meist auch betroffen ist, kann gleich mitbehandelt werden. Die Creme bietet sich außerdem zur Partnerbehandlung und somit Vorbeugung einer Reinfektion an.

Manche Frauen empfinden jedoch das Nässegefühl nach der Cremebehandlung als störend und unangenehm, oder sie lehnen den Umgang mit dem Applikator ab. Für diese Patientinnen sind Vaginaltabletten die richtige Empfehlung. Bei Abneigung gegen Applikatoren können sie die Tabletten auch mit der Hand einführen. Jedoch ist eine normale Scheidenfeuchtigkeit Voraussetzung für eine gute Auflösung der Tablette und damit auch für den Therapieerfolg. Wenn Sie noch unentschlossen sind, welche Darreichungsform Sie wählen

**Führen Sie die Behandlung am besten vor dem Schlafengehen durch. So kann sich der Wirkstoff gut verteilen, und ein vorzeitiges Auslaufen der Creme wird verhindert.**

Clotrimazol wird von den meisten Patientinnen sehr gut vertragen. In nur ein bis zwei Prozent der Fälle treten als unerwünschte Nebenwirkung Hautreizungen auf, die sich durch kurzfristiges Brennen oder Stechen nach der Anwendung bemerkbar machen.

sollen, ist für Sie die Kombipackung aus Vaginaltabletten und Creme ideal. Sie wird auch von den meisten Frauen bevorzugt.

## Wann sollte man sich nicht selbst behandeln?

Auch wenn Sie sich sicher sind, eine Vaginalmykose zu haben, gibt es eine Reihe von Situationen, in denen Sie sich nicht selbst therapieren, sondern einen Arzt aufsuchen sollten:

1. Wenn Sie jünger als 18 Jahre alt sind.
2. Wenn Sie schwanger sind. Dann können nämlich Beschwerden wie Juckreiz oder vermehrter Ausfluß mit der Schwangerschaft zusammenhängen. Zum anderen könnte es durch die Verwendung des Applikators zu Blutungen kommen.
3. Wenn Ihre Beschwerden sich trotz Eigenbehandlung nach etwa vier Tagen nicht deutlich gebessert haben oder verschwunden sind. Möglicherweise liegt in diesem Fall keine Vaginalmykose vor.
4. Wenn Sie außer den typischen Symptomen noch unter anderen Beschwerden leiden, wie:
   - unregelmäßigen oder ungewöhnlichen Blutungen
   - blutigem Ausfluß
   - Geschwüren in der Scheide
   - wunden Stellen inner- oder außerhalb der Vagina
   - Unterleibsschmerzen
   - starken Beschwerden beim Wasserlassen
   - Fieber, Schüttelfrost
   - Übelkeit, Erbrechen, Durchfall
   - übelriechendem Ausfluß.
5. Wenn Sie in den letzten 12 Monaten mehr als vier Infektionen hatten, handelt es sich sehr wahrscheinlich um eine chronisch wiederkehrende Vaginalmykose. Diese erfordert natürlich besondere therapeutische Maßnahmen.

# Was kann ich gegen Soor und Windeldermatitis tun?

Wenn Sie bei Ihrem Säugling Mundsoor oder auch Windeldermatitis vermuten, sollten Sie sofort zum Arzt gehen. Er wird ein flüssiges Antimykotikum zum Pinseln oder Beträufeln der betroffenen Mundregion beziehungsweise eine antimykotische Salbe gegen die Windeldermatitis verschreiben. Meist wird er den Magen- und Darmtrakt des Neugeborenen gleich mitbehandeln, indem er zusätzlich pilztötende Tabletten oder Tropfen verordnet.

Jedoch gibt es eine ganze Reihe von Maßnahmen, mit denen Sie selbst den Heilungsprozeß bei Ihrem Kind unterstützen und beschleunigen können.

**Bei Neugeborenen ist eine spezielle Anti-Pilz-Diät nicht nötig und auch gar nicht möglich, da sie zunächst ja nur Milch trinken.**

### Wie helfe ich meinem Kind bei Mundsoor?

Um eine erneute Ansteckung des Neugeborenen zu verhindern, sollten Sie seinen Schnuller und den Sauger der Trinkflasche nach jeder Benutzung mindestens fünf Minuten auskochen. Gründliches Reinigen allein genügt nämlich nicht, um die Pilze abzutöten. Ist Ihnen dies zu umständlich, können Sie auch einige Tage lang Einmalsauger verwenden. Nehmen Sie jedoch auf keinen Fall einen „Probeschluck", um die Temperatur des Fläschchens zu prüfen, sonst infizieren Sie das Baby vielleicht mit Ihren Pilzen.

Wenn Sie Ihr Kind schon zufüttern, geben Sie ihm nur milde, lauwarme, verflüssigte Nahrung, um seinen wunden Mundbereich zu schonen.

Falls Sie Ihr Kind stillen, müssen Sie Ihre Brustwarzen in die Anti-Pilz-Behandlung einbeziehen.

Halten Sie die Hände Ihres Säuglings sauber, damit die Infektion nicht vom Mund auf den After übergreift oder umgekehrt, wenn nur (noch) eine der beiden Körperstellen infiziert ist.

## Wie behandele ich Windeldermatitis?

Säubern Sie den Windelbereich Ihres Kindes gründlich nach jedem Windelwechsel. Am besten, Sie nehmen dazu Öl statt Wasser. Preiswertes Sonnenblumenöl ist völlig ausreichend; hinterher können Sie Babyöl mit Zusätzen von ätherischen Ölen auftragen, denn das mögen Pilze nicht.

**Lassen Sie so oft wie möglich die Windeln weg: „Frische Luft" können Pilze nämlich nicht leiden.**

Sollte eine Reinigung mit Wasser dennoch nötig sein, muß die Haut sorgfältig abgetrocknet werden. Sie können den Po aber auch trockenfönen, wenn selbst vorsichtiges Abtupfen und Trockenpusten des infizierten Bereichs dem Säugling unangenehm sind. Anschließend sollte ebenfalls eingeölt werden.

## Was sollte ich beim Windelwechsel beachten?

Wechseln Sie häufig die Windeln Ihres Neugeborenen, mindestens alle zwei bis drei Stunden und auch nachts ein- bis zweimal, um den Pilzen möglichst kein „einladendes" feuchtwarmes Klima zu schaffen.

Vielleicht mögen Sie auch einige Tage lang Stoff- oder Mullwindeln mit wollenen Windelhosen benutzen. So wird nämlich der Windelbereich im Gegensatz zu den üblichen Plastik-Höschenwindeln belüftet, und das mögen Pilze nicht.

Am besten ist es jedoch, das Kind so häufig wie möglich ganz ohne Windeln zu lassen. Dazu können Sie quer über die Mitte seines Bettchens einen kleinen Holzstab einklemmen. Der Säugling wird nur am Oberkörper angezogen, der Po liegt auf einigen Windeln. Über das Bettchen und den Stab legen Sie nun eine Decke so, daß sie vom Kind nicht weggezogen werden kann und daß der Raum darunter schön warm bleibt. Heizen Sie das Zimmer trotzdem stärker als üblich, und legen Sie eventuell noch zusätzlich unter die Matratze eine Wärmflasche, damit sich Ihr Baby nicht erkältet.

# Wie kann man Fuß- und Nagelpilz vorbeugen?

Pilzerreger lauern überall. Trotzdem gibt es gewisse vorbeugende Maßnahmen, durch die man sich schützen kann – vor allem, wenn man weiß, daß man zu Pilzinfektionen neigt.

Der erste Schritt zur Vermeidung von Fuß- und Nagelpilz ist natürlich die richtige Hygiene. Man sollte seine Füße – ebenso wie alle anderen Körperbereiche, die zu vermehrter Schweißbildung und Feuchtigkeitsstau neigen (Achselhöhlen, Genitalbereich) – täglich waschen. Nach dem Waschen, Duschen oder Baden werden die Füße gründlich abgetrocknet, und zwar auch und vor allem die Zehenzwischenräume.

Außerdem sollte man darauf achten, daß die Füße nach Möglichkeit immer trocken, warm und gut durchblutet sind.

## Achten Sie auf die richtigen Schuhe!

Damit wären wir schon beim nächsten wichtigen Thema – dem richtigen Schuhwerk. Viele Pilzerkrankungen der Füße ließen sich durch geeignete Schuhe vermeiden; nur wissen die meisten Menschen leider nicht, worauf sie beim Schuhkauf achten müssen.

Druckstellen an den Füßen (zum Beispiel durch unbequeme, zu enge oder zu schmale Schuhe) schwächen die Abwehrkräfte der Haut, ebenso wie jede kleine Blase oder Verletzung den Pilzerregern das Eindringen erleichtert. Man sollte also auf bequemes Schuhwerk achten. Außerdem müssen die Schuhe luftdurchlässig sein: Leder- oder Gummistiefel sind nicht zu empfehlen, weil dann überhaupt keine Luft an den Fuß gelangen kann; ebenfalls ungünstig sind Schuhe mit Plastikinnenauskleidung, Turnschuhe und Schuhe mit einer Kreppsohle.

**Zu enge und luftundurchlässige Schuhe führen häufig zu Nagelwallentzündungen, und in entzündetes Gewebe können natürlich leichter Pilzerreger eindringen als in gesundes.**

Statt dessen sollte man sich für offene, lockere Leder- oder Leinenschuhe ohne Gummisohlen entscheiden und im Sommer, wenn es warm ist, die Gelegenheit nutzen, leichte Sandalen zu tragen, die viel Luft an die Füße heranlassen.

## Auch bei der Wahl der Strümpfe kann man vieles falsch machen

Man sollte statt Strümpfen und Socken aus synthetischem Material lieber luftdurchlässige Strümpfe aus Baumwolle tragen; sie haben zudem auch noch den Vorteil, daß man sie auskochen kann (bei der Wäsche mit 90 °C werden Pilzerreger in der Regel abgetötet).

Schuhe und Strümpfe sollten täglich gewechselt werden, damit die Feuchtigkeit verdunsten kann. Die Schuhe müssen, ehe man sie anzieht, vollständig ausgetrocknet sein, das heißt, sie dürfen nicht mehr von Schweiß, Regen oder Schnee feucht sein.

## Barfußgehen – manchmal gut, manchmal schlecht

Natürlich ist Barfußgehen immer eine gute Vorbeugung gegen Pilzinfektionen, denn auf diese Weise kommt an alle Teile des Fußes viel Luft heran. Aber selbstverständlich sollte man das nicht in feuchter Umgebung, sondern zu Hause oder auf trockenem Sandboden tun.

Freilich gibt es auch Orte, wo man auf gar keinen Fall barfuß gehen darf, wenn man sich vor Pilzen schützen will, und zwar in öffentlichen Schwimmbädern, Saunen, Umkleideräumen, Duschen und Sporthallen. Denn dort lauern natürlich auf Schritt und Tritt Pilzerreger. Da hilft nur eines: in der Dusche, in der Sauna und im Schwimmbad Badeschuhe tragen und sie erst ausziehen, wenn man in den Schwitzraum geht beziehungsweise ins Schwimmbecken steigt.

In Hotels ist die Ansteckungsgefahr ebenfalls ziemlich groß; auch hier sollte man, wenn man empfindlich gegen Pilzinfektionen ist, beim Duschen und im Badezimmer Badeschuhe tragen – schließlich weiß man nie, ob das Zimmer nach dem Auszug des letzten Gastes auch wirklich gründlich desinfiziert worden ist – und im Hotelzimmer selbst auch nie barfuß herumlaufen, sondern auf Reisen immer ein Paar leichte Hausschuhe mitnehmen. (Vor allem Teppichböden in Hotelzimmern sind das ideale Auffangbecken für pilzsporenhaltige Hautschüppchen.)

### Wie zuverlässig sind Fußsprühanlagen im Schwimmbad?

In den meisten öffentlichen Schwimmbädern gibt es heute Fußbecken oder Fußsprühanlagen mit desinfizierenden Lösungen. Diese Desinfektion ist aber leider nur in begrenztem Maße wirksam; denn die Desinfektionslösung braucht recht lange, um in die Haut einzudringen, die im Bereich der Füße ja ziemlich hart und auch verhornt ist.

Man müßte also schon mehr als nur ein paar Minuten lang mit den Füßen im Desinfektionsbecken bleiben oder aber seine Füße sehr lange und ausgiebig mit der Desinfektionslösung besprühen, um sich wirklich vor Fußpilzinfektionen zu schützen.

Das macht kaum jemand. Deshalb bieten solche Desinfektionsanlagen nur einen begrenzten Schutz. Man sollte sie zwar durchaus nutzen (und dabei auch die Zehen spreizen und die Zehenzwischenräume gründlich besprühen), sich aber nicht darauf verlassen, daß man nun hundertprozentig gegen Fußpilz gefeit ist. Deshalb kommt man um die Badeschuhe nicht herum; und im übrigen gilt natürlich auch hier: Die Füße nach dem Baden immer gründlich abtrocknen!

**Bei Pilzinfektionen oder der Neigung dazu Handtücher, Waschlappen und Bettwäsche öfters wechseln – und nur kochbare Wäsche verwenden!**

**Wichtig: Nach dem Sprühen nicht mehr mit bloßen Füßen den Fußboden des Schwimmbads betreten (was man ohnehin nicht tun sollte), sondern sofort die Badeschuhe anziehen!**

93

# Wie kann ich mein Immunsystem stärken?

Das Immunsystem stärken meint eigentlich, die Selbstheilungskräfte des Körpers zu aktivieren. An dieser Stelle muß ein bißchen von Chemie und Biologie und auch von einer gesunden Lebensweise die Rede sein. Starke Abwehrkräfte haben nämlich genau damit zu tun, auch wenn die Erklärungen dafür manchmal wissenschaftlich schwindelnde Höhen erreichen. Tatsache ist allerdings: Es gibt sie wirklich; sie sind weit mehr als das Glaubensbekenntnis von Esoterikern oder Alternativmedizinern.

Das Immunsystem ist eine komplizierte Einrichtung der Natur zur Abwehr oder Vernichtung körperfremder Stoffe, entarteter Körperzellen (beispielsweise Krebszellen) und chemisch aggressiver, da unvollständiger Moleküle („freie Radikale" von Sauerstoff, Eiweißen und anderen Stoffwechselprodukten).

Es gibt eine allgemeine oder angeborene Immunabwehr durch große Freßzellen, die Fremdstoffe erkennen, einkapseln und auflösen, etwa die Teerpartikel in der Lunge eines Rauchers.

Dazu kommt die „antrainierte" Immunabwehr einer durch Erfahrung geschulten Truppe kleiner spezifischer Antikörper, die Schadstoffe in Blut und Zellen auf verschiedene Weise unschädlich machen. Beide kann man aktiv unterstützen.

### Was haben die Vitamine A und B mit Pilzen zu tun?

Vitamin A schützt Haut- und Schleimhautzellen innerlich. Es stabilisiert die Wände der Organzellen im Zellkern und verhindert, daß sie platzen. Wenn dies geschieht, sterben Zellen ab. Geschieht dies zu oft, gibt es Löcher in der Haut oder Schleimhaut, und von den Trümmern ernähren sich auch Pilze. Vitamin A ist außer-

*Bei gesunder Ernährung braucht der Körper keine zusätzlichen Vitamine und Mineralstoffe.*

dem wichtig als Botenstoff für die Verständigung der Immunzellen untereinander. Unter anderem frischt es die Fähigkeit der Gedächtniszellen auf, Erreger von gesunden Zellen zu unterscheiden.

Ohne Vitamin B gäbe es keine funktionierende Erneuerung von Körperzellen, auch nicht der Antikörper. Denn dazu werden Eiweißbausteine gebraucht, die für diese Aufgabe vor allem Vitamin $B_6$ benötigen. Dieses Vitamin wird nicht im Körper gespeichert, sondern aus der Nahrung gewonnen und schon nach Stunden wieder ausgeschieden. Bei Infektionen, die eine Form von Streß darstellen, steigt der Bedarf.

**Der Körper speichert Vitamine nicht, sondern braucht ständig Nachschub. Bei chronischen Infektionen kommt es daher leicht zu Mangelerscheinungen.**

## Welche Rolle spielen die Vitamine C und E bei Infektionen?

Vitamin C schützt die Zellwände vor freien Radikalen, jenen Spaltprodukten des Stoffwechsels, die als unvollständige Moleküle chemisch aggressiv sind. Ihre Aufgabe ist es, Zellen zu zerstören, die nicht mehr lebensfähig sind. Das darf aber nicht zu früh passieren.

Auch Vitamin C wird nicht gespeichert. Bei Infektionen verbrauchen die Immunzellen aber sehr viel Vitamin C, deshalb ist dann eine verstärkte Zufuhr für den Körper wichtig.

Vitamin E schließlich ist ein extrem wirksamer Fänger von freien Radikalen und spielt eine wichtige Rolle bei der Sauerstoffversorgung durch das Blut und den Transport von Abwehrzellen an den Ort, wo Krankheitserreger zu bekämpfen sind.

Wer sich über längere Zeit gesund ernährt, wird kaum unter Vitaminmangel leiden und es nötig haben, sich künstlich Vitamine zuzuführen. Doch die meisten Vitamine werden nicht oder nicht lange im Körper gespeichert. Tritt bei Infektionen allerdings ein erhöhter Bedarf auf, benötigt man zusätzlich Vitaminpräparate.

## Warum brauchen wir Spurenelemente?

Für ein intaktes Immunsystem sind Spurenelemente wie Zink und Selen unentbehrlich. Störungen des Immunsystems dagegen spielen bei vielen Pilzinfektionen eine entscheidende Rolle. Ein Mangel an Zink verlangsamt die Wundheilung, weil dadurch die Zahl der Immunzellen im Blut sinkt.

Selen ist ein wirksamer Radikalenfänger und hat außerdem die Fähigkeit, sich mit Schadstoffen im Körper so zu verbinden, daß diese unschädlich werden. Bei hohen Schadstoffbelastungen in Luft, Wasser und manchmal auch in der Nahrung kann man das Immunsystem mit Selen stärken.

## Wie kann ich Umweltrisiken weitgehend verringern?

Die Abwehrkräfte leiden oft unter permanenter Überlastung. Die Neutralisierung von Giften und Schadstoffen bei Rauchern etwa nimmt es schon stark in Anspruch. Kommt Industriesmog hinzu, ist irgendwann in der Lunge die Grenze der Belastbarkeit erreicht.

Die zahlreichen Wechselwirkungen mit Medikamenten, die das Immunsystem betreffen, können hier nur kurz erwähnt werden.

Ein anderes Immun-Thema ist Strahlung. Nicht nur, daß wir beim Atmen freie Sauerstoff- und Wasserstoff-Radikale produzieren, auch die harte UV-Strahlung im Sonnenlicht setzt solche Molekül-Bruchstücke frei und schädigt die Haut. Sportliche Anstrengungen oder Sonnenbäder bei hohen Ozonwerten verstärken diese Wirkung. Außerdem steigt der Anteil kurzwelliger UV-Strahlung unter dem Ozonloch stark an. Mit ein wenig Vernunft können wir dem Immunsystem eine Menge ersparen, indem wir uns bei hohen Ozonwerten möglichst wenig bewegen und Sonnenbäder vermeiden.

## Was nützt Hygiene
## dem Immunsystem?

Abgesehen davon, daß es gerade bei Hautpilz-Erkrankungen sehr wichtig ist, sich sorgfältig zu waschen und auf Hygiene zu achten: Auch das Immunsystem profitiert von Sauberkeit, weil es dann einfach weniger Erreger zu bekämpfen hat.

Hier soll freilich keinem pathologischen Waschzwang das Wort geredet werden, aber richtige Hautpflege beginnt mit Sauberkeit.

Achten Sie jedoch darauf, den natürlichen Fettschutz der Haut zu erhalten. Beim Duschen reicht Wasser aus, ständiges Einseifen schadet. Bei Kosmetikartikeln und Intimpflegemitteln sollten Mykosepatienten den Rat ihres Arztes einholen.

Zur Orientierung: Fettsalben sind gut für trockene, rissige Haut, fettfreie Lotionen oder Gels für fette Haut. Unter kurzgeschnittenen Finger- und Fußnägeln kann sich ein Pilz ebenfalls nur schwer einnisten.

## Was darf man
## von Abhärtung erwarten?

Ein durch Infektionen angeschlagenes Immunsystem kann man durch übertriebene Anstrengungen noch mehr schädigen. Dennoch ist eine nicht übertriebene Abhärtung zu empfehlen.

Allerdings: Wer eine ansteckende Pilzkrankheit hat, gehört weder in die Sauna noch in ein öffentliches Schwimmbad. Auch wenn kaltes Wasser und abwechselnde Hitze und Abkühlung abhärten: Pilze lieben Wärme und Feuchtigkeit! Besser ist es, Kneippgüsse unter der eigenen Dusche zu machen oder auf langen Spaziergängen kräftig auszuschreiten. Sport, Gymnastik und Tanzen sind ebenfalls gut für die allgemeine Verfassung und damit für das Immunsystem.

**Eine psychosomatische Nebenwirkung sorgfältiger Körperpflege, die man nicht unterschätzen sollte: Wer sich pflegt, fühlt sich wohl. Und das ist gut fürs Immunsystem.**

# Was kann ich gegen den Streß unternehmen?

Die Haut ist als das größte Organ des menschlichen Körpers einer Vielzahl von Streßfaktoren ausgesetzt. Starke Einstrahlung der Sonne, Chemikalien wie Putzmittel, Nickel, Chrom, Schwefel aus der Luft oder bestimmte Pflanzenbestandteile können erhebliche Reizungen oder Kontaktekzeme hervorrufen. Die Haut wird zudem durch Verletzungen oder Parasiten wie Bakterien und Viren angegriffen. Sie trocknet in den Wintermonaten durch geheizte Büroluft aus und wird rissig. Auch ständiges nervöses Schwitzen belastet die Haut.

**Die Haut wird bei Streß überdurchschnittlich strapaziert und ist entsprechend anfälliger gegen Infektionen.**

Der Zustand der Haut weist daher deutlich auf unsere gesamte Verfassung hin; sie ist ein Streß-Maßstab und wird zugleich von Streß besonders in Mitleidenschaft gezogen.

Wer seine körperlichen und seelischen Belastungen in einem gesunden Gleichgewicht mit Entspannung und Erholung halten kann, stärkt seine Abwehrkräfte gegen Infektionen und senkt seine Anfälligkeit gegenüber Pilzerkrankungen.

## Wann wird Streß bedrohlich?

Ein gewisses Maß an Streß, also Belastung, erhält die natürliche Spannkraft und ist sogar gesund. Streß wird zum Problem, wenn er uns überfordert und wenn er zu lange anhält, ohne von Entspannungsphasen unterbrochen zu werden. Das kann nahezu unmerklich geschehen, verletzt aber ein Naturgesetz, nach dem alles Leben in Rhythmen verläuft.

**Ein Leben mit der „biologischen Uhr" und genug Schlaf können schon sehr helfen, Streß in natürlichen Grenzen zu halten.**

Diese biologische oder innere Uhr kann man nicht ungestraft stören. Besonders nachhaltig wirkt sich Schichtarbeit aus oder die Gewohnheit, die Nacht zum Tag zu machen, ständige Störungen notwendiger Ruhezeiten, Schlafmangel oder Dauerspannung. Krimis sind

98

nicht zuletzt deshalb so schön, weil die Spannung am Ende aufgelöst wird. Das wirkliche Leben verhältsich leider nicht immer so.

## Was passiert bei Streß im Körper?

Streß entsteht durch die Bemühung des Körpers, sich an veränderliche Lebensbedingungen und Anforderungen der Umwelt anzupassen.

Eine Entzündung oder eine Infektion zum Beispiel bedeutet Streß, weil das Immunsystem aktiv wird und auch größere Mengen an Vitaminen und Nährstoffen dafür verbraucht werden. Jede Krankheit ist mit Streß verbunden, ebenso Hitze und Kälte, Wut und Ärger, Trauer, Angst und Schrecken, Hunger und Übersättigung, körperliche Anstrengungen, Verletzungen und Schmerzen, Termin- und Leistungsdruck.

Dabei läuft ein kompliziertes Zusammenspiel von Muskulatur, Nervensystem, Immunsystem und Hormonsystem ab. Streßhormone wie Adrenalin strömen auf Belastungsreize hin verstärkt ins Blut und „schlagen Alarm", weil sie etwas als Bedrohung des Gleichgewichts registrieren. Daraufhin steigt der Blutdruck, um die Durchblutung der Muskeln, ihre Ernährung und ihre Versorgung mit Sauerstoff zu verbessern und ihre Leistung zu erhöhen. Herz- und Atemfrequenz steigen, Energiereserven werden abgebaut. Gehirn und Nerven sind hellwach und erhöhen ihre Reaktionsgeschwindigkeit. Das Immunsystem steht „Gewehr bei Fuß", um Schäden abzuwehren.

In der Körperchemie bricht hektische Aktivität aus. Dies aber ist nicht als Dauerzustand gedacht, weil sonst Erschöpfung und Mangelerscheinungen eintreten. Auch schädliche Abfallprodukte entstehen bei diesem „hochtourigen" Betrieb, etwa freie Sauerstoff-Radikale, die abgebaut werden müssen.

Bei Streß beschleunigen sich viele Vorgänge im Körper, bis die Anpassung an eine neue Situation erreicht ist. Kommt es zu keiner Anpassung, entstehen Schäden.

## Warum kommt es bei der Entspannung auf mich selbst an?

Eine Pilzinfektion ist kein psychosomatisches Leiden, doch ihre Symptome und Auswirkungen haben sehr viel mit dem Immunsystem und mit Ihren ganz persönlichen Fähigkeiten zu tun, Streß zu verringern. Juckreiz, Abgeschlagenheit, viele Allergien oder auch Verdauungsstörungen lassen nach, wenn man nicht länger unter Streß steht. Natürlich kann Ihnen der Arzt ein Medikament gegen Pilze verschreiben; das wirkt auch, wenn Sie nichts gegen Streß tun. Aber wenn Sie Ihre Einstellung ändern, schlagen Medikamente und Diät ganz anders an.

Fachleute können Ihnen verschiedene Entspannungstechniken beibringen; nur Sie selbst sind allerdings in der Lage, sie auch täglich anzuwenden. Ein bißchen Disziplin muß also schon sein, sonst nützt alles Wissen um Entspannung nichts.

Dazu gehört als erstes, daß Sie möglichst alles abwehren, von dem Sie schon im voraus wissen, daß es Sie nervt: Haben Sie einfach den Mut, Leute nicht mehr einzuladen, die Sie nicht gerne um sich haben. Gehen Sie einfach nicht mehr hin, wo es Ihnen nicht gefällt. Es gibt viele Möglichkeiten, dem Streß aus dem Weg zu gehen.

## Was, wenn das Gewissen im Weg ist?

Pflichtbewußtsein ist eine feine Sache, aber wenn es krank macht, hört der Spaß auf. Viele Menschen schaffen es nur deshalb nicht, sich zu entspannen, weil in ihrem Kopf aus irgend einem Grund ein großes Verbotsschild steht. Damit zwingt man sich zu Verzicht und Askese, zu Überforderung und Dauerstreß. Unter solchen Umständen ist es nicht leicht, gesund zu bleiben oder gesund zu werden. Die Natur hat für jede Anspannung eine Entspannung, für jede Anstrengung eine Belohnung vorgesehen. Und wenn jemand glaubt, dies gelte nicht für ihn, sollte man ihm sagen, daß er sogar ein Recht darauf hat – wie jedes andere Geschöpf auch.

Ein schlechtes Gewissen verhindert viel zu oft die notwendige Entspannung. Das ist aber weder „gottgewollt" noch heldenhaft, sondern ein Fehler. Womit man sich entspannt, ist bei jedem anders und auch nicht entscheidend. Wichtig ist: Das schlechte Gewissen muß weg!

Manchmal hilft es schon, sich mit einem strammen Spaziergang abzureagieren oder seine Frustration im Wald laut hinauszuschreien. Oder Sie heulen einfach mal herzhaft ins Kissen, wenn Ihnen danach ist. Tun Sie sich keinen Zwang an, wenn Sie Entspannung brauchen.

### Wie kann man Streß direkt körperlich abbauen?

Faulenzen, schlafen, gut und gesund essen und trinken, Liebe und Zärtlichkeit sind hervorragend gegen Streß. Auch ein warmes Bad oder eine Massage tun manchmal Wunder. Besonders wirksam ist Sport: Laufen, Radfahren, Tanzen oder was immer Sie möchten. Es kommt darauf an, daß es Spaß macht, daß man dabei „abschalten" und sich auch gefühlsmäßig abreagieren kann.

Wenn man dem Körper das richtige Gleichgewicht zwischen Bewegung und Ruhe ermöglicht, ist er in der Lage, einen Großteil aller schädlichen Streßfolgen selbst zu beheben. Daher ist auch die Sauna so gesund: Mal richtig durchzuschwitzen, ist eine regelrechte Entspannungskur für Leib und Seele. Erfahrene Sportlehrer fordern, daß man mindestens einmal am Tag in Schweiß geraten sollte. Das wird nicht für jeden machbar und gesund sein, aber nachdenken sollten Sie schon darüber. Gerade für die Haut hat das Schwitzen nämlich eine reinigende Wirkung. Der Körper entschlackt beim Schwitzen, das heiß, er sondert Schadstoffe durch die Poren ab, schwemmt sie frei und läßt die Haut besser atmen.

**Man muß sich die notwendige Entspannung auch gönnen. Oft sind innere Verbote dabei im Weg.**

**Bewegung ist gut gegen Streß, Schwitzen reinigt die Haut. Mit einer akuten Pilzinfektion darf man aber nicht in die Sauna.**

101

## Was ist von Entspannungstechniken zu halten?

Streß läßt sich oft nicht von heute auf morgen abbauen. Auch bewährte Entspannungstechniken leisten das nicht, schon weil sie erst einmal erlernt sein wollen. Streßursachen sind auch nicht immer einfach abzustellen: Arbeit oder Arbeitslosigkeit, die Familie und Freunde mit ihren Problemen, Sorgen oder Krankheiten kann man sich selten aussuchen.

Eine Reihe von Entspannungstechniken hilft, langfristig besser mit solchen Belastungen fertigzuwerden. Eine plötzliche Umstellung von dauernder Umtriebigkeit auf Stille oder Untätigkeit verkraften viele Menschen ebenfalls nicht. Es gilt, den richtigen Weg zur Entspannung zu finden. Wunder und Patentrezepte gibt es dabei nicht, schon weil jeder Mensch anders ist. Jeder Körper antwortet auf seine Weise auf Streß und gibt eigene Antworten auf entspannende Einflüsse.

## Braucht man fachliche Hilfe?

Entscheidend ist: Man muß schon wirklich wollen und dann unter fachlicher Anleitung üben, bis die gewünschte Wirkung ereicht wird. Die Beherrschung von Entspannungstechniken kann man bei Therapeuten lernen, beispielsweise in Volkshochschulen oder Kliniken.

Die Krankenkassen bezahlen allerdings nur in Einzelfällen, weil solche Verfahren auf Erfahrung beruhen und manchmal wissenschaftlich umstritten sind. Bücher können da einen ersten Einblick vermitteln, mehr aber auch nicht.

## Was ist autogenes Training?

Autogenes Training ist eine Kombination aus geistig seelischen Konzentrationsübungen und einer körperlichen Antwort darauf. Es führt von innen heraus, also autogen, zu einer wohltuenden Umstellung von Anspannung zur

Entspannung, die dem Einschlafen ähnelt, aber bewußt gesteuert wird. Dabei wird der kritische Teil des Bewußtseins durch Konzentration allein auf positive Gefühle eingeengt.

Bestimmte Körpererlebnisse wie Schwere und Wärme, ein ruhiger Herzschlag und eine harmonische Atmung entsprechen dem seelischen Zustand von Ruhe und Entspannung und lassen sich durch solche Zustände hervorrufen. Sie haben aber auch eine Rückwirkung auf Gefühle und seelische Zustände, können also Ängste und Streß abbauen.

Gezielt in Gang gesetzt wird dieser psychosomatische Kreislauf vom Kopf her. Muskeln und Durchblutung gehorchen dann dem vegetativen Nervensystem, das durch die Konzentration auf „gesunde" oder „gute" Zustände angeregt wird.

Zum Trainingsprogramm gehören entspannte Haltungen im Liegen oder Sitzen und einzelne Übungen: Ruhetönung, Schwereübung, Wärmeübung, Herzübung, Atemübung, Sonnengeflechtsübung und Stirn-Kühle-Übung.

Jede Übung wird nach einem festen Plan durchgeführt und durch ein „Zurücknehmen" beendet, die wieder in einen normalen Spannungszustand führt.

Gesunde können mit diesem Training ihre körperliche und geistige Leistungsfähigkeit verbessern; Leistungssportler, Manager und vor allem auch Schauspieler gehören zu den überzeugten Anhängern des autogenen Trainings, weil es jede Art von Lampenfieber beherrschbar macht.

Kranke können damit Nervosität, Schlafstörungen, Herz-Kreislauf-Störungen und Schmerzen bewältigen. Solange man geistig rege ist, läßt sich das autogene Training von jedermann lernen. Nach einem Grundkurs kann man zu Hause die Übungen selbst vertiefen.

**Nicht angezeigt ist autogenes Training bei Anfallsleiden, geistiger Behinderung oder seelischen Erkrankungen (Psychosen, schweren Neurosen).**

## Was ist progressive Muskelrelaxation?

Die progressive Mukelrelaxation nennt man auch Tief-muskel-Entspannungstraining. Sie führt durch den gezielten Wechsel von Anspannung und Entspannung bestimmter Muskelgruppen zu körperlichen Veränderungen wie einer verlangsamten Atmung, einem geringeren Sauerstoffverbrauch, einem Absinken von Puls und Blutdruck, einer Entspannung der Skelettmuskulatur und einem Nachlassen der Hirnströme. Das hat auch das seelisch entspannende Erlebnis einer zunehmenden Ruhe und Gelassenheit zur Folge. Und man kann davon ausgehen, daß es auch das Immunsystem stärkt. Beides baut Streß ab.

Zuerst werden im Liegen oder in einer lockeren Sitzposition Unter- und Oberarme, Schultern, Nacken, Gesichsmuskeln, Rückenmuskeln, Bauchmuskeln, Oberschenkel und Gesäßmuskeln, Waden- und Schienbeinmuskeln ganz bewußt fünf bis acht Sekunden lang angespannt. Dann löst man die Anspannung ebenso bewußt eine halbe Minute lang. Das geschieht nacheinander (progressiv).

Die Lernphase dauert schon eine Weile; Fachleute empfehlen, auch danach die Übungen täglich weiter auszuführen.

Einige empfinden eine leise, beruhigende Hintergrundmusik als förderlich für die Übungen, andere nicht. Das muß man ausprobieren. Übungshilfen wie Tonkassetten mit begleitenden Anleitungen sind ebenso Geschmackssache. Entscheidend ist das Körpergefühl, besser: die Körpererfahrung.

Es handelt sich hier nicht um Meditation oder Selbsthypnose, sondern um etwas sehr genau Kontrollierbares. Gestreßte Menschen verspannen sich unkontrolliert, aber bei diesem Training soll ja jeder Muskel wieder ganz bewußt erfahren werden!

**Progressive Muskelentspannung wird über gezieltes Anspannen und Loslassen einzelner Muskeln geübt.**

**Viele Menschen nehmen ihren Körper erst bewußt wahr, wenn etwas weh tut. Das Muskeltraining lehrt bewußte Körpererfahrung, um Streß vorzubeugen und aufzulösen.**

## Was ist der Placebo-Effekt?

Früher wurde darüber gelächelt, aber seit die psychosomatische Medizin den Placebo-Effekt kennt, ist unum-
stritten: Glaube kann auch medizinisch heilen. Man gab
in verschiedenen Tests Patienten Scheinmedikamente,
die keine Wirkstoffe enthielten, sogenannte Placebos.
Und zum Erstaunen der Wissenschaftler war in mindestens 60 Prozent der Fälle die erwünschte Wirkung
nachweisbar. Vor allem bei chronischen Schmerzen er-
zielte man erstaunliche Placebo-Effekte, und bei Streß.

> Die Macht der Vor-
> stellung kann Berge
> versetzen – und An-
> spannungen lösen.
> Entscheidend ist, daß
> man daran glaubt.

## Was heißt Visualisierung?

Die Visualisierung ist nichts anderes als der systemati-
sche Versuch, die Placebos gleich wegzulassen und die
bildhafte Vorstellung an ihre Stelle zu setzen. Die Technik entstammt der psychischen Selbstbeeinflussung
(Selbsthypnose) und läßt sich relativ leicht erlernen. Bei
Streß spricht sie die „guten Kräfte der Seele" an und erzeugt positive Gefühle: Hoffnung, Zuversicht, Selbstvertrauen und gelassene Sicherheit.

Hilfsmittel dazu sind Bildbetrachtungen, Phantasierei-
sen nach Prospekten und Reiseführern, auch anregende
Musik oder eine Kassette mit Meeresrauschen und
Möwenschreien. Mit einiger Übung, am besten unter
fachlicher Anleitung, kann man dann sogar Phantasie-
reisen in den eigenen Körper machen und Organfunktio-
nen beeinflussen. Selbst in der Krebstherapie ist Visualisierung schon erfolgreich eingesetzt worden. Gegen
Streß hilft sie ganz ausgezeichnet. Setzen oder legen Sie
sich bequem hin, schließen Sie die Augen – und los!

## Wo möchten Sie jetzt gern sein?

Lassen Sie sich einmal treiben: Ihre Lieblingsmusik läuft.
Kommen Ihnen dabei Bilder vor das innere Auge? Wenn
ja, halten Sie eines fest, das Ihnen besonders angenehm

ist. Wenn nicht, „blättern" Sie weiter, suchen Sie in aller Ruhe. Zum Beispiel dieser letzte Urlaub am Strand. Es ist warm, aber nicht heiß. Sie liegen im weichen Sand auf dem Rücken. Eine laue Brise streicht angenehm über die Haut. Der Himmel ist blau. Eine weiße Wolke zieht langsam vorbei. Leise rauscht die Brandung, alle Sorgen sind daheim geblieben, sind unendlich weit weg. Schwelgen Sie hemmungslos in schönen Erinnerungen. Sie sind gesund. Sie fühlen sich rundum wohl.

### Wie werde ich innerlich leer?

Wer zu viel im Kopf hat, muß ihn ab und zu leerbekommen. Das ist eine alte Weisheit der Mönche, und zwar im Buddhismus ebenso wie im Christentum oder im Hinduismus. In unserem hektischen Alltag hat Streß viel mit der Unfähigkeit zu tun, abzuschalten und sich auf das Wesentliche zu konzentrieren. Immer bedrängen uns Eindrücke, Forderungen und Sinnesreize. In die Einsamkeit können wir auch nicht, aber Rückzugsmöglchkeiten gibt es immer.

Suchen Sie am besten einen Raum, wo Sie ungestört zwanzig Minuten bequem sitzen können (nicht liegen, weil Sie sonst bei den ersten Anzeichen von Entspannung einschlafen könnten). Schließen Sie die Tür, die Fenster und schließlich die Augen. Auch wenn es nicht absolut still ist, können Sie sich auf die Stille konzentrieren, den Kopf nach und nach von allem anderen leer machen.

Wenn Sie wollen, konzentrieren Sie sich nun auf etwas Angenehmes, aber nur auf ein Bild, ein Thema, eine Frage. Zum Beispiel: Wie fühle ich mich, wenn ich gesund bin? Lassen Sie nichts anderes an sich heran. Wer das regelmäßig tut, lernt, sich ganz in dieses eine zu versenken und den Kopf ganz frei zu bekommem von allem, was ihn dabei stört.

Jede Meditation oder „innere Betrachtung" schaltet nach und nach alles Störende aus: den Streß. Sie werden sich besser fühlen, und Ihr Körper wird ganz von selbst darauf antworten.

106

# Welche Ansätze aus der Naturheilkunde gibt es?

Die Pilzerkrankungen kann man mit Salben, Tinkturen oder der Bestrahlung mit einer UV-Lampe in Eigenregie manchmal bessern, aber nicht heilen. Was Sie selbst zuerst tun sollten, ist daher zunächst zweierlei: Überprüfen Sie Ihre Ernährungsgewohnheiten, und gehen Sie zusammen mit dem Arzt kritisch alle Medikamente durch, die Sie nehmen. Bis hinreichend gesicherte Erkenntnisse für die richtige Behandlung vorliegen, lassen sich Symptome manchmal auch ganz gut mit natürlichen Mitteln bekämpfen.

### Hilft ultraviolettes Licht?
Nicht nur bei Schuppenflechte, sondern auch bei Hautpilzen bringt ultraviolettes Licht meistens Linderung. Pilze lieben eine feuchtwarme Umgebung, Licht und Luft dagegen nicht. Deshalb gehen sie auch im Sommer zurück, wenn man sich luftig kleidet und das Sonnenlicht intensiver ist. An kritische Körperstellen kommt aber die Sonne nicht heran. Da hilft dann eine Bestrahlung mit einer UV-Lampe, weil gerade diese Art der Strahlung Pilze abtötet.

### Was gibt es zum Einreiben?
Salben und andere Medikamente gegen Pilze werden häufig selbst aus Pilzen hergestellt und geben dem Körper daher neue „Pilz-Informationen". Das kann problematisch sein. Dennoch gibt es in der Naturheilkunde einige traditionelle, meist pflanzliche Mittel, die zumindest nicht schaden können: Kastner-Olivenöl soll gegen Bakterien und Pilze wirken, Zinkpaste fördert die Zellerneuerung und die lokale Immunabwehr. Seien Sie aber bitte vorsichtig, denn diese Mittel könnten im ungünstigsten Fall auch allergische Reaktionen auslösen.

# Warum macht eine Anti-Pilz-Diät Sinn?

Wie schon im Zusammenhang mit der Behandlung erwähnt, lassen sich Pilze allein mit Medikamenten oft nicht vollständig ausheilen. Sie lassen sich auch nicht aushungern, weil sie dann nur aggressiv in tiefere Gewebeschichten einwachsen. Die richtige Anti-Pilz-Diät entzieht den Erregern unauffällig ihre Hauptnahrung und hindert sie in erster Linie daran, sich zu vermehren. Allein damit wir nicht selbst geschwächt werden und die Abwehr des Immunsystems gut funktioniert, ist eine gesunde, energiereiche Vollwertkost zu empfehlen. Vermeiden sollte man aber Speisen und Getränke, an denen Pilzgärung maßgeblich beteiligt ist, und spezielles „Pilzfutter".

*Eine Anti-Pilz-Diät ist keine Hungerkur, sondern bedeutet eine Umstellung des Speiseplans auf das, was Sie mögen, aber die Pilze nicht.*

## Warum sind Ballaststoffe wichtig?

Als Ballaststoffe bezeichnet man grobe, meist unverdauliche Pflanzenfasern, die reichlich in Gemüse, Salaten, Brot oder Müsli mit Vollkorn vorkommen. Zwischen den Einstülpungen (Zotten) des Darms verstecken sich oft richtige Pilznester, die von Medikamenten nicht erreicht und auch durch weichen Nahrungsbrei kaum mitgerissen und ausgeschieden werden. Bei einem gut gefüllten Darm und härterem, gröberem Stuhl ändert sich das. Die natürliche Darmreinigung ist ein wichtiger Teil des körpereigenen Abwehrsystems gegen Pilze, die wir durch falsche Ernährungsgewohnheiten unterlaufen haben. Hochwertig ist also nicht eine Kost, bei der jeder Bestandteil verwertet wird, sondern eine Ernährung, die auch jene „Schmirgelwirkung" hat, die wir zur inneren Hygiene brauchen.

*Rauhe Ballaststoffe sind ein wichtiger Teil der „inneren Hygiene" und lösen Pilze von der Darmwand.*

## Warum kein Bier und kaum Käse?

Alles, was Hefe enthält, also auch das in Deutschland so beliebte Bier, aber auch Essig und Schimmelpilzkäse, ist bei Pilzerkrankungen schädlich. Hauptsächlich liegt das daran, daß bei Pilzinfektionen das Immunsystem empfindlich auf alle Pilze reagiert und nicht nur auf die, die uns krank machen. Auch Champignons sind daher zu vermeiden. Und wer auf seinen Camembert schon nicht verzichten will, muß zumindest die weiße Schimmelhaut abschneiden.

### Warum weder Zucker noch Alkohol?

Zucker ist die Lieblingsnahrung von Pilzen, und deshalb ist Süßes grundsätzlich zu meiden. Auch Alkohol und die Kohlenhydrate in Weißmehl (Kuchen, Gebäck) sind verboten, weil sie der Körper in Zucker umwandelt. Doppelt schlimm sind deshalb Liköre oder Torten ohne Diätzubereitung.

### Worauf müssen Sie besonders achten?

Auch eine Anti-Pilz-Diät dauert nicht ewig. Oft geht es nur um die wenigen Wochen während der Grundbehandlung und dann vielleicht ab und zu um die Kontrolle – auch für den Patienten selbst. Auf Dauer sollte allerdings eine gesündere Ernährung bleiben, die schädliche Exzesse meidet.

Vor allem soll Ihnen das Essen schmecken: Auch wenn Sie das eine oder andere weglassen müssen, es läßt sich meistens ersetzen. Wer nur verbissen Verzicht übt, hält die Umstellung auf eine Anti-Pilz-Diät meistens nicht durch, und dann melden sich die lästigen Plagegeister über kurz oder lang wieder.

Sie werden sehen, daß häufig nur auf einzelne Nahrungs- und Genußmittel verzichtet werden muß, auf die Sie empfindlich reagieren. Welche das sind, läßt sich leicht herausfinden. Sollten ausgerechnet die Süßigkeiten und Getränke, die Sie am liebsten haben, dabei sein, lassen die sich für die Zeit der Diät sicher ersetzen.

**Zucker in jeder Form ist Gift bei Pilzinfektionen. Aber deshalb muß man nicht auf einen leckeren Nachtisch verzichten.**

# Was muß man bei der Ernährung konkret beachten?

Eine Diät ist, wie gesagt, grundsätzlich keine Dauerlösung. Anzustreben ist eine Ernährung, die zunächst die Behandlung von Pilzinfektionen unterstützt und später keine Ansätze für Rückfälle bietet. Man sollte allerdings wissen, daß auch viele Nahrungsmittel eine Allergie auslösen und das Immunsystem provozieren, ohne daß dies direkt etwas mit der Pilzerkrankung zu tun hätte.

Bis auf Süßigkeiten, Weißmehlprodukte und Alkohol ist während der ersten Zeit der Diät nichts wirklich vollständig verboten. Vielleicht lassen sich im Laufe der Grundbehandlung schon bestimmte Unverträglichkeiten beobachten, wenn sich Symptome erst verschlechtern und dann verschwinden, nachdem man zum Beispiel eine Joghurtsorte weggelassen hat.

Nach der Grundbehandlung sollte man einfach nur noch gesund essen und auf Dinge verzichten, die man nachweislich nicht verträgt.

## Wie meide ich Pilze in der Nahrung?

Schon beim Einkaufen kann man Pilze meiden. Viele Lebensmittel wie Brot enthalten Hefe. Alle Käsesorten, für deren Herstellung Schimmelpilze verwendet werden, und alles Vergorene (Bier, Wein, Sekt, Most, Essig und viele Fruchtsäfte) enthalten Hefepilze. Fragen Sie danach, wenn es nicht schon auf der Verpackung steht. Gewöhnen Sie sich daran, Vorpackungen von Nahrungsmitteln zu lesen!

Vor allem Obst und Gemüse sind von Natur aus feucht oder stammen aus warmen Ländern und wurden feucht gelagert. Dann kauft man die Pilze gleich mit. Frisches Obst und Gemüse wäscht man am besten in etwas Seifenlauge und spült sie dann gründlich mit Wasser ab, um Pilze und eventuelle Rückstände von Insek-

**Hygiene ist nicht nur bei der Körperpflege wichtig, sondern auch beim Umgang mit Nahrungsmitteln.**

110

tengift zu entfernen. Wenn möglich, schälen Sie Obst. Bei Melonen dringen Pilze auch unter die Schale; deshalb schneidet man am besten auch ein Stück vom äußeren Rand des Fruchtfleisches weg.

Küche, Speisekammer, Keller und Kühlschrank sind beliebte Siedlungsgebiete für Schimmel- und Hefepilze. Wer dort auf Sauberkeit achtet, schaltet eine weitere Infektionsquelle aus. Bad, Toilette – und in der Nähe von Wäldern oder größeren Gewässern die Wohn- und Arbeitsräume – sind ebenfalls regelmäßig auf Pilzbefall zu kontrollieren. Hygiene schützt vor dem Pilzbefall der Lebensmittel!

## Wie finde ich Unverträglichkeiten heraus?

Viele Menschen mit Pilzinfektionen leiden an Nahrungsmittel-Allergien oder Unverträglichkeiten: Wenn man etwas Bestimmtes gegessen oder getrunken hat, treten Beschwerden wie Blähungen, Verstopfung oder Durchfall auf. Häufige allergische Reaktionen sind auch Kopfschmerzen, rheumatische Beschwerden, Reizbarkeit oder Entzündungen und Ausschläge der Haut. So etwas kann auf die Pilzinfektion zurückgehen, muß es aber nicht; es kann sich genauso um ein völlig selbständiges Problem handeln.

Häufig werden Hülsenfrüchte (auch Erdnüsse!), fermentierte Saucen aus Sojabohnen, Salzbrezeln, bestimmte Fleischsorten oder Milchprodukte nicht vertragen. Fragen Sie den Arzt, wenn Sie einen bestimmten Verdacht haben, und klären Sie, ob eine gezielte Behandlung gegen diese Allergie sinnvoll ist. Durch genaues Beobachten und Buchführen über alles, was Sie essen, können Sie selbst herausfinden, ob bestimmte Symptome immer nach dem Genuß bestimmter Speisen und Getränke auftreten. Wenn Sie sich schnell besser fühlen, nachdem Sie die verdächtige Substanz abgesetzt

**Grundsätzlich: Gewöhnen Sie sich an, genug zu trinken! Mindestens 2 Liter, im Sommer 3 und bei schwerer körperlicher Arbeit an heißen Tagen 4 Liter täglich!**

**Ebenfalls streng – und dauerhaft – meiden sollte man Dinge, auf die man allergisch reagiert.**

haben, ist der Übeltäter gefunden. Es können auch mehrere sein.

Dinge, die Ihnen nicht bekommen, gehören auf eine rote Liste und sind grundsätzlich aus dem Speiseplan zu streichen! Erst nach einigen Monaten darf man, wenn man unbedingt will, in kleinen Mengen ausprobieren, ob die Unverträglichkeit vielleicht nur vorübergehend war. Fällt der Test dann allerdings positiv aus, das heißt, kommen die bekannten Symptome wieder, bleibt das Verbot bestehen.

### Muß denn alles Süße verboten sein?

Grob gesagt sind alle kalorienhaltigen Zucker (Saccharose, Traubenzucker, also Glucose und Dextrose, dann Malzzucker und Zuckeraustauschstoffe wie Fructose, Sorbit, Xylit, Mannit, Maltit und Isomalt) verboten. Alle kalorienfreien Süßstoffe (Cyclamat, Saccharin, Acesulfam, Aspartam) sind dagegen erlaubt. Außerdem darf man den Fruchtzucker in bestimmten Obstsorten außer in der Grunddiät und bei Unverträglichkeit in Kauf nehmen. Auch der wenig süße Milchzucker macht eine Ausnahme, denn ihn können die Pilze nicht verwerten.

Da der Drang nach etwas Süßem oft übermächtig wird, wäre es zudem wirklichkeitsfremd, hier den totalen Verzicht zu predigen. Es kommt immer auch auf die Menge an, und in kleinen Mengen sind Marmelade, Honig, Einmachzucker oder süßes Gebäck in aller Regel kein Problem.

### Was haben Pilze gegen Alkohol und Mehlspeisen?

Nichts – und genau da liegt das Problem. Denn Pilze ernähren sich bekanntlich von leicht aufschließbaren Kohlenhydraten, und die sind nicht nur in Süßem aller Art enthalten. Auch Alkohol wird im Körper zu Kohlenhydraten umgebaut, und süße Weine oder Bier enthalten

**Kalorienhaltige Zucker sind grundsätzlich pilzfördernd, kalorienfreie Süßstoffe nicht.**

zusätzlich noch Zucker. Genauso gefährlich sind Weiß-mehlprodukte wie Weißbrot, Brötchen, Kuchen, aber auch Teigwaren (Nudeln) und Reis. Sie alle bestehen hauptsächlich aus Kohlenhydraten (Stärke), die vom Kör-per unmittelbar in Zucker umgewandelt werden. Die Folge: der Blutzuckerspiegel steigt plötzlich steil an, und die Pilze haben neue Nahrung. Besser ist es, alle Weiß-mehl- durch Vollkornprodukte zu ersetzen. Vollkornmehl wird vom Organismus langsamer aufgeschlossen und abgebaut als Weißmehl. Daher steigt der Blutzuckerspie-gel weniger steil und stark an, was weniger Nahrung für Candida bedeutet.

**Nudeln, Reis und Backwaren enthalten viel Stärke, die vom Körper in Zucker um-gewandelt wird.**

Sparsam genossen, sind Kuchen oder Alkohol eine Bereicherung des Lebens. Aber schon ein gelegentliches und erst recht ein gewohnheitsmäßiges Zuviel wirkt sich nicht zuletzt bei Pilzinfektionen verheerend aus. Eine vernünftige, gesunde Ernährung beachtet das Gleichge-wicht des Stoffwechsels durch Mäßigung, nicht durch Enthaltsamkeit. Dieses Gleichgewicht wiederzufinden, soll Ihnen dieses Kapitel helfen.

## Warum ist bei Fleisch Zurückhaltung geboten?

Eigentlich brauchen wir nur wenig Fleisch, weil es auch andere Eiweißquellen gibt. Doch Fleisch bietet beson-ders rasch verwertbares Eiweiß; dadurch entsteht aber ein chemisches Ungleichgewicht, das den Körper zum Ausgleich stark nach Kohlenhydraten verlangen läßt. Ein Beispiel dafür ist die Lust auf Nachtisch nach einer Fleischmahlzeit.

Fleisch enthält leider auch häufig Rückstände von Me-dikamenten und Hormonen, die zum schnelleren Wachstum von Zuchtvieh immer wieder verwendet wer-den. Salmonellen bei Geflügel, Schweinepest und BSE bei Rindern haben ohnehin schon vielen den Appetit verdorben. Zuviel Fleisch macht dick und träge. Es ist in

**Auch bei der Anti-Pilz-Diät kommt es nicht so sehr auf Ver-zicht, sondern mehr aufs Maßhalten an.**

113

mehrfacher Hinsicht ungesund oder zumindest als Risiko-Nahrungsmittel einzustufen.

### „Macht's die Milch" wirklich immer?

Die Werbung will uns täglich einreden: „Die Milch macht's". Doch das ist längst nicht immer der Fall: Milch und Milchprodukte sollte man nicht so unkritisch konsumieren. Erstens können manche Joghurt-Pilzkulturen allergische Reaktionen hervorrufen. Schimmelpilz- oder Hefepilz-Käse ist ohnehin nicht zu empfehlen. „Sicher" ist eigentlich nur Schweizer Käse, der mit Bakterien gedeiht.

Zweitens vertragen unabhängig von Pilzkrankheiten mehr Menschen keine Milch und Milchprodukte, als die Werbung wahrhaben will.

Drittens kann der Körper das Milcheiweiß Kasein schwerer verwerten als pflanzliches Eiweiß oder Eiweiß aus Fisch, weil Kasein erst chemisch „geknackt" werden muß. Und schließlich haben mehr Menschen als bisher vermutet bestimmte Enzyme nicht, die nötig sind, um Milch zu verdauen.

### Darf man überhaupt noch ohne Bedenken essen?

Um kein Mißverständnis aufkommen zu lassen: Diese kritischen Überlegungen sollen Ihnen das Essen nicht verleiden, sondern helfen, Fallen zu vermeiden. Man darf so viele gute Dinge mit gutem Gewissen essen, daß Sie gleich staunen werden.

Konservennahrung, Fast food, einseitige Ernährung und andere schlechte Gewohnheiten sollten alerdings zurückgedrängt werden. Dann wird Essen auch wieder mehr zum sinnlichen Vergnügen.

Gesundes Kochen, abwechslungsreiches und bewußtes Genießen sind schon für manchen zum Hobby geworden, nachdem ihn erst eine Diät dazu gezwungen hatte, sich intensiv mit dem Thema zu beschäftigen. Es macht einfach mehr Spaß, sich für die Zubereitung der Mahlzeiten und das Essen selbst mehr Zeit zu nehmen, als gedankenlos immer nur „schnell, schnell" etwas Fertiges hinunterzuschlingen. Essen ist ein Bedürfnis, Speisen eine Kunst!

Machen Sie doch einmal die Probe aufs Exempel und fragen Sie sich, was Sie an den vergangenen drei oder vier Tagen zu sich genommen haben. Wenn Sie sich kaum noch daran erinnern können, ist es wirklich nicht wert, solchem Essen auch nur eine einzige Träne nachzuweinen.

**Pilze gedeihen auf dem Boden einer industriellen Fastfood-Kultur besonders gut. Natürliches Genießen ist daher schon die halbe Anti-Pilz-Diät.**

| Nahrungsmittel (100g eßbarer Anteil) | kcal | Kohlenhydrate (g) | Ballaststoffe (g) |
|---|---|---|---|
| Apfel | 54 | 11,8 | 2,3 |
| Birne | 55 | 12,4 | 2,8 |
| Blattsalat | 11 | 1,1 | 1,5 |
| Blumenkohl | 23 | 2,6 | 2,9 |
| Bohnen | 32 | 5,1 | 1,9 |
| Brötchen | 249 | 49,6 | 3,0 |
| Karotte | 25 | 4,6 | 3,4 |
| Kartoffeln | 70 | 14,8 | 2,5 |
| Keks (Butterkeks) | 428 | 74,7 | 3,3 |
| Nudeln | 354 | 69,9 | 3,4 |
| Pfirsich | 42 | 8,9 | 2,8 |
| Reis (geschält) | 344 | 77,8 | 1,4 |
| Reis (ungeschält) | 342 | 73,4 | 2,9 |
| Roggenvollkornmehl | 201 | 40,8 | 7,7 |
| Weißbrot | 232 | 47,8 | 3,5 |

# Was darf man nicht essen?

An dieser Stelle eine Übersicht jener Nahrungsmittel und Getränke, die Sie während einer Behandlung mit Pilzmedikamenten auf jeden Fall weglassen sollten:

- **Süßes:** Bonbons, Schokolade in jeder Form, Marzipan, Lakritze, Desserts wie Pudding, Eis, Haushalts- und Industriezucker, Traubenzucker, Kandiszucker, Rohr- und Malzzucker, Medikamente mit Zucker (Hustensaft, Hustenbonbons etc.), Cornflakes und ähnliche Frühstücksmischungen, gesüßte Müslis, kandierte Früchte, Trockenobst.
  **Vorsicht:** kalorienhaltige Zucker in diesen Lebensmitteln sind spezielles „Pilzfutter".

- **Brotaufstriche:** Schoko- und Nußcremes, Honig, jede Form von Sirup (Zuckerrüben- oder Zuckerrohrsaft), gesüßte Erdnußbutter, Marmelade und Gelee.
  **Vorsicht:** Auch das sind Lebensmittel mit großen Mengen kalorienhaltigem Zucker.

- **Backwaren:** Semmeln, süße Brötchen, Weißbrot, Brezeln, Fladenbrot, gebackener Hefeteig, heller Toast, Brot und Backwaren aus Weizenmehl, Krapfen beziehungsweise Fettgebäck, Kuchen, Torten.
  **Vorsicht:** Hier sind Kohlenhydrate im Weizenmehl, Hefe und zum Teil auch Zucker enthalten.

- **Obst und Gemüse:** Apfel-, Pflaumen- und Birnenmus, Melonen, Weintrauben, Orangen und Mandarinen, Pfirsiche, vor allem Obstkonserven oder tiefgekühltes Obst. Hülsenfrüchte (Bohnen, Erbsen, Linsen).
  **Vorsicht:** Obst wird mit Zucker eingekocht oder konserviert. Hülsenfrüchte in jeder Form werden häufig nicht vertragen und lösen Allergien aus.

- **Gewürze:** Essig, Salatsoßen, Sauerrahm, Senf, Worcestersauce, Ketchup, Mayonnaise, Sojasoße, andere Fertigsoßen mit Stärke, getrocknete Gewürze, Speisestärke, Gelatine, Instant-Kartoffelpüree, Fertigsuppen.
  **Vorsicht:** Alles Vergorene wurde mit Hefe angereichert oder mit Essig konserviert und bietet Pilzen Nahrung. Alles Stärkehaltige verbietet sich wegen seines hohen Gehaltes an Kohlenhydraten.

- **Getränke:** Bier, Sekt, Wein, Schnäpse (einschließlich Whisky und Cognac), Liköre, Aperitifs; Most, Obstsäfte (auch ungezuckerte), Cola und andere Limonaden, süßer Sprudel.
  **Vorsicht:** Alkoholische Getränke enthalten zu viele Kohlenhydrate, manchmal auch Zucker. Obstsäfte und Limonaden sind voller Zucker.

- **Milchprodukte:** Milch, Sauermilch, Joghurt, Kefir, Rahm, alle Käsesorten außer Emmentaler, vor allem aber Schimmelkäse.
  **Vorsicht:** Joghurt enthält oft Obst und ist meist gesüßt. Außerdem können die in vielen Milchprodukten enthaltenen Hefepilze allergische Reaktionen auslösen.

- **Fette:** Kokosfett, Bratfett, Backfett und Brotaufstriche mit vielen gesättigten Fettsäuren.
  **Vorsicht:** Gesättigte Fettsäuren wandelt der Körper leicht in Zucker um.

- **Fleisch:** Dauerwurst beziehungsweise Salami.
  **Vorsicht:** Sie enthält Zucker.

- **Fisch:** Marinaden, panierter Fisch, Fischkonserven.
  **Vorsicht:** Marinaden und Konservennahrung enthalten Essig, Panade Mehl.

# Was ist bei der Kontrolldiät erlaubt?

Zu Beginn der Medikamenten-Behandlung darf man trotz aller Strenge bei der Diät zum Beispiel folgendes essen:

- **Süßes:** Milchzucker, Süßstoff ohne Zuckerzusatz, Reiskekse, Vollkornkuchen, Blätterteig, Diabetikerkuchen.

- **Brotaufstriche:** Diabetikermarmeladen.

- **Getreideprodukte und Backwaren:** Vollkorngetreide, Naturreis, Hafer, Buchweizen, Vollkornmehl, Vollkorngrieß, Hafer- und Weizenkleie. Grahambrot, Knäckebrot, Matzen, Sauerteigbrot, Vollkornbrot (Roggen), Vollkornkekse ohne Zucker. Am besten ist selbstgemachtes Gebäck (mit Backpulver, aber ohne Zucker, Weizenmehl und Hefe). Vollkornnudeln.

- **Frisches Obst und Gemüse:** Ananas, saure Äpfel, ungesüßtes Apfelmus, Aprikosen, Beerenobst, Pflaumen, Zitronen, Bananen, Birnen, Grapefruit, Kirschen. Kartoffeln in jeder Form, aber in kleinen Mengen, Artischocken, Auberginen, Blumenkohl, Brokkoli, Erbsen, Fenchel, Gemüsegurken, Karotten, Kohlrabi, grüne Paprika, Radieschen, Rosenkohl, rote Beete, Rotkohl, Rüben, grüne Salate, Sellerie, Spargel, Spinat, Tomaten, Weißkohl, Zwiebeln. Alle Nüsse außer Erdnüsse.

- **Gewürze:** Kräuter, Brühwürfel, klare Suppenbrühe, Knoblauch, selbstgemachte Salatsoßen ohne Essig; statt dessen schmeckt Zitronensaft gut, dazu Öl und Ei.

- **Getränke:** Ungesüßter Tee und Kaffee, als Aperitif Cynar, Ingwergetränke, Mineralwasser, trockener Wein, Grapefruitsaft, Diätlimonaden, ungesüßte Gemüsesäfte.

● **Milchprodukte:** Trinkmilch und Buttermilch in kleinen Mengen, ungesüßte Molke, Quark, Schichtkäse, Emmentaler Käse, Schweizer Käse, das Innere vom Camembert, Schafskäse, Ziegenkäse, Naturjoghurt, saure und süße Sahne.

● **Fette:** Halbfett-Margarine, kaltgepreßte Öle aus Pflanzen (Mais, Oliven, Leinsamen, Sesam, Sonnenblumen, Walnüssen).

● **Fleisch und Wurst:** Mageres Geflügelfleisch, Schweinefleisch, Rindfleisch, Lamm, Hammel und Wild. Frisch- und Räucherwurst, Streichwurst.

● **Fisch:** Krabben, Hummer, Lachs, Frischfisch, Muscheln, Thunfisch, Fischkonserven in Öl (ohne Soße).

● **Eierspeisen** ohne Mayonnaise und pikante Soßen.

## Was ist eventuell einzuschränken?

Die folgenden Nahrungsmittel enthalten noch relativ große Mengen an Zucker oder anderen Kohlenhydraten. Sie müssen in einer zweiten Phase der Anti-Pilz-Diät getestet und möglicherweise abgesetzt werden:

● **Gemüse:** Bohnen, Erbsen (Zuckererbsen), Mais (Zuckermais)

● **Obst:** Äpfel, Birnen, Avocados, Bananen, Kirschen, Papayas, Nektarinen, Weintrauben.

● **Milch und Milchprodukte:** vor allem Trinkmilch, Naturjoghurt, Quark und Camembert.

# Anhang

Auf den folgenden Seiten finden Sie ein kleines Lexikon medizinischer Fachbegriffe, eine Liste mit Bezugsquellen von Nahrungsmitteln für Patienten mit einer Pilzerkrankung, Informationen über medizinischchemische Labors sowie nützliche Adressen von Selbsthilfegruppen und Kliniken, die Menschen mit speziellen Pilzproblemen den Rat erfahrener Fachleute und praktische Hilfe anbieten. Schließlich erleichtert Ihnen ein alphabetisches Sachregister die Suche nach bestimmten Begriffen und Themenschwerpunkten in diesen Buch.

# Was bedeutet was?

**Adrenalin:** Streß-Hormon oder „Flucht- und Kampf-Hormon" aus dem Nebennierenmark, das Herzschlag und Atmung beschleunigt und den Blutdruck und den Blutzuckerspiegel erhöht.

**Akut:** Unvermittelt auftretende Erkrankung, das Gegenteil von chronisch, vor allem bei Entzündungen und Infektionen.

**Allergie:** Abwehrreaktion des körpereigenen Immunsystems gegen Fremdstoffe, Krankheitserreger und Keime. Zeigt sich vorwiegend an der Haut mit Juckreiz und Ausschlägen, kann auch zu einem lebensbedrohlichen Schock führen.

**Antibiotika:** Medikamente, die gegen lebende Krankheitserreger wie Bakterien, Viren und Pilze eingesetzt werden.

**Antigene:** Substanzen, die vom Immunsystem des Körpers als fremd erkannt werden und als Schutzreaktion die Bildung von Antikörpern auslösen.

**Antikörper:** Werden nach Kontakt mit Antigenen von den sogenannten B-Zellen oder B-Lymphozyten des Immunsystems produziert, um Antigene zu zerstören.

**Autoimmunkrankheit:** Erkrankung, bei der sich das körpereigene Abwehrsystem gegen den Körper selbst und nicht, wie vorgesehen, gegen Krankheitserreger von außen richtet.

**Ballaststoffe:** Zumeist pflanzliche Bestandteile der Nahrung, die nicht verdaut werden können. Sie sind wichtig für einen funktionierenden Stuhlgang.

**Basistherapie:** Grundbehandlung bei langfristiger Therapie. Hier auch im Sinne einer örtlichen Behandlung (äußerlich und innerlich).

**B-Zellen:** Bestimmte weiße Blutkörperchen, die im Immunsystem Antikörper produzieren.

**CHAT:** Candida-Häm-Agglutinationstest, ein Bluttest zur Prüfung auf Pilz-Antikörper.

**Chronisch:** Lang anhaltend, für eine Krankheit verwendet.

**CIFT:** Candida-Immunfluoreszenztest; Bluttest auf Pilz-Antikörper mit Fluoreszenz-Farbstoffen.

**CLAT:** Candida-Latex-Agglutinationstest, ein allgemeiner Antikörper-Bluttest.

**Darmflora:** Besiedelung des Darms mit Bakterien, Pilzen und anderen Kleinstlebewesen, die eine Lebens- und Arbeitsgemeinschaft (Symbiose) zur Verdauung bilden.

**Diabetes mellitus:** Zuckerkrankheit; Hormon- und Stoffwechselkrankheit, die das Immunsystem stark in Mitleidenschaft zieht und besonders anfällig für Pilzinfektionen macht.

**Diät:** Kostplan nach ärztlicher Verordnung. Alte Behandlungsmethode bei vielen Krankheiten und Stoffwechselstörungen.

**ELISA-Test:** Bluttest auf Pilzinfektionen mit Enzymen in Verbindung mit bestimmten Antikörpern des Immunsystems.

**Enzyme:** Fermente oder sogenannte Biokatalysatoren, die aus hochmolekularen Eiweißstoffen (Proteinen) bestehen und chemische Reaktionen im Körper beschleunigen.

**Freie Radikale:** Unvollständige Moleküle, die zum Beispiel bei der Verbrennung von Sauerstoff im Stoffwechsel entstehen. Sie suchen Halt bei anderen, vollständigen Molekülen und stören dadurch deren physikalisches Gleichgewicht.

**Freßzellen:** Spezielle weiße Blutkörperchen, die als Teil des Immunsystems eingedrungene Fremdkörper und Schadstoffe auflösen.

**Gedächtniszellen:** Jene Zellen im Immunsystem, die für das Wiedererkennen einmal als schädlich erkannter Erreger verantwortlich sind.

**Grundnährstoffe:** Kohlenhydrate (Zucker und Stärke), Eiweiß und Fett.

**Histamin:** Gewebshormon in den Mastzellen der Haut, Schleimhaut und Muskulatur; bewirkt starke Zusammenziehung von Muskeln und Erweiterung von Blutgefäßen.

**Homöopathie:** Behandlung nach dem Grundsatz, daß kleine Dosen eines Wirkstoffes die Krankheit heilen, die große Dosen verursachen, weil das ähnlich wie bei einer Impfung die Selbstheilungskräfte des Körpers anregt.

**Hormon:** Körpereigener Wirkstoff, der Abläufe regelt und Vorgänge im Stoffwechsel auslöst.

**Hygiene:** griechisch „Reinlichkeit"; alles, was zum Bereich von Sauberkeit und Körperpflege gehört; wesentlicher Bestandteil der Vorbeugung und Selbstbehandlung, aber auch der medizinischen Therapie.

**Immunglobulin:** Antikörper aus Eiweiß im Blut, die als Teil des Immunsystems gegen Krankheitserreger aktiviert werden.

**Immunkomplex:** Bestandteil (Molekül) des Immunsystems; besteht aus Antigenen und Antikörpern und kreist im Blut.

**Immunsuppressiva:** Medikamente, die ganz oder teilweise die Wirkungen des Immunsystems unterdrücken.

**Immunsystem:** Körpereigenes Abwehrsystem gegen Infektionen bzw. Krankheitserreger durch Antikörper.

**Kortison:** Hormon der Nebennierenrinde. Grundlage vieler entzündungshemmender Medikamente.

**Lymphozyten-Transfomationstest:** Testverfahren für den indirekten Nachweis von Antigenen im Blut.

**Mykose:** griechisch „Pilzerkrankung".

**Myzel:** Fadengeflecht, mit dem sich Pilze ernähren und vermehren.

**Parasiten:** Schmarotzer.

**Phytotherapie:** Behandlung mit Heilpflanzen.

**Prophylaxe:** griechisch „Vorbeugung" gegen Krankheiten.

**Schock, anaphylaktischer:** Schwerer Kreislaufzusammenbruch nach Zufuhr von Allergie-auslösenden Substanzen.

**Soor-Infektion:** Candida-Infektion im Mundbereich, anderer Begriff für Kandidose.

**Sproßpilze:** Pilze, die Sproßzellen bilden, hauptsächlich Hefepilze.

**Therapie:** griechisch für „Behandlung" im medizinischen Sinne.

**Thymusdrüse:** Drüse hinter dem Brustbein, die wichtige Hormone und Bestandteile des Immunsystems produziert.

**T-Zellen oder T-Lymphozyten:** Weiße Blutkörperchen im Immunsystem zur Abwehr von Bakterien, Pilzen und Viren.

**Vagina:** lateinisch „Scheide".

**Vaginitis:** Scheidenentzündung, eine häufige Folge von Pilzinfektionen.

**Vulva:** äußeres weibliches Geschlechtsorgan, ebenfalls oft von Pilzinfektionen betroffen.

**Zytostatika:** Medikamente, die Zellgifte zur Zerstörung bösartiger Tumoren (Krebs) einsetzen.

# Wo finde ich weitere Hilfe?

An folgende Adressen können Sie sich wenden, wenn Sie Hilfe beim Kampf gegen Ihre Pilzerkrankung brauchen. Doch vielleicht möchten Sie erst einmal zweifelsfrei herausfinden, ob Sie tatsächlich an einer Pilzinfektion leiden, um sich dann fachgerecht behandeln zu lassen. Wir haben daher auch die Adressen von Labors und Kliniken für Sie zusammengestellt, an die Sie sich wenden können. Oftmals ist es schwierig, die für eine Anti-Pilz-Diät notwendigen hefepilzfreien Nahrungsmittel zu kaufen. Wir haben deswegen auch einige Lebensmittel-Bezugsquellen für Sie recherchiert.

## Labors und Spezialkliniken für Pilzerkrankungen

**Arbeitsgemeinschaft BHS Laboratorien**
Blut-Mykose-Analytik,
Postfach 268, CH-8808 Pfäffikon

**Cytologisches Laboratorium Dr. med. Maria M. Bleker**
Bredeneyer Str. 182, 45133 Essen, Tel. 02 01/41 05 59

**Institut für Mikrobiologie**
Kornmarkt 34, 35745 Herborn, Tel. 0 27 72/4 10 33

**Labor Drs. Hauss**
Postfach 12 07, 24332 Eckernförde,
Tel. 0 43 51/34 11 oder 39 85, Fax 0 43 51/53 46

**Laboratorium für diagnostische und industrielle Mikrobiologie Dr. R. Schuler**
Etztalstr. 14, 82335 Berg, Tel. 0 81 51/5 00 44

**Laboratorium für spektralanalytische und biologische Untersuchungen Dr. Bayer GmbH & Co.**
Bopserwaldstr. 26, 70184 Stuttgart,
Tel. 07 11/1 64 18-0, Fax 07 11/1 64 18 18

**NATEC Institut für naturwissenschaftlich-technische Dienste GmbH**
Behringstr. 154, 22763 Hamburg,
Tel. 0 40/88 30 9-0, Fax 0 40/88 30 91 70

**IFU Institut für Umweltkrankheiten**
Im Kurpark 1, 34308 Bad Emstal,
Tel. 0 56 24/80 61, Fax 0 56 24/86 95

## Informationsstellen und Selbsthilfegruppen

**NAKOS, Nationale Kontakt- und Informationsstelle zur Anregung und Unterstützung von Selbsthilfegruppen**
Albrecht-Achilles-Straße 65, 10709 Berlin,
Tel. 0 30/8 91 40 19, Fax 0 30/8 93 40 14

**AVE Allergie-Verein Europa**
Selbsthilfegruppe „Candida"
Marienstr. 57, 99817 Eisenach,
Tel. u. Fax 0 36 91/21 30 88;

**Informationszentrale Nagelpilz e. V.**
Landgraben 15, 60388 Frankfurt am Main,
gebührenfreies Beratungstelefon: 01 30/11 45 35,
Dienstag und Donnerstag 9.00-12.00 Uhr, Mittwoch 17.00-20.00 Uhr.

Selbsthilfegruppen in Österreich und der Schweiz existieren nach neuesten Informationen des AVE leider noch nicht.

# Bezugsquellen hefefreier Präparate und antimykotischer Mittel

### Adler-Apotheke am Wasserturm
Apotheker Werner Lau, Schubystr. 89b,
24837 Schleswig
Versand antimykotischer Mittel

### Bio-Apotheke
Frauenstraße 17, 80469 München, Tel. 0 89/22 56 30
Versand hefefreier Vitaminpräparate

### LF-Naturprodukte
Treenering 105, Postfach 22, 24851 Eggebek,
Tel. 0 46 09/15 26, Fax 0 46 09/15 35
Hefefreie Vitamin- und Mineralstoffpräparate, Naturheil-
mittel bei Candida-Erkrankungen, verschiedene Bakteri-
enkulturen zur Regeneration der Darmflora

### Vitavia Versand Angela Lenhoff
Enge Gasse 7, 34308 Bad Emstal, Tel. 0 56 24/52 52
Spezielles Anti-Pilz-Müsli, Teebaumölprodukte wie Öl
und Zahncreme, hefefreies Vollkornbrot

# Sachregister

Im Rhythmus der Stille

*Sarah Neef* verlor bei ihrer Geburt ihr Hörvermögen. Nach einer lautsprachlich geprägten Erziehung bestand sie zunächst ihr Abitur und schloss dann ihr Psychologiestudium ab, beides mit Bestnoten. Ihre Leidenschaft ist das Tanzen, das sie professionell betreibt.

Sarah Neef

# Im Rhythmus
# der Stille

Wie ich mir die Welt
der Hörenden eroberte

Campus Verlag
Frankfurt/New York

Bibliografische Information der Deutschen Nationalbibliothek:
Die Deutsche Nationalbibliothek verzeichnet diese Publikation in der
Deutschen Nationalbibliografie. Detaillierte bibliografische Daten
sind im Internet unter http://dnb.d-nb.de abrufbar.
ISBN 978-3-593-38383-5

Umschlaggestaltung: Hißmann, Heilmann, Hamburg
Umschlagfoto: © Frank Paul Kistner, Stuttgart
Satz: Fotosatz L. Huhn, Linsengericht
Druck und Bindung: CPI – Ebner & Spiegel, Ulm
Gedruckt auf säurefreiem und chlorfrei gebleichtem Papier.
Printed in Germany

Besuchen Sie uns im Internet: www.campus.de

»Selbst eine schwere Tür
hat nur einen kleinen Schlüssel nötig.«

*Charles Dickens*
*(1812–1870, englischer Schriftsteller)*


In Dankbarkeit und Liebe
meinen Eltern gewidmet,
die mir alle Türen geöffnet
und mir die Weisheit gegeben haben,
nicht die schwere, geschlossene Tür,
sondern das Schlüsselloch
und den Schlüssel
zu sehen.

# Inhalt

Neue Welten zu entdecken
wird dir nicht nur Glück und Erkenntnis,
sondern auch Angst und Kummer bringen.
Wie willst du das Glück wertschätzen,
wenn du nicht weißt, was Kummer ist?
Wie willst du Erkenntnis gewinnen,
wenn du dich deinen Ängsten nicht stellst?
Letztlich liegt die große Herausforderung
des Lebens darin,
die Grenzen in dir selbst zu überwinden
und so weit zu gehen,
wie du dir niemals hättest träumen lassen.[1]

*Sergio Bambaren*
*(\*1960, peruanischer Schriftsteller)*

---

1 Das Gedicht stammt aus: Sergio Bambaren, *Der träumende Delphin*, München 1999.

# Vorwort

Sie werden sich vielleicht fragen: Warum schreibt eine 27-Jährige eine Autobiografie? Warum erzählt sie etwas, was noch lange nicht abgeschlossen ist? Sie haben Recht! Mein Leben ist noch zu jung für Memoiren. Trotzdem glaube ich, dass dieses Buch wichtig ist und nicht zu früh kommt. Viele sind über die Medien auf mich aufmerksam geworden und haben meinen Lebensweg als gehörlose Tänzerin begleitet, ohne mir wirklich zu begegnen. Viele schreiben mir, und anfangs habe ich versucht, jeden einzelnen Brief zu beantworten. Doch inzwischen sind es zu viele, und ich kann beim besten Willen nicht mehr auf alle Anfragen antworten. Wenn ich mit Journalisten spreche, werden die Interviews immer länger, die Fragen immer komplexer. Inzwischen frage ich mich manchmal selbst, was viele wissen wollen: Wie schaffte ich es als Gehörlose, mir die Welt der Hörenden zu erobern? Mit welchen Hindernissen und Ressentiments hatte und habe ich zu kämpfen? Wie denke ich über meine Gehörlosigkeit? Kämpfe ich dagegen an? Verleugne ich sie gar? Was ist mein innerer Motor? Woher schöpfe ich meine Kraft und Zuversicht? Wie ist das, wenn man noch nie ein Wort gehört hat? Welche Erfahrungen und Erlebnisse habe ich als lautsprachlich kommunizierende Gehörlose? Ich könnte niemals in wenigen Sätzen auf diese Fragen antworten, den Inhalt meines Lebens aufzeigen und die äußerste Vielschichtigkeit der Probleme erörtern, die Taubheit mit sich bringt. Daher habe ich mich entschieden, mit diesem Buch Spuren in meinem Leben zu suchen, die mir helfen, auf viele Fragen zu antworten. Ich hoffe, dass dieses Buch viele Menschen erreichen wird, Denkanstöße gibt – und dazu einlädt, »die Welt einmal mit anderen Ohren zu betrachten«, wie es ein Freund von mir gerne sagt.

Oft werde ich gefragt, ob ich gegen meine Behinderung ankämpfe. Meine Antwort ist: Nein. Gerade weil ich sie akzeptiere, sie als einen Teil von mir sehe, kann ich diese »Schwäche« verstehen und in eine Stärke umwandeln. Gehörlosigkeit allein ist oft mit großen Schwierigkeiten verbunden, dennoch stellt sie keine Gefängnismauer dar, die den Betroffenen von der Welt abschneidet. Es ist hauptsächlich die Einstellung des Betroffenen selbst, die darüber bestimmt, wie er mit seiner Umwelt interagiert. Leider existieren in der Gesellschaft häufig vorgefasste Meinungen, die Gehörlosigkeit mit Unfreiheit und sehr eng gesteckten Grenzen assoziieren. Ich habe erfahren, dass es für viele Menschen nicht einfach ist, diese Vorurteile infrage zu stellen und kritisch zu überprüfen, und ich hoffe, dass ich mit meinem Buch einige Scheuklappen entfernen kann.

Gehörlos zu sein ist »Schicksal«. Man darf es nicht als Feind sehen, denn Taubheit kann man nicht »besiegen«. Aber man kann viele der Einschränkungen, die sie mit sich bringt, überwinden. Wichtig ist nur, dass man sein Schicksal akzeptiert, es annimmt und selbst in die Hand nimmt. Das ist nicht immer einfach, es ist eine große Herausforderung und eine Lebensaufgabe. Eine Behinderung ist so hinderlich, wie man sie selber sieht. Wie es mir gelungen ist, trotz der stärksten sozialen Behinderung ein soziales Netz in der Welt der Hörenden zu knüpfen, wird der rote Faden dieses Buches sein.

Integration ist leider auch heute noch ein Traumschiff ohne Wasser unterm Kiel. Das liegt gar nicht an der Gehörlosigkeit selbst, sie bedeutet keine unüberwindbare Barriere für die Integration. Wenn es eine Barriere gibt, dann ist es diejenige, mit hörenden Menschen nicht kommunizieren zu können. Leider wird die Kommunikation von beiden Seiten erschwert. Für eine funktionierende Integration ist es nämlich nicht nur wichtig, dass Behinderte aktiv auf die Gesellschaft zugehen. Allzu häufig besteht die Barriere nicht in meiner Behinderung selbst, sondern in bewussten oder unbewussten Vorurteilen der anderen. Ich habe immer wieder erlebt, dass nicht die Tatsache, dass ich nicht hören kann, sondern die Tatsache, dass ich für »gehörlos« gehalten werde – samt allen damit verknüpften Vorurteilen –, eine bessere Integration behindert. Glücklicherweise gelingt es mir immer wieder von neuem, Vorurteile abzubauen, und ich hoffe sehr, dass dieses Buch einen weiteren Beitrag dazu leisten kann.

Ich bin bekannt dafür, dass ich trotz meiner Gehörlosigkeit die Gebärdensprache nicht beherrsche. In diesem Buch geht es mir aber keinesfalls um die Verherrlichung der Lautsprache für Gehörlose. Genauso wenig maße ich es mir an, das Pro und Kontra von Gebärdensprache und lautsprachlicher Kommunikation stellvertretend für alle Gehörlosen gegeneinander aufzuwiegen. Wichtig ist mir nur, auf Gegensätze zwischen diesen Formen der Verständigung hinzuweisen, die für mich, mein Leben, meinen Alltag entscheidend sind. Dass die ersten Jahre der lautsprachlichen Erziehung mühsam sind, steht außer Zweifel. Leider ist sehr oft die Reaktion des Umfelds das Mühseligste und manchmal auch sehr Verletzende daran. So häufig stößt man auf Besserwisser, Unverständnis. Nicht selten werden wir lautsprachlich kommunizierenden Gehörlosen mit Anfeindungen als »Verräter der Gehörlosenkultur« konfrontiert. Oder wir gelten als Überflieger, höchstbegabte Behinderte, die alles aus dem Ärmel schütteln. Viele glaubten, ich sei nur besonders begabt – ein Wunderkind – und mir sei alles zugefallen. Dieses Buch soll zeigen, dass diese Vermutung ein Trugschluss ist. Wenn diejenigen, die so etwas behaupten, wüssten, wie viele Schritte nötig waren, um mir meinen Erfolg zu erarbeiten, wie sehr ich für jeden einzelnen Schritt kämpfen musste. Und wie viel Unterstützung ich dabei von meinen wunderbaren Eltern erhielt, deren selbstloser Hilfsbereitschaft ich alles zu verdanken habe.

Zwei Welten – eine Heimat? Ich bin keine typische Gehörlose mehr. Ich wurde einmal als eine »Hörende unter Gehörlosen« und »Gehörlose unter Hörenden« bezeichnet. Beide Welten sind in mir. Und ich sehe es als eine Bereicherung, ihre Widersprüche in mir zu vereinen. Dass ich damit sehr glücklich sein kann, hoffe ich in diesem Buch erklären zu können.

Es ist mir ein Anliegen, Ihnen etwas über Gehörlosigkeit zu erzählen, indem ich über mich erzähle. Ich möchte Sie aber auch einladen zu einer Reise in die Welt der Musik, der Klänge. Ich lade Sie ein, sie in einer Weise neu kennen zu lernen, die Ihnen vermutlich unbekannt ist, wenn Sie hören können. Ich möchte Ihnen Einblick geben in die Welt der Stille, in der sich dem Horchenden (nicht dem Hörenden!) eine Vielfalt von Klängen offenbart. Vielleicht werden Sie dann selbst verstehen, warum meine Welt doch niemals still sein kann. Mit diesem Buch möchte ich auch dem Irrglauben entgegenwirken, dass sich Taubheit und Musik unvereinbar gegenüberstehen. Selbst einem tauben Ohr muss die Musik nicht verwehrt bleiben. Wie kann ein gehörloses Mädchen mit Begeisterung zur Musik tanzen? Wie ist es in der Welt der Stille, die doch gleichzeitig voller Gefühl, Sprache und Rhythmus sein kann? Ich kenne diese Welt. Ich lebe in ihr. Meine Aufzeichnungen führen Sie dorthin.

Ich gebe dieses Buch nun aus der Hand in der Hoffnung, dass es als Brückenschlag dienen kann, dass es zwei einander noch fremde Welten zusammenführt, dass es Hörende und Nichthörende einander näherbringt. Dem von Vorurteilen und Stereotypen geprägten Grundverständnis von Gehörlosigkeit, das in der Gesellschaft vorherrscht, wird mit diesem Buch nicht entsprochen. Gehörlosigkeit ist leider immer noch eine Behinderung, über die in der Öffentlichkeit relativ wenig bekannt ist, und wenn, dann beschränken sich die Informationen oft auf die Gebärdensprache. Viele Leute staunen, wenn sie einer sprechenden Gehörlosen begegnen. Sie sind unsicher. Sie wissen nicht, wie sie sich verhalten sollen. Das macht mich nachdenklich. Ich möchte den Hörenden gern ihre Unsicherheit nehmen. Manches in diesem Buch wird sicher für Diskussionen sorgen – vielleicht tragen diese Denkanstöße ja dazu bei, bestehende Grenzen und Schranken zu überwinden.

Ich wünsche Ihnen viel Freude mit diesem Buch!

*Sarah Neef*

# Kapitel 1

# Born that way[1] – Prolog

»Life isn't about finding yourself.
Life is about creating yourself.«

*George Bernard Shaw*
*(1856–1950, irischer Schriftsteller)*

Es ist der 3. August 1981, 3 Uhr morgens.
Ihre Wehen setzen nun in kürzeren Abständen regelmäßig ein.
Die Sachen für das Krankenhaus sind bereits gepackt und stehen
im Flur. Behutsam fährt ihr Mann sie in das wenige Kilometer ent-
fernte Krankenhaus.
Bis jetzt verläuft alles normal.
Keine Anzeichen von Komplikationen.

Im Krankenhaus angekommen, wird sie von der Stationsschwes-
ter auf die Geburt vorbereitet. Die Chefarztbehandlung ist vorgesehen.

Stunden vergehen. Die Wehen sind zu schwach. Um den Geburts-
vorgang zu beschleunigen, öffnet die Hebamme die Fruchtblase.
Als dies nicht merklich hilft, schließt man sie an den Wehentropf
an.

Mehrere Stunden am Wehentropf ziehen sich hin.
   Der Chefarzt überredet sie jetzt zu einer Periduralanästhesie. Mit
der Begründung, es sei besser für sie und das Baby, da sie die Ver-
krampfung löse, sie und ihr Kind von Stress und Schmerz befreie.
Sie hat Bedenken. Nach langem Hin und Her unterschreibt sie.

---

1 »So geboren« (dt. Übersetzung)

17

Dann geht der Chefarzt.

Der Oberarzt setzt die Kanüle für die Injektion und verabreicht ihr eine Dosis.

Nichts geschieht. Es tritt keine betäubende Wirkung ein.

Eine weitere Dosis wird verabreicht.

Nichts verändert sich.

Der Chefarzt kommt zurück. Und er stellt fest, dass die Kanüle falsch angelegt worden war. Erst mit einer neu angelegten Kanüle findet man die richtige Stelle.

Diese dritte Dosis wirkt. Sie betäubt den ganzen Unterleib.

In der Zwischenzeit kommen die Wehen in immer kürzeren Abständen. Doch jetzt hat sie kaum noch Kraft. Die fünf Stunden am Wehentropf haben sie zusätzlich geschwächt. Ihr Gefühl im Unterleib versagt. Es ist alles betäubt. Sie kann die Muskeln nicht mehr steuern, geschweige denn kontrolliert einsetzen.

»Pressen Sie, um Himmels willen!«, ruft die Hebamme.

Sie versucht alles, was in ihren Kräften steht. Aber es geht nicht. Die Entkräftung lässt es nicht zu. Aber sie kämpft. Sie ist zu geschwächt.

Sie ist verzweifelt. Doch sie gibt nicht auf – im Gegensatz zur Hebamme.

»Ich kann das nicht mehr länger verantworten. Es tut mir leid, aber ich kann es nicht!«, ruft die Hebamme panisch und rennt aus dem Kreißsaal.

Der Oberarzt erscheint. Er macht sich ein Bild von der Lage. »Das ist Sache des Chefarztes«, sagt er. Er wendet sich ab, kümmert sich nicht weiter darum.

Kein Arzt greift ein. Die Krankenschwestern schauen weg. Die Hebamme ist fort.

Alles wartet auf den Chefarzt. Er ist nicht da.

Die Zeit verrinnt.

Der Kardiotokograf[2] zeigt deutlich die abnehmende Herzfrequenz des ungeborenen Kindes. Sauerstoffmangel. Momente werden zu Sekunden, Sekunden zu Minuten. Minuten, die die Angst um das Baby größer werden lassen. Das Kind scheint verloren zu sein.

Im Verlauf der Geburt bricht ihr Steißbein. Während sie trotz Betäubung und gebrochenen Steißbeins versucht, ihr Kind zu gebären, kämpft das Ungeborene im engen Geburtskanal um sein Überleben. Es versucht, sich in das Leben hinauszukämpfen, den rettenden Sauerstoff zu erreichen. Doch der Kampf dauert lange. Zu lange.

Endlich kommt der Chefarzt herein und das Kind kann in letzter Sekunde dank eines Dammschnittes gerettet werden.

Es ist der 3. August 1981, 14.50 Uhr nachmittags.

---

2 Der Kardiotokograf ist ein Herztonwehenschreiber, der die Wehenstärke und die Herzschlagfrequenz des ungeborenen Kindes aufzeichnet.

# Kapitel 2

## Moments can change your life

The smallest moments can change
your life in big ways.

*(Unknown)*

Es waren nur wenige Minuten, die über mein Schicksal entschieden
und mein Leben auf eine bestimmte Bahn lenkten, auf die meine
Mutter und ich selbst keinen Einfluss hatten. Einen Moment zu
lange hatte ich im Geburtskanal gesteckt, einen Moment zu lange
hatte mir der Sauerstoff gefehlt, der lebensnotwendige Stoff, den
Neugeborene brauchen, um mit den ersten Atemzügen die Funk-
tionen ihrer Zellen, Organe und Sinne in Gang zu bringen. Diese
wenigen Augenblicke entschieden, dass ich in eine andere Welt als
die meiner Eltern und Familie hineingeboren werden sollte.

Dennoch gab ich wie jedes normale Baby mit einem kräftigen
Schrei mein Dasein bekannt. Ich besaß schon erstaunlich viele
rabenschwarze Haare, die mein Gesichtchen umrahmten. Lebhaft blickte ich in meine neue Welt und reagierte mit wachsamen
Augen auf meine Umwelt. Nichts wies auf eine Funktionsstörung
irgendeines Sinnesorgans hin. Nichts Auffälliges war zu bemerken. Es schien, als sei alles in bester Ordnung. Allerdings wurden
auch keine speziellen Untersuchungen veranlasst.

Nach der Geburt stand mein Vater draußen auf dem Gang. Er
war erschöpft, aber erleichtert, dass scheinbar alles gut ausgegan-
gen war. Der Chefarzt trat auf ihn zu. »Sie brauchen sich keine Sorgen zu machen. Es ist alles in Ordnung«, sagte er und ging. Mein
Vater blickte ihm nach. Dann stutzte er. Ein undefinierbarer Verdacht schnürte ihm die Kehle zu.

Irgendetwas schien in der Luft zu hängen. Der Oberarzt hatte meine Mutter noch einmal gefragt, ob der vorher berechnete Geburtstermin richtig gewesen sei. Man bot meiner Mutter ein Einzelzimmer und einen längeren Krankenhausaufenthalt an.

Meine Eltern blieben wachsam. Ziemlich schnell merkte meine Mutter, dass ich auf Geräusche nicht reagierte. Aber inwieweit tun das Babys überhaupt? Als sie ihre Freundin Daniela besuchte, machten die beiden Frauen einen ersten Versuch. Sie setzten Danielas Sohn Akay und mich auf eine Decke mit Spielsachen und rasselten mit ihren Schlüsseln hinter unserem Rücken. Wir reagierten beide nicht. Zu sehr waren wir in unser Spiel vertieft und miteinander beschäftigt, als dass wir unsere Umgebung beachtet hätten.

Meiner Mutter fiel sehr schnell auf, dass ich jedes Mal schrie oder weinte, sobald sie aus meinem Gesichtsfeld verschwand. Ich war nicht wie ein normal hörendes Baby über das Gehör mit meiner Mutter verbunden. Die beruhigende Stimme meiner Mutter konnte mich nicht erreichen. Verschwand meine Mutter aus meinem Blickfeld, verschwand sie aus meiner Welt, und ich bekam Panik. Und weinte.

Da ich jedoch auf subtile, für Erwachsene kaum erkennbare visuelle Zeichen reagierte, behauptete der Kinderarzt, ich hätte ein gut funktionierendes Gehör. Da ich mich nicht an Geräuschen orientieren konnte, blickte ich munter und rege in die Welt und beobachtete viel. Mit den Augen versuchte ich zu erfassen, was um mich herum geschah. Auf diese Weise reagierte ich auch sehr schnell.

Mein damaliger Kinderarzt glaubte meiner Mutter nicht, als diese Zweifel an meiner Hörfähigkeit äußerte. Statt ihrer Vermutung auf den Grund zu gehen, belächelte er sie als eine besonders überbesorgte Mutter. Um meiner Mutter zu zeigen, dass ich durchaus Geräusche wahrnehmen konnte, hantierte der Kinderarzt hinter mir mit Gegenständen, die Geräusche erzeugten. Natürlich drehte ich mich zu ihm um. Ob es daran lag, dass ich seine Bewegungen hinter mir durch einen Lufthauch gespürt hatte, oder daran, dass ich merkte, wie meine Mutter nach etwas hinter mir sah, und ihren Blicken folgte, weiß ich natürlich nicht. Genauso gut ist es möglich, dass er einfach aus meinem Blickfeld verschwunden war und ich mich umdrehte, um ihn zu suchen. Jedenfalls tat der Arzt die Sorgen meiner Mutter als unbegründet ab. »Wäre ihr Kind gehörlos«, zog er das Fazit, »wäre sein Sozialverhalten nicht so weit entwickelt.«

Meine Mutter ging mit zwiespältigen Gefühlen nach Hause. Einerseits klammerte sie sich hoffnungsvoll an die Diagnose, dass ich hören konnte. Andererseits warnte sie nach wie vor die eigene Wahrnehmung, dass etwas nicht stimmte.

Vier Monate später, an einem Donnerstagabend, spielten meine Eltern mit mir. Ich stand in meinem Bettchen, das voller aufgeblasener Luftballons war, und wir spielten damit. Mein Vater wollte diese Szene gerade in einem Foto festhalten, als direkt hinter mir ein Luftballon platzte.

Ich reagierte nicht.

Fröhlich lachte ich weiterhin meine Eltern an.

In diesem Moment war meinen Eltern alles klar. Später sagte meine Mutter: »Ich dachte, du fängst gleich an zu weinen und ich müsste dich in den Arm nehmen, um dich zu trösten. Dein Vater und ich, wir sind erschrocken bei dem Knall, als der Luftballon platzte. Du hast aber nicht einmal mit den Augen geblinzelt. Das war für mich der Moment der Wahrheit. Ich hatte in den vergangenen Monaten so viele einzelne Puzzleteilchen gefunden, die sich aber nicht richtig zusammenfügen ließen. Jetzt war das Bild mit einem Mal vollständig.«

Gleich am nächsten Morgen packten mich meine Eltern in das Auto und fuhren zum Kinderarzt. Nachdem sie ihm das Erlebnis des vergangenen Abends geschildert hatten, stellte er eine weitere einfache Hörprüfung an. Nun war auch er vom Ergebnis betroffen. Für eine fundierte ärztliche Diagnose müssten meine Eltern allerdings in die Universitätsklinik Tübingen, sagte er. Aber jetzt, kurz vor dem Wochenende, würden sie da keinen Termin mehr bekommen.

Meine Mutter ließ sich jedoch nicht davon abhalten, in der Universitätsklinik anzurufen. Dank einer verständnisvollen Ärztin am Telefon bekam sie am selben Freitag noch einen Termin. »Das war wichtig«, erklärte mir meine Mutter später. »Ich brauchte das. Die absolute Gewissheit, ob du nicht hören kannst. Ich konnte das Wochenende einfach nicht in der Ungewissheit überstehen.«

In der Hals-Nasen-Ohren-Klinik wurden verschiedene Untersuchungen mit mir durchgeführt. Ich bekam Kopfhörer aufgesetzt, um meine Reaktionen auf die Schallereignisse zu überprüfen. Zum Schluss ging die Ärztin auf meine Eltern zu. In ihrer Hand hielt sie ein Gerät, das aussah wie ein Teil eines Kopfhörers.

»Bevor wir uns eine Diagnose erlauben, müssen wir noch einen letzten Test anwenden«, sagte sie. »Wir untersuchen ihre Tochter mit dieser sogenannten Breuninger Kanone.«

Die Breuninger Kanone. Zu diesem Mittel griffen damals Ärzte in Tübingen, wenn alle anderen Untersuchungen keine Reaktion auf Schallereignisse gezeigt hatten. Sie wurde in der Zeit meiner Kindheit noch als letztes Mittel eingesetzt, um sich Klarheit zu verschaffen. Wenn ein Kind darauf nicht reagiert, dann hört es wirklich nichts. Es ist ein Gerät, das direkt an das Ohr gehalten wird und per Knopfdruck ein sehr lautes Geräusch auslöst. Es hört sich an wie eine extrem laute Ratsche mit einer Geräuschstärke von über 100 Dezibel. Für einen Hörenden geht es bis an die äußerste Schmerzgrenze.

Die Breuninger Kanone wurde ausgelöst. Flehend richteten sich alle Augen auf mich, das kleine Mädchen, das ungestört in wonniger Seelenruhe einer neu entdeckten Faszination nachging und mit dem Kragen der Hemdbluse seiner Mutter spielte. Endlos dehnten sich die Sekunden in die Länge und zwangen die Anwesenden dazu, das Unbegreifliche zu begreifen.

Die Wahrheit war niederschmetternd. Nun war es klar.

Ich war taub.

# Kapitel 3

# Wenn Töne schweigen

Es gibt Menschen unter uns, die in
Erfahrungswelten leben,
die unsereins niemals betreten kann.

*John Steinbeck*

*(1902–1968, amerikanischer Schriftsteller)*

Wie soll man einem Kind die Welt erklären, wenn man dabei das
wichtigste Werkzeug, die Sprache, nicht verwenden kann? Eine
Welt, in der eine Fülle von Geräuschen zur Orientierung dient, die
jedoch nicht in das Ohr des tauben Kindes eindringen können. Die
Diagnose Gehörlosigkeit hatte meine Eltern vor unzählige Fragen
und schwierigste Entscheidungen gestellt. Wie konnten sie mir das
Leben erleichtern? Wie wachsen gehörlose Kinder auf? Welches ist
die beste Erziehung für das gehörlose Kind? Würde ich mich jemals in der Gesellschaft zurechtfinden können oder drohte mir
gänzliche Isolation? Würde ich verstehen und verstanden werden
können? Meine Eltern waren jedoch von Anfang an entschlossen,
mich zur Selbstständigkeit zu erziehen, damit ich später nicht in
Abhängigkeit von anderen leben musste. Sie wollten mir damit –
bei einem gehörlosen Kind ein schwieriges Unterfangen – die Freiheit im Leben schenken, die Selbstbestimmung, Selbstverwirkli-
chung und Autonomie erst möglich macht.

Seit Jahrzehnten schwelt ein erbitterter, nicht selten feindselig
ausgetragener Kampf zwischen den lautsprachlich kommunizierenden Tauben[1] und den zahlreichen Gehörlosen, die die Gebär-

---

1 Die Begriffe »gehörlos« und »taub« beschreiben denselben Zustand des drastischen
Hörverlusts, ich verstehe beide Begriffe als neutral und nicht abwertend. Im vorliegen-
den Buch werden daher beide Bezeichnungen synonym verwendet.

densprache verwenden. Auf der einen Seite stehen die »Oralisten« (lautsprachlich Kommunizierende), die sich für die Lautsprache von Gehörlosen einsetzen. Ihnen stehen die »Manualisten« (gebärdend Kommunizierende) gegenüber, die auf die Gebärdensprache als das alleinige Kommunikationsmittel für Gehörlose pochen. Ich glaube, dass dieser Kampf eines der größten Probleme ist, mit denen wir Gehörlose uns das Leben selbst erschweren. Vielleicht wären wir gemeinsam viel stärker, aber so ist die Welt der Gehörlosen seit langem in zwei feindliche Lager gespalten und der Methodenstreit[2] zwischen lautsprachlicher und gebärdensprachlicher Präferenz ist noch heute im Gange. Ich spreche von »Kampf«, weil jede Seite sich als Sieger sehen möchte. Zwei Ideologien prallen aufeinander. Dabei attackieren sich nicht nur Gehörlose, sondern auch hörende Lehrer, Sonderpädagogen und Sprachtherapeuten bei hitzigen Kontroversen gegenseitig. Der höchst explosive Ideologiemix setzt sich aus zahlreichen und häufig emotional gefärbten Argumenten zusammen. Während gegen die Oralisten angeführt wird, dass die Lautsprache einen unnatürlichen Einfluss auf die Entwicklung des Gehörlosen darstelle, ja sogar als eine Art »Vergewaltigung« angesehen werden müsse, kontern die Oralisten gegen den Manualismus, dass die Gebärdensprache die Gehörlosen von allen außerhalb ihrer Gemeinschaft stehenden Menschen isoliere und die Kommunikation mit der hörenden Welt erheblich erschwere.

Wenn ich auch aufgrund meiner eigenen Erfahrungen Fürsprecherin der Lautsprache für Hörgeschädigte bin, so akzeptiere ich doch die Bedürfnisse anders kommunizierender Menschen. In diesem Buch möchte ich nur meine eigene Geschichte erzählen, die jedoch ohne die Lautsprache sicherlich nicht so verlaufen wäre. Ich und viele andere lautsprachlich kommunizierende Hörgeschädigte verwenden die Lautsprache nicht etwa, um unsere

---

2 Interessierte finden hier eine Darstellung des Methodenstreites: http://de.wikipedia.org/wiki/Methodenstreit_(Gehörlosigkeit)

Behinderung zu verleugnen. Wir gebrauchen die Sprache lediglich als Brücke zu den über 90 Prozent der Menschen, die hören und sprechen können. Wie auch die Normalhörenden unterscheiden wir Gehörlose uns in unserer Persönlichkeit: Die einen sind lebhaft, kontaktfreudig, gesellig, neugierig, lebensbejahend, die anderen passiv, desinteressiert, entmutigt, gleichgültig und ziehen den Weg des geringsten Widerstandes vor. Mit meiner extrovertierten Art möchte ich mich nicht von den vielen hörenden Menschen absondern und mich nicht darauf beschränken, innerhalb einer viel kleineren Gemeinschaft von Gehörlosen zu leben. Ich möchte mein Leben in seiner ganzen Fülle inmitten aller Menschen leben. Und dies kann ich nur als Oralistin. Denn wie viele Hörende beherrschen schon die Gebärdensprache?

Die Sprache der Hände ist für den Hörenden ein Faszinosum, eine mystisch anmutende Verständigung. Auch ich bin bisweilen gebannt von den sich schnell bewegenden geschmeidigen Händen und Fingern, die unterschiedliche Gesten hervorzuzaubern. Es ist eine Welt, in die der Hörende nicht eintauchen kann, sofern er die Gebärdensprache nicht gelernt hat. Aber sieht er auch die eigentliche Situation der Gehörlosen, die sich nur mithilfe der Zeichensprache verständigen und sich in der hörenden Welt kaum verständlich machen können? Ständig auf einen Dolmetscher als Begleiter angewiesen zu sein, erscheint mir einengend.

Ich habe die Gebärdensprache nicht gelernt. Schon allein deswegen nicht, weil ich niemanden kenne, mit dem ich mich in ihr unterhalten könnte. Ich bin mit Hörenden aufgewachsen, ich lebe mit Hörenden. Würde ich die Gebärdensprache lernen, könnte ich sie in meinem sozialen Umfeld nicht anwenden und würde sie somit wieder vergessen.

Ein Kinobesuch ist mir sehr nachhaltig in Erinnerung geblieben. Er hat mich regelrecht geschockt, da mir so offensichtlich vor Augen geführt wurde, welche Einschränkung die alleinige Beherrschung der Gebärdensprache bedeuten kann. Mit einer Freundin schaute ich mir einen Film mit Untertiteln an. Eine kleine Gruppe von gebärdenden Gehörlosen hatte in derselben Reihe wie ich Platz genommen. Während der Vorstellung fiel mir auf, dass jemand neben mir ständig mit den Händen in der Luft gestikulierte. Ich drehte mich der Gruppe zu und erkannte erst jetzt, dass meine Sitznachbarin als Gebärdendolmetscherin fungierte, dass sie also die Untertitel, die gut lesbar am unteren Bildrand gezeigt wurden, in die Zeichensprache übersetzte. Die Gruppe, die sich nur durch Gebärden verständigte, war offensichtlich nicht in der Lage zu lesen beziehungsweise das Geschriebene zu verstehen. Es zeigt sich an diesem Beispiel, dass sich die Gebärdensprache nicht nur von der Lautsprache, sondern auch von der Schriftsprache unterscheidet. Was dies im Alltag für ein Individuum bedeuten muss, mag sich jeder selbst vorstellen.

Mir ist immer wieder aufgefallen, dass bei Gehörlosen in der Oberstufe oder auch später häufig Schwierigkeiten beim Zeitunglesen auftauchen. Kann ein tauber Mensch gerade mal den Inhalt eines Zeitungsartikels lesen, wird dies oft schon als Erfolg gewertet. Dadurch wird mir wieder einmal vor Augen geführt, dass es sich nicht um zwei austauschbare Formen gesprochener Kommunikation handelt. Der große Philosoph Ludwig Wittgenstein sagte: »Die Grenzen meiner Sprache bedeuten die Grenzen meiner Welt.« Wenn man anhand des Zeitunglesens oder auch des Kinobesuchs sieht, wie drastisch sich die Unterschiede auswirken und wie sehr sie in das gewöhnliche Alltagsverhalten hineinspielen, so bekommt das Zitat von Wittgenstein eine noch greifbarere Dimension und eine besondere Tragkraft.

Ich persönlich bin der Meinung, dass wir unsere Überlegungen nicht darauf beschränken dürfen, welche Sprache für das gehörlose Kind leichter zu erlernen ist. Die Frage nach der Bedeutung der Sprache ist weit tiefgreifender. Wir müssen uns der ungeheuren Bandbreite der Sprache und ihrer Komplexität bewusst werden. Sprache lässt sich nicht nur auf ein Mittel zur Verständigung, zum bloßen Austausch von Informationen reduzieren. Sprache bedeutet so unendlich viel mehr. Sie ist ein sehr komplexes, vielschichtiges System, das alle Bereiche der physischen und psychischen Entwicklungen einschließt. Die Bedeutung der Sprache beginnt schon im frühesten Kindesalter; sie nimmt ständig zu bis etwa zum zwölften Lebensjahr, in dem das Sprachsystem weitgehend ausgereift ist. Schon bei Babys bemerken wir die dem Menschen angeborene Faszination für das Gesicht. Nichts erregt die Begeisterung eines Neugeborenen mehr als die Zuwendung eines Menschengesichts. Wenn eine Mutter mit ihrem Baby spricht, hebt sie unmerklich ihre Stimme um eine Oktave an und kommt damit in die Frequenzen hinein, um Signale des Babys zu beantworten. Dabei entsteht ein präverbaler Dialog, aus dem sich allmählich die differenzierte Lautsprache entwickelt.

Sprache ist auch eigentlich dasjenige, was uns als Kulturwesen ausmacht. Wie kein anderes Medium vermag die Sprache die ganze Bandbreite menschlichen Denkens und Handelns einzufangen und auszudrücken. Die Vielfältigkeit der verschiedenen Sprachen und Dialekte drückt eine immense Palette unterschiedlicher Weltsichten, Literaturen und Lebensweisheiten aus. Daneben steht die Bedeutung der Sprache als ein Mittel, uns selbst und unsere Gesellschaft zu verstehen und manche der Konflikte, Uneinigkeiten und Schwierigkeiten zu lösen, die aus den Wechselbeziehungen beziehungsweise Interaktionen zwischen den Menschen entstehen. Kein Bereich der Gesellschaft bleibt davon unberührt.

Soziale Umgebung und Sprache stehen in enger Beziehung zueinander. Wenn ich niese und jemand mir daraufhin »Gesundheit!« wünscht und ich ein »Danke!« erwidere, so liegt wohl kaum eine Vermittlung von Informationen oder Gedanken vor. Hier dient die Sprache zur Wahrung einer freundlichen Atmosphäre zwischen zwei Menschen. Wir Menschen sind soziale Wesen und unser Grundbedürfnis ist es, miteinander zu kommunizieren. Daher reden wir auch lieber über scheinbar bedeutungslose Themen wie das Wetter, um zwischenmenschlichen Kontakt aufrechtzuerhalten, als stattdessen in Schweigen zu verharren. Bleibt jemand stumm, wenn solche »oberflächlichen« Sätze erwartet werden, so gilt dies als sicheres Indiz für Distanz und Abneigung.

Sprache ist auch Ausdruck der Identität. Sie signalisiert, wer wir sind und wo wir hingehören. Sie verrät viel über uns: regionale Herkunft, sozialen Hintergrund, Bildungsniveau, Alter etc. In vielen Situationen verbindet Sprache mehr, als dass sie informiert. Bekommen Sie nicht auch wie ich eine Gänsehaut, wenn sich bei den Fußballweltmeisterschaften vor jedem Spiel Menschen zusammenfinden und gemeinsam die Nationalhymne singen?

Nun wird auch ein Großteil unseres Denkens durch die Sprache erleichtert. Jeder rationale und logische Denkvorgang, mit dem Planungen vollzogen oder Strategien entworfen werden, vollzieht sich unter Mitwirkung der Sprache. In Shelleys *Prometheus* wird verkündet: »Er gab dem Menschen die Sprache, die schuf den Gedanken, der das Universum misst.«

Vom Nuancenreichtum der Sprache zeugen auch Witze und Rätsel, beides sind geistig anspruchsvolle Sprachspiele. Witze zum Beispiel zeichnen sich durch ihre verschiedensten sprachlichen Formen aus, mal drücken sie schwarzen oder trockenen Humor aus, mal überzeugen sie durch eine brillante und kluge Pointe, mal wirken sie subtiler, mal sind sie derber. Oder es gibt auch Witze, in denen die Ironie einfach nur so rausblubbert. Wie soll man diese Feinheiten, diese Finessen erfassen können, wenn man der Sprache nicht mächtig ist?

In Anbetracht dessen also, was Sprache über den bloßen Austausch von Fakten und Ansichten hinaus zu bewirken vermag, erscheint es mir fast grausam, wenn dem Gehörlosen der Zugang zur Lautsprache verwehrt bleibt. Werfen diese Überlegungen nicht sogar Fragen auf, inwieweit der Zugang zur Lautsprache gefördert werden muss? Wer sich nicht oder nur schwer lautsprachlich verständigen kann, hat die deprimierende Aussicht auf einen sehr eingeschränkten Gesellschaftskreis, der von vornherein durch die Beherrschung der Gebärdensprache vorbestimmt ist. Diese Sprachbarriere ist es auch, die als ein wesentliches Hindernis angesehen werden kann, das der Verständigung zwischen Hörenden und Nichthörenden entgegensteht. Eine einigermaßen verständliche Artikulation könnte diese Barriere überwinden oder gar beseitigen. Darum meine ich, dass es erforderlich ist, dass die Lautsprache bereits im frühesten Kindesalter erworben wird. Es gilt als wissenschaftlich erwiesen, dass Gehörlose im fortgeschrittenen Alter meist nicht mehr sprechen lernen und wenn, dann sehr, sehr schwer und unvollständig. Wenn ein gehörloser Teenager oder Erwachsener sich später jedoch für die Gebärdensprache als Hauptkommunikationsform entscheidet, so verdient dieser Entschluss Respekt und seiner Umsetzung stehen keine unüberwindbaren Hindernisse im Wege wie im umgekehrten Fall. Doch er hat dann zumindest die Basis der Lautsprache erworben, mit der er sich in seiner Umwelt verständlich machen kann. Er kann beispielsweise beim Konditor seine Vorstellungen von einer speziellen Geburtstagstorte beschreiben, dem Arzt kann er seine Beschwerden schildern, ohne dabei stets auf einen Dolmetscher angewiesen zu sein. Einige US-Firmen bezahlen lieber bereitwillig Strafkosten, was weniger finanziellen Aufwand bedeutet, als einen ausschließlich gebärdenden gehörlosen Arbeitnehmer, dem zusätzlich ein Dolmetscher zur Verfügung gestellt werden muss. So schlimm und diskriminierend kann sich das Nichtbeherrschen der Lautsprache auswirken. Ich heiße solche Verhältnisse nicht gut, aber sie sind die bittere Realität.

Das wichtigste Ziel besteht meines Erachtens darin, dass der Gehörlose über sein eigenes Leben selbst bestimmen kann. Er soll beide Möglichkeiten und die freie Wahl zwischen ihnen haben. Er soll sich selbst für einen Weg entscheiden. Ich kenne einige lautsprachlich kommunizierende Hörgeschädigte, die wie ich so sehr in die Welt der Hörenden integriert sind, dass sie sich ein Leben in der viel kleineren »Gehörlosengemeinschaft« nicht mehr vorstellen können. Um den Zugang zur Welt der Hörenden aber wirklich ganz und gar zu ermöglichen, muss die Lautsprache erlernt werden. Ein Gehörloser, der nur die Gebärdensprache gelernt hat, kann im Erwachsenenalter nicht mehr entscheiden, wie er sich verständigen möchte. Ihm steht nur noch dieses Kommunikationsmittel zur Verfügung. Daher erscheint mir in der heutigen Zeit, in der von persönlicher Freiheit so viel geredet und so wenig verstanden wird, die Beschränkung auf die Gebärdensprache als nicht zeitgemäß.

Vervollständigt wird diese Überlegung durch wissenschaftliche Erkenntnisse zur Frühförderung. Für das Kind bedeutet ein Hörschaden eine Einschränkung seiner gesamten Erfahrungswelt durch die Verringerung beziehungsweise das Fehlen des akustischen Reizangebotes sowie das Fehlen eines Anstoßes für die Sprachentwicklung. Die Hirnreifung ist genetisch präformiert (vorgegeben) und wird durch exogene (äußere) Einflüsse stimuliert. Denn das eigentliche Sprachorgan ist das Gehirn. Werden nicht so früh wie möglich mittels Hörgeräten oder Hörimplantaten akustische Reize erzeugt, erfolgt eine Reifungsstörung des Hörorgans, was die Sprachentwicklung erheblich beeinträchtigt. Die Entwicklung der Sprache ist demzufolge das Ergebnis der Gehirnreifung. Bei der Geburt besitzen beide Hemisphären (Gehirnhälften) das gleiche Potenzial, und die Sprache wird erst allmählich in der linken Hälfte lateralisiert.

Die wichtigste Grundlage für eine zentralnervöse Schallverarbeitung im Gehirn ist die Ausbildung von Kontakten zwischen den Nervenzellen. An diesen Kontaktstellen, den Synapsen, findet die Informationsverarbeitung statt. Im Laufe der Hirnentwicklung werden zunächst viele, auch falsche, synaptische Kontakte gebildet. Im Laufe der Reifungsprozesse werden die entstandenen neuronalen (Nerven-) Verbindungen dann auf ihre Richtigkeit hin überprüft, falsche Verbindungen werden wieder abgebaut. Kriterium für die Richtigkeit oder Unrichtigkeit von Verbindungen ist die »Brauchbarkeit« bei der Verarbeitung externer (äußerer) Reize.

Im Hörsystem ist dieses Überprüfungsverfahren also von Hörerfahrungen abhängig, denn die Stabilisierung von Synapsen im frühkindlichen Lebensalter bedarf unabdingbar externer Reize. Während dieser Entwicklungsperiode müssen die externen Reize mit Regelmäßigkeit immer wieder angeboten werden, sonst werden sie durch längeren Nichtgebrauch auch an den richtigen synaptischen Kontakten wieder abgebaut, sie gehen verloren. Dies bedeutet, dass die kritische Periode der Sprachentwicklung bereits innerhalb der ersten Lebensmonate liegt und dass die Nichtaktivierung der neuronalen Elemente zu deren unwiederbringlichem Verlust führt. Wer diese Chance im frühesten Kindesalter nicht nutzt, hat sie für immer verloren. Alles danach ist ein sehr mühsamer und schwieriger Prozess, der niemals mehr eine optimale Entwicklung gewährleistet.

Gewiss erfordert der Spracherwerb für Hörgeschädigte einen erheblich größeren Einsatz als für Hörende. Für Hörende vollzieht sich dieser Prozess ganz nebenbei, so instinktiv wie das Atmen – man muss es nicht einmal richtig wollen. Gehörlose jedoch müssen sich jedes einzelne Wort in seiner Bedeutung aneignen, der Weg zu einer verständlichen Aussprache ist mühevoll und nicht selbstverständlich.

Es war dennoch schwerer, fließend von den Lippen ablesen zu lernen als die richtige Aussprache zu erwerben. Es ist das Ablesen, das die Verbindung zu den Menschen herstellt, denn es ermöglicht, die Menschen zu verstehen, egal ob es sich um Fremde oder um Vertraute handelt. Meine Mutter nahm sich sehr viel Zeit für Gespräche mit mir »von Angesicht zu Angesicht«, verarbeitete Erlebnisse mit mir. Doch meine Fähigkeit zum Lippenlesen konnte erst im Laufe der Jahre ausgebildet werden, indem ich vielen verschiedenen Menschen und damit unterschiedlichen Mundbildern begegnete.

Mundbilder sind sehr spezifisch, so wie die Handschriften. Genau so, wie jeder über seine eigene Handschrift verfügt, besitzt er auch ein eigenes Mundbild. Und genau so, wie Handschriften mal gut oder mal schlecht leserlich sind, gibt es auch gute und schlechte Mundbilder. Das kann am Gebiss oder an einer sehr verwaschenen Aussprache liegen. Aber dadurch, dass ich mit sehr vielen Menschen Kontakt hatte, habe ich auch die unterschiedlichsten Mundbilder kennen gelernt und sie mir eingeprägt. Es dauert gewöhnlich nur wenige Minuten, bis ich mich an die Sprache eines Fremden gewöhnt habe, je nachdem, wie beweglich und ausdrucksvoll sein Mund und sein Gesicht sind. Von etwa 80 Prozent der Menschen, die ich zum ersten Mal sehe, kann ich gleich gut ablesen, bei etwa 16 Prozent der Menschen dauert es etwas, bis ich mich an das Mundbild gewöhnt habe. Inzwischen gibt es nur sehr, sehr wenige Menschen, die ich wirklich schlecht verstehen kann. Etwa 4 Prozent der Menschen, denen ich begegne, kann ich überhaupt nicht verstehen. Im Allgemeinen verstehe ich Frauen besser, da sie expressiver, also ausdrucksstärker sind.

Interessant sind für mich die unterschiedlichen Reaktionen von Leuten, die noch nie einer gehörlosen Person begegnet sind und keine Ahnung haben, wie man mit mir sprechen soll. Entweder murmeln sie peinlich berührt vor sich hin oder sie sprechen viel zu langsam, wobei sie die Mundbewegungen sehr stark übertreiben (wie grotesk das manchmal aussieht!), sie überartikulieren und sprechen überbetont, was das Lippenlesen nur noch unnötig erschwert, denn die langsamen Lippenbewegungen verzerren die normalen Sprechmuster. Schlimmer noch, es gibt Menschen, die ohne Stimme mit mir sprechen. So etwas fällt auf, und der Sprechende sieht aus wie ein unterbelichteter Fisch. Am besten und einfachsten funktioniert Kommunikation mit einem Lippenleser dann, wenn der Sprechende ganz normal, ganz natürlich und vielleicht ein Quäntchen langsamer spricht.

Das Ablesen von den Lippen kann manchmal etwas verwirrend sein, aber es ist erstaunlich, wie genau man diese Fähigkeit im Laufe der Zeit erlernt. Ich begegnete vielen Menschen und damit auch unterschiedlichen Dialekten und Akzenten. Als ich dreizehn

Jahre alt war, traf ich auf einen Tschechen, der immer »scheen« statt »schön« und »siiieß« statt »süß« sagte. Ich merkte sogar, dass manche Leute lispeln und mit der Zunge bei bestimmten Buchstaben an den Zähnen anstoßen. Ein gelispeltes [s] sieht ähnlich aus wie das englische [th], und manchmal denke ich erst, die Person spricht englisch. Ich lernte zu unterscheiden, welche Akzente Franzosen, Russen, Spanier oder Engländer haben, wenn sie deutsch sprechen. Irgendwann war ich auch in der Lage, Amerikaner von Engländern zu unterscheiden: die verwaschene, nicht deutlich voneinander getrennten Wörter des Amerikanischen von dem gepflegten britischen Englisch.

Wie aber sieht eine komplexe Information aus, die man allein beim Lippenlesen erwerben kann? Das akustische Sprachsignal, mit dem beim Sprechen der gedankliche Inhalt kodiert wird, entsteht in einem kontinuierlichen und wohlkoordinierten Bewegungsprozess der aktiv beweglichen Sprechorgane wie Lunge, Zwerchfell, Luftröhre und Brustmuskeln. Beim Sprechen ist der Bewegungsvorgang in Bezug auf das akustische Signal optimiert. Es werden nicht die Bewegungen der einzelnen Sprechorgane, des Kiefers und der Lippen hörbar, sondern es entsteht ein Gesamtklang, der sich kontinuierlich verändert. Sprechen ist eben nicht das Aneinanderreihen von gesprochenen Buchstaben, die wie abgehackte Morsezeichen gesendet werden, sondern ein Fluss von Lauten, die nahtlos ineinander übergehen und so das Wort formen.

Bei diesem Prozess werden nur die Bewegungen weniger Organe sichtbar: der Lippen, des Unterkiefers mit den Zähnen, manchmal auch die Zungenspitze. Das sind nur wenige Organe, und nicht einmal die wichtigsten, die an der Klanggestaltung aktiv beteiligt sind.

Die Bewegungen der anderen Organe, die für die Bildung des akustischen Signals der Lautsprache wesentlich sind, vor allem die differenzierten Bewegungen des Zungenrückens, des Gaumensegels sowie die wichtigen Bewegungen der Stimmlippen im Kehlkopf, die die Stimmhaftigkeit oder die Stimmlosigkeit der Laute oder Lautfolgen im akustischen Signal bewirken, sind für einen Lippenleser nicht sichtbar.

Geht man allein von den Lippenbewegungen aus, so nimmt der Lippenleser ein mehrdeutiges Lückenbild wahr. Die wenigen sicheren Informationen, wie sie beispielsweise beim vollständigen Verschluss der Lippen erkannt werden können, sind zudem noch mehrdeutig. Es gibt verschiedene Möglichkeiten. Sie können mit den Lauten /b/ oder /p/ oder /m/ identifiziert werden. Im hinteren Gaumen gebildete Laute wie /k/, /g/, /ch/, /r/, /j/ und /h/ kann das Auge nicht erfassen. Worte wie *Butter* und *Mutter* sind nicht auseinanderzuhalten, ganz zu schweigen von *Papa* und *Mama*. Zudem werden sie bis zu dem nächsten eindeutigen Lippenbild durch eine Lücke unterbrochen, in der ein oder mehrere Laute stecken könnten; aber es braucht auch gar kein verdeckter Laut dazwischen zu sein. Das kann ein großes Problem sein. Ebenso ist kein Unterschied zwischen *Wein, fein, Wahn, fahr'n* sichtbar. Etwa 30 Prozent des Gesprochenen kann man tatsächlich von den Lippen lesen, der Rest ist logisches Kombinieren und einfühlsames Ergänzen und Erraten. Lippenlesen ist eine hohe, langjährig zu erlernende Kunst, die schon in den frühesten Jahren gefördert werden muss, damit man in diesen Prozess hineinwachsen kann.

Ich erlebe manchmal Situationen, in denen es lustige Missverständnisse gibt, über die ich herzlich lachen kann. Als mich eine Kosmetikerin zu einer neuen Creme beriet, fragte sie mich, ob ich Flugzeuge vertragen würde. Ich stutzte, da mir sofort klar war, dass ich das Wort falsch abgelesen hatte. Mein Gehirn arbeitete auf Hochtouren und versuchte, aus dem Kontext heraus Assoziationen zu bilden, um das richtige Wort zu kombinieren. Ich befand mich im Gespräch mit einer Kosmetikerin, wir hatten über eine neu entwickelte Creme gesprochen. Wenn ich etwas vertragen soll, musste es ein Inhaltsstoff der Creme sein. Also überflog ich im Geiste eine Liste aller chemischen Stoffe, die ich kannte, und stieß dabei auf Fruchtsäure! Ich hatte *Flugzeuge* gelesen und *Fruchtsäure* richtig kombiniert. Ähnlich verhielt es sich bei einem Besuch in der Familie eines Freundes. Seine Mutter erzählte mir, dass sein Bruder im Keller einen Gefrierschrank habe und dass er diesen immer mit einem Sicherheitsschloss sehr sorgfältig abschließen müsse, damit die anderen Hausbewohner nicht herankommen. Es sei gefährlich und könnte üble Folgen haben, wenn er tatsächlich das Abschließen mal vergessen würde. An dieser Stelle kamen mir Zweifel. Wäre es tatsächlich so übel und folgenschwer, wenn ein anderer Hausbewohner etwas aus dem Gefrierschrank entwenden würde? Mein Verdacht erhärtete sich, dass das Wort *Gefrierschrank* nicht passen konnte. Ich aktivierte alle meine Kombinationsmöglichkeiten, dachte an den Bruder, seine Vorlieben für Essen, an seinen Beruf als Förster – und blitzschnell kam die Erleuchtung! Als Förster brauchte er Gewehre und zur Aufbewahrung einen *Gewehrschrank,* und mit diesem Wort passte alles andere im Kontext auch.

So ähnlich sehen sich viele Wörter, die jedoch eine vollkommen verschiedene Bedeutung haben. Die Bedeutung muss man sich zusammenkombinieren, ja manchmal sogar regelrecht zusammenreimen. Vom Lippenlesen her sind beispielsweise *Rahmen, Raben, Gaben, Haben, kamen* nicht voneinander zu unterscheiden. Das abgelesene Wort muss in Bezug zum Übrigen gesetzt werden. So erscheint es höchst unwahrscheinlich, dass die *Butter* dem Kind über den Kopf streicht, während die *Mutter* im Kühlschrank gut aufgehoben ist. Nicht immer ist das Kombinieren so einfach. Ein gehörloser Journalist bezeichnete den Prozess des Ablesens als »das Lösen eines Kreuzworträtsels«. Entsprechend versteht man vieles leichter, wenn man bereits weiß, worum es in der Unterhaltung geht, weil man dann die möglichen Wörter vorausahnen oder beim Kombinieren schneller parat haben kann. Wenn die Diskussion zum Beispiel mit Kommilitoninnen sich um das Seminar »Arbeitsmotivation und Arbeitszufriedenheit« dreht, so halte ich unbewusst Ausschau nach Ausdrücken im Zusammenhang mit Motivationsstrategien, Motivationsproblemen sowie nach Eigennamen von Forschern wie Csikszentmihalyi (gesprochen etwa: Schick-sent-mi-hai-i), Matsui und Inoshita – also Wörter, die ich in jedem anderen Zusammenhang schwerer oder gar nicht verstehen würde. Generell sind Eigennamen grausam für den Lippenleser. Weil hier der Bezugsrahmen fehlt, wird das Kombinieren unmöglich. Selten bekomme ich wirklich den Namen mit, wenn ich jemandem vorgestellt werde. Daher bin ich immer froh über jede Visitenkarte, auf die ich einen kurzen Blick werfen kann. Auch Zahlen sind schwer abzulesen, *eins* sieht genauso aus wie die *acht*, ganz zu schweigen vom Unterschied zwischen beispielsweise *vierzehn* und *vierzig*, *fünfzehn* und *fünfzig*. Beim Einkaufen kann ich diese Schwierigkeit meistens mit einem schnellen Blick auf die Kasse ausgleichen.

Lippenlesen erfordert also eine ständige mentale Wachheit, eine aktive Mitarbeit vonseiten des Lippenlesers. Beim Ablesen prüfe ich ständig meinen Wortschatz und Wissenshintergrund ab. Dies kann irritierend werden, wenn mein Gesprächspartner abrupt zu einem anderen Thema springt oder in eine andere Sprache wechselt. Ich unterhielt mich mit einer Freundin einmal auf Russisch über ihren neuen Russischkurs, wir sprachen über Russland und die russische Sprache. Mitten in dieser Konversation auf Russisch wechselte meine Freundin ohne Vorankündigung spontan ins Deutsche und fragte mich, wie es mir gehen würde. Den einfachen Satz »Wie geht es dir?« verstand ich nicht sofort, da mein Gehirn noch alle russischen Wörter absuchte, die ähnlich aussahen wie »W-i-t/s-i/e«. (So sieht der Satz »Wie geht es dir« für einen Lippenleser aus, wobei man das /t/ nicht immer vom /s/ unterscheiden kann, wie auch das /i/ kaum vom /e/. Das können Sie mal im Spiegel überprüfen.) Die einzigen mir bekannten russischen Wörter, die diesem Lippenbild entsprechen könnten, waren *widjet*, die konjugierte Form von »sehen«, »erblicken«, oder *widnyi*, »sichtbar«. Doch diese Wörter passten nicht in den Zusammenhang. Meine Freundin musste den Satz dreimal wiederholen, bis ich merkte, dass sie auf Deutsch gesprochen hatte.

Aber nicht nur die einzelnen Wörter müssen »abgelesen« werden, sondern auch die Vielschichtigkeit der Ausdrucksmöglichkeiten muss erfasst werden. Trieft die Stimme vor Ironie? Wird zum Beispiel der Satz »Das ist ja schön!« als Ausdruck der Bewunderung oder Begeisterung ausgesprochen oder schwingt da Hohn mit? Auch Betonungen können den Sätzen und Wörtern ganz andere Bedeutungen verleihen. Das russische Wort *muka* ist ein Beispiel dafür, dass die unterschiedliche Betonung dem Wort eine ganz andere Bedeutung gibt: Ist die erste Silbe betont, heißt es Pein, Qual. Betont man dagegen die zweite Silbe von *muka*, ist das Mehl gemeint. Der deutsche Satz »Ich habe das so gesagt« kann drei verschiedene Bedeutungen haben, je nachdem, welches Wort betont wurde. Da ein Gehörloser die Betonung auditiv nicht erfassen kann, erstreckt sich für ihn die Kommunikation weit über das tatsächliche Lippenlesen hinaus. Das ganze Gesicht mit seinen kleinsten Muskeln wird erfasst. Eine hochgezogene Augenbraue, ein leichtes Kopfnicken, ein Vorschieben des Unterkiefers, ein Zittern der Nasenflügel können wichtige Schlüsselinformationen für den Gehörlosen sein, der daraus häufig auf den Inhalt des Gesagten schließen kann.

Im Laufe meines Lebens bin ich mit vielen Eltern gehörloser Kinder ins Gespräch gekommen. Die meisten empfanden die Diagnose Gehörlosigkeit als ein deprimierendes, niederschmetterndes Urteil. Gehörlosigkeit gilt als die stärkste soziale Behinderung. Helen Keller, eine taubblinde Schriftstellerin, meinte: »Blindheit trennt von den Dingen, Taubheit von den Menschen.« Ein Blinder hat viel mehr Kontakt zu seiner Außenwelt und lernt die Umwelt besser begreifen. In der frühesten Kindheit lernen wir viel mit den Ohren. Ein blindes Kind hat weniger Probleme mit der sprachlichen Kommunikation, außerdem wird die Behinderung gleich bemerkt. Jeder sieht einem Kind an, dass es blind ist, und sofort kommt Mitgefühl auf und Hilfe wird geboten. Taubheit dagegen ist eine unsichtbare Behinderung. Das gehörlose Kind sieht ganz normal aus, obwohl es tatsächlich unter einer schweren Behinderung leidet.

Wie sollte es also jemals möglich sein, dass das gehörlose Kind als ein gleichwertiges Mitglied der Gesellschaft akzeptiert werden kann, anstatt als »Taubstummer« stigmatisiert und in eine Ecke verdrängt zu werden? Manche Eltern werden von Schuldgefühlen überwältigt, andere wiederum weigern sich, den Hörverlust des Kindes zu akzeptieren. Gehörlosigkeit mag ein Hemmnis in der Entwicklung darstellen, das es zu überwinden gilt. Aber zum Unglück wird sie nur durch den Unverstand. Es gibt heute so viele Möglichkeiten in der Frühförderung, speziell für Hörgeschädigte. Heute sind die Chancen, als hörgeschädigtes Kind eine dem hörenden Kind adäquate Entwicklung zu erfahren, so gut wie noch nie.

Wenn ich aus der heutigen Perspektive auf 27 Jahre zurückblicke, dann kann ich nur bewundern, wie meine Eltern die Situation gemeistert haben. Ich glaube, dass meine Eltern wohl die idealen Voraussetzungen dafür hatten, mit der Tatsache fertig zu werden, dass ihr Kind taub war. Meine Mutter und mein Vater sind beide intelligent, kultiviert, scharfsinnig und erfinderisch. Und sie haben einen Blick für das Bestmögliche.

Mein Vater wurde im sächsischen Dresden geboren. Nach dem schrecklichen Bombardement auf die historische Stadt im Zweiten Weltkrieg zogen seine Eltern mit ihm und seinem Bruder nach Frankfurt am Main, wo mein Großvater als Versicherungskaufmann bei der Allianz erfolgreich Karriere machte. Nachdem mein Vater sein Diplom als Maschinenbauingenieur erworben hatte, ließ er sich in Sindelfingen nieder und übernahm eine leitende Stelle bei Daimler, wo er bis zu seinem Ruhestand blieb. Dort war das »Neefsche Ohr« bekannt, mit dem er selbst winzige Unregelmäßigkeiten in Motor oder Getriebe während der Fahrt heraushören konnte. Über gemeinsame Freunde lernte er meine Mutter kennen, die als Chefsekretärin arbeitete. Faszinierend an ihr war und ist, dass sie eine sehr starke Frau ist, die mit ungewöhnlichen und ungewohnten Situationen zurechtkommen kann. »Zu jedem Problem gibt es eine Lösung« ist ein Leitsatz meiner Mutter, den ich meine ganze Kindheit hindurch oft zu hören bekam und der mich auch sehr geprägt hat.

Während in der heutigen Zeit dank moderner Spitzentechnik (Cochlea-Implantate[3] und verbesserte Hörgeräte) eher ein Trend zur lautsprachlichen Erziehung zu beobachten ist, mussten meine Eltern damals ein großes Maß an Mut und Zuversicht aufbringen, um bei meinem drastischen Hörverlust den Weg der lautsprachlichen Kommunikation zu verfolgen. Mein Hörverlust war beträchtlich. Er betrug 110 bis 120 Dezibel, was bedeutet, dass ich erst ab der Lautstärke eines Düsenfliegers etwas auditiv wahrzunehmen begann. Zum Vergleich: Flüsterlautstärke liegt bei 20 Dezibel, die Lautstärke eines Gespräches in Zimmerlautstärke beträgt etwa 50 Dezibel.

Ich empfinde es als ein Geschenk, dass meine Eltern sich damals geweigert haben, mir die Gebärdensprache beizubringen, und sich stattdessen nach Alternativen umsahen. Gewiss bedeutete dies eine aufwühlende Zeit für meine Eltern, in der sie ganz alleine ihre Entscheidungen treffen mussten. Und wie sollten sie zu diesem Zeitpunkt wissen, ob die letztendliche Entscheidung für ihr Kind auch die richtige war?

Durch intensives Nachforschen erfuhren sie von einer Audiopädagogin, die in Meggen, in der Schweiz, als Leiterin des Internationalen Beratungszentrums für Eltern hörgeschädigter Kinder arbeitete und auch Pädagogen ausbildete. Sie reist in aller Welt umher, um ihr Plädoyer für die lautsprachliche Erziehung von

---

3 Ein Cochlea-Implantat (CI) ist eine Innenohrprothese für Gehörlose, deren Hörnerv noch funktioniert. Es wandelt die mit einem Mikrofon aufgenommenen Schallwellen in elektrische Impulse um und leitet diese an den Hörnerv weiter. CIs werden seit den 1980er Jahren eingesetzt, aber erst seit den 1990er Jahren auch bei Kleinkindern.

Gehörlosen mit einer Leidenschaft ohnegleichen weiterzugeben, und arbeitet als Beraterin und Therapeutin für Familien mit gehörlosen Kindern.

So machten sich meine Eltern mit mir – ich war elf Monate alt – auf den Weg in die Schweiz, wo wir eine außergewöhnliche Persönlichkeit kennen lernten, der wir viel zu verdanken haben. Sie gilt als eine Pionierin auf dem Gebiet der lautsprachlichen Erziehung hörgeschädigter Kinder und ist vielen Eltern ein wertvoller Wegweiser – Susann Schmid-Giovannini. Wenn wir uns auch noch an ihre unnachgiebige Strenge erinnern, so erkennen wir, dass sich hinter ihrer Resolutheit die Überzeugung verbarg, dass der Weg der Lautsprache für das hörgeschädigte Kind der richtige sei.

Familien und Pädagogen kamen von überall her, um für bis zu zwei Wochen im Jahr bei ihr Kurse zu belegen. Dabei ging manche Mutter mit ihrem Kind nach vorne zum Tisch, an dem Frau Schmid-Giovannini saß und mit ihnen eine halbe Stunde arbeitete. Sie gab der Mutter Tipps, wie sie zu Hause mit dem Kind täglich üben und spielerisch Übungen in den ganzen Tagesablauf einbauen sollte. Im Raum saßen andere Eltern, Audiopädagogen und ErzieherInnen. Vielleicht sind diese Erfahrungen und auch meine spätere Bühnenlaufbahn der Grund dafür, dass ich keine Probleme habe, vor vielen Menschen zu stehen und zu sprechen. Ich halte gerne und fast angstfrei Vorträge. Diese Erfahrungen gebe ich auch gerne in meinen Seminaren weiter, in denen ich mit meinen Kursteilnehmern sicheres Auftreten trainiere.

So saß ich also damals als elfmonatiges Mädchen auf dem Schoß meiner Mutter und betrachtete mit großen runden Augen die Zuschauer, wie sie teilweise eifrig in ihre Notizblöcke schrieben. Dann erschien Susann, eine kleine, zierliche Frau, die mich mit einem strahlenden Lächeln begrüßte. »Hallo Sarah!«, sagte sie langsam und deutlich, damit ich ihr Gesicht und ihre sich bewegenden Lippen sehen konnte. »Ei, was hast du für ein schönes Kleid an! Sarah, du hast ein schönes weißes Kleid an. Oh wie schön, du hast ein schönes,

schönes weißes Kleid an. Ein weißes Kleid mit Spitzen.« Dann nahm sie meine Hand und führte sie an ihre Kehle, damit ich die Vibrationen fühlen konnte. Sie sprach mir dieselben Sätze auch hinter das Ohr. Susanns Methode war nicht trocken – nein, sie hielt nichts von klassischen Unterrichtsformen. Susann vertrat die Meinung, dass ein gehörloses Kind die Sprache am besten im Alltag erwirbt. Sie plädierte eindringlich dafür, dabei nicht nur Fakten zu beschreiben, sondern auch Gefühle, Empfindungen auszudrücken. Der sprachlichen Vermittlung von Emotionen kommt insofern eine wichtige Rolle zu, als sie ermöglicht, Erlebnisse einzuordnen, individuelle seelische Regungen, Einstellungen und das Verhältnis zur Umwelt später auch differenziert wahrnehmen und artikulieren zu können. Die sogenannte »Dada«-Form lehnte sie strikt ab. Da ist ein Baum. Da ist ein Mann. Da ist eine Säge. Wie soll ein gehörloses Kind denn dann den Zusammenhang erkennen? Sie würde es so ausdrücken: »Der Mann ist ein Holzfäller. Er ist in den Wald gegangen. Er hat eine Säge mitgebracht, weil er einen Baum fällen will. Nun sucht er einen großen und schönen Baum. Ah, dieser Tannenbaum ist aber besonders schön! Der Holzfäller nimmt seine Säge und – ritsche ratsche, ritsche ratsche – sägt er den Baumstamm durch. Riechst du auch das Holz? Was kann man mit dem Holz machen? Sind die Sägespäne noch für etwas zu gebrauchen?« Auch wenn das gehörlose Kind zu diesem Zeitpunkt noch nicht über viele Wörter verfügt, muss ihm die Möglichkeit geboten werden, mit einer guten und reichen Sprache konfrontiert zu werden. Der Sprachreichtum muss immer etwas über dem aktuellen sprachlichen Entwicklungsniveau liegen, um damit eine Orientierungsgrundlage für das gehörlose Kind zu schaffen (ich bin der Meinung, dass dies auch auf die Förderung der Sprache von hörenden Kindern zutrifft). Nur dann wird das gehörlose Kind später einmal in der Lage sein, Abstraktes zu verstehen und auch sehr anspruchsvolle Literatur zu lesen.

Wichtig war, dass man dem gehörlosen Kind beim Sprechen immer das Gesicht zuwandte, dabei die Gegenstände an den Mund hielt und sie benannte. Damit konnte ich eine Verbindung zwischen dem Gegenstand und den Lippenbewegungen herstellen. Deswegen mussten die Sätze auf natürliche Weise ausgesprochen werden und nicht durch Überartikulation verzerrt werden. Susann machte mich auch auf Geräusche aufmerksam. Auch meine Eltern haben mir ständig jedes kleinste Geräusch mitgeteilt und beschrieben. Dadurch lernte ich, was alles Geräusche macht. Ich lernte so, mich in unserer geräuschvollen Welt zu bewegen. Susann und meine Mutter prüften auch immer wieder, ob ich nicht auch Sprache über das Ohr verstehen kann, in der Hoffnung, dass man mein geringes Restgehör noch nutzen könnte. Leider aber erwies sich mein Restgehör als zu minimal, um jemals ein gesprochenes Wort auditiv wahrnehmen zu können.

Außerdem lag Susann viel daran, den Faden weit über die aktuelle Situation hinaus zu spinnen, um mir damit auch ein Transferieren zu ermöglichen, das Übertragen von der einen auf eine andere Situation. So bewunderte sie einmal meine hübschen Söckchen, die gestrickt waren. Dann führte sie das Gespräch übergreifend fort, indem sie von der dafür notwendigen Wolle sprach und woher die Wolle kommt. Und was gibt es auf dem Bauernhof sonst noch für Tiere und so weiter. Ich erinnere mich noch gut an ihre Spielzeughenne aus Plastik. Man konnte sie aufziehen, sodass sie über den Tisch wackelte und ein Plastikei legte. Dieses Ei ließ sich öffnen und brachte ein kleines gelbes Wollküken zum Vorschein. Dies half natürlich zu begreifen.

Susann besitzt zudem die unglaubliche Gabe, Märchen oder Geschichten so zu erzählen, dass man als Kind und als Erwachsener wie gebannt mit offenem Mund zuhört. Heute noch werde ich zum kleinen Kind, wenn ich zuschaue, wie sie beispielsweise *Schneewittchen* erzählt – es ist, als erlebte ich selbst das Märchen. Auch diese Fähigkeit nutzt Susann, um dem gehörlosen Kind die Sprache spielerisch näherzubringen. Sie betont ausdrucksvoll, man weiß ganz genau, wann sie leise spricht, fast flüstert und wann sie ihre Stimme erhebt.

Susann unterstützte meine Eltern in ihrer Entscheidung, mir die Lautsprache beizubringen, und gab ihnen Impulse zur Arbeit mit mir. Ihre langjährige Berufserfahrung hatte dazu geführt, dass sie sich – wie kaum ein anderer Hörender – besonders gut in die Situation von Gehörlosen und deren Eltern hineinversetzen konnte. »Das Leben wird Ihr Kind in Glaswolle wickeln. Ihr Kind wird immer kämpfen müssen. Darauf müssen Sie es vorbereiten«, sagte sie zu meinen Eltern, bevor sie uns aus dem Kurs entließ. Sie wusste sehr wohl, welche Schrammen ich mir auf meinem Weg holen würde.

Von da an gingen wir jedes Jahr für ein oder zwei Kurse in die Schweiz, damit meine Mutter neue Anregungen für die Arbeit mit mir gewann.

Hier wurde auch der Grundstein für meine Vorliebe für Tanz und Musik gelegt. Ich war noch keine zwei Jahre alt, doch erinnere ich mich sehr gut an meine erste Rhythmikstunde in der Schweiz. Nach dem Sprachkurs gingen wir in ein Zimmer, in dem schon andere Kinder im Halbkreis vor einer schlanken, blonden Frau saßen. Ein Mädchen hatte den Platz neben sich für mich reserviert. Ich wusste nicht, was jetzt passierte, bis die Frau ein Tamburin in die Hand nahm und eine rhythmische Melodie klopfte. Sie sang Wörter und Sätze dazu und bat uns, diese nachzuahmen. Sinn dieser Rhythmikstunde war es, uns gehörlosen Kindern den phonetischen Charakter und die Rhythmusmuster der Sprache näherzubringen. Durch die rhythmische Wiederholung von Wörtern und Sätzen konnten wir die Sprachmelodie besser kontrollieren, und wir alle hatten viel Spaß daran. Auch Rhythmik ist übergreifend. Selbst unser Leseverständnis hängt von den Fähigkeiten zum richtigen rhythmischen Gruppieren (Prosodie) ab. Eine weitere wichtige Funktion der Prosodie ist es, während des Sprechens ein Ventil für unsere innere Haltung bereitzustellen. Mir gefiel es besonders gut, ich bewegte mich zum Rhythmus und speicherte ihn innerlich.

Ich speicherte ihn so in mir, dass ich ihn den ganzen Tag noch in mir trug. Nach dem Kurs gingen wir noch essen und ein wenig einkaufen. Und dann musste die Bewegung raus, sich entfalten. Während meine Mutter in einem Geschäft eine Bluse anprobierte, fing ich an, die Bewegungen der Rhythmik nachzuahmen, und sang und bewegte mich dazu. Und aus den Bewegungen wurde Tanzen.

# Kapitel 4

# Der Weg zur Bühne

»Des Philosophen Seele wohnt in sei-
nem Haupt, die des Dichters in seinem
Herzen; die Seele des Sängers hält sich
irgendwo in seiner Kehle auf, doch der
Tänzerin Seele fließt in ihrem ganzen
Körper.«

*Khalil Gibran*
*(1883–1931, libanesisch-amerikanischer*
*Schriftsteller und Maler)*

Meine Eltern hatten rasch erkannt, dass mich die Bewegung und
die Musik faszinierten. Ich war drei Jahre alt, als meine Eltern mich
in das Opernhaus von Stuttgart mitnahmen, in dem das Ballett
*Dornröschen* aufgeführt wurde. Es sollte ein Schlüsselerlebnis für
mich werden, dieser außergewöhnliche Abend sollte mein ganzes
Leben nachhaltig prägen. Ich staunte über diese märchenhafte,
mondäne, glanzvolle und schillernde Welt, in die ich eintauchte,
als wir das Opernhaus betraten. Überall standen Leute in festli-
cher Abendgarderobe, die ganze Atmosphäre wirkte geheimnisvoll
und einzigartig. Etwas besonders Stimmungsvolles lag in der Luft,
ganz zu schweigen vom Duft, dem Geruch, der jedem Theater so
zu eigen ist. Der Geruch von teurem Parfüm, Puder und Schweiß
umhüllte mich und ich sollte ihn mein ganzes Leben lang immer
wieder einatmen. Es ist etwas Unerklärliches, eine Atmosphäre –
die so viele so glücklich macht und betört, die aber auch krank und
süchtig machen kann.

Als wir kurz vor Beginn der Aufführung vom Foyer in den Saal
traten, raubte es mir den Atem. Ich fühlte mich wie in einem
prunkvollen Schloss. Die Decke war ein riesiges Gemälde, die

Ränge mit goldenen, schweren Ornamenten verziert. Überall hingen kristallene Kronleuchter. Die Zuschauersitze waren so angeordnet, dass sie sich dem Mittelpunkt des ganzen Theaters zuwandten, alles schien sich nur noch auf einen Mikrokosmos zu konzentrieren: die Bühne. Das waren also die Bretter, die die Welt bedeuten! Die Bühne, die mich magisch anzog, war mit schwerem Samt verhüllt, manchmal sah man die kleinen Wellen, die sich in dem Stoff bilden, wenn die Tänzer dahinter umherhuschen. Ich hatte mich noch kaum vom Staunen erholt, da begann sich der Saal ganz allmählich zu verdunkeln. Gebannt wartete ich im Dunkeln, ich »lauschte« mit jeder Faser meines Körpers, und plötzlich fühlte ich Tschaikowskys Musik ertönen. Der Vorhang ging auf und grazile Tänzerinnen zeigten sich in einer zerbrechlichen Anmut, die Tänzer faszinierten mit ihrer kraftvollen Eleganz. Diese schwerelosen Wesen – ja, Wesen, glitzernde Schönheiten, denn ihnen hafteten keinerlei Symptome des Irdischen an – ihre zauberhaften Kostüme, die märchenhaft schöne Kulisse und die mystische Beleuchtung zogen mich in ihren Bann. Dem gab ich mich nur allzu gerne hin. Diesem Zauber war ich so erlegen, dass ich die störende Pause überbrückte, indem ich im Foyer anfing zu tanzen, um danach wieder beim Zuschauen fast das Atmen zu vergessen. Fasziniert war ich von Richard Cragun, der ausdrucksstark die Rolle der bösen Fee verkörperte, und von der schönen, kühlen Birgit Keil, die mit ihrer ästhetisch vollkommenen, fragilen Figur, ihren technisch lupenreinen Bewegungen und ihrer geschmeidigen Grazie Dornröschen Gestalt verlieh. Ich wollte mittanzen! Ich wollte zu ihnen gehören, mit ihnen schweben. Viel zu schnell fiel der Vorhang wieder. Wer glaubte, dass man mir für mein Alter eine zu lange Vorstellung zugemutet hatte, der musste diese Meinung angesichts meiner Reaktion am Schluss revidieren. Ich brach in Tränen aus, weil die Vorstellung schon zu Ende war, und wollte keineswegs nach Hause gehen. Ich wollte sitzen bleiben und warten, bis der Vorhang sich wieder öffnen würde, und mich von den Tänzern wieder verzaubern lassen. Noch lange weinte ich bittere

Tränen und fing an, immer wieder ein paar Tanzschritte zu übernehmen.

Durch diesen wundervollen und glücklichen Zufall fand ich meinen Weg auf die Bühne. Es war, als hätte Terpsichore mir an diesem Abend die Seele des Tanzes eingehaucht. Als treue Jüngerin folgte ich der Schutzgöttin und Muse der griechischen Mythologie in das Reich des Tanzes. Es begann mit der Mutter-Kind-Rhythmik in der Ballettschule Telos. Als meine Eltern mich dort anmeldeten, wurde ihnen jedoch gesagt, dass man mich nur annehmen würde, wenn sie auch ein hörendes Kind mitbrächten. Auf diese Weise mussten meine Eltern einen doppelten Mitgliedsbeitrag zahlen, und Gerrit, mein Spielkamerad, begleitete mich in meine allerersten Anfänge des Ballerinendaseins. Die musikalischen und tänzerischen Erfahrungen, die ich hier machen konnte, sollten prägend für mein weiteres Leben werden. Durch Bewegung, Gedichte, Rhythmus, Gesang und Ballett erschloss sich mir nicht nur die Freude am Tanz und der Musik, sondern auch die Melodie der Sprache, die Satz- und Wortmelodie. Aus der Bewegung heraus entwickelte sich in mir ein Gefühl für Sprachrhythmus und Intonation. »Der Herbst, der Herbst, der Herbst ist da, er bringt uns Wind, hei hussassa!«, sangen wir Kinder, und wir bewegten uns rhythmisch zu dem Sang-Sprech-Gedicht. »Äpfel auf den Teller, Nüsse in den Keller, der Herbst, der Herbst, der Herbst ist da. Rüttelt an den Zweigen, lässt die Drachen steigen.« Das Lied, die Bewegungen dazu und der Rhythmus, dies alles hat sich so tief in mir eingeprägt, dass ich es auch heute, mehr als 20 Jahre später wieder exakt abrufen und nachahmen kann.

Von der ersten Rhythmikstunde an war ich verzaubert von der Bewegung, ich war begeistert und hingebungsvoll im Staunen.

Ich war ein glückliches Kind.

Dort lernte ich auch meine langjährige Freundin Julia kennen. Wir ahmten nach und beteiligten uns intensiv an den verschiedensten Spielen. Eifrig hüpften wir mit den anderen Küken im Ballettsaal herum. Einschränkungen aufgrund meiner Taubheit gab es keine – jedenfalls erinnere ich mich nicht daran. Bald kam ich zweimal in der Woche und schlüpfte eifrig und freudvoll in alle Spielgestalten. In einer späteren Beurteilung urteilte meine Ballettlehrerin Frau Bischoff-Mußhake: »Sarah stand in nichts den hörenden Kindern nach und entwickelte auf wunderbare und unfassbare Weise eine Wahrnehmung für Musik.«

Da stellt sich die Frage: Wie kann ich als Gehörlose Musik empfinden, wenn doch kein Geräusch an meine Ohren dringt? Wie kann ich trotz meiner Gehörlosigkeit die Oper lieben? Um diese Frage beantworten zu können, muss ich ein Vorurteil ein für alle Mal aus der Welt schaffen: So paradox es auch klingen mag, doch Taubheit ist nicht das Gegenteil von Hören! Natürlich bedeutet Taubheit den Verlust eines immens wichtigen Sinnes. Es bedeutet, von einem lebenswichtigen Reiz abgeschnitten zu sein. Es bedeutet auch, die Welt nicht mit den Ohren erleben beziehungsweise wahrnehmen zu können. Wie klingt das Zwitschern eines Vogels? Unterscheidet sich Tschilpen von Zwitschern? Klingt das Singen der Nachtigall wirklich so schön und klar, wie es von vielen Dichtern gepriesen wird? Wie klingt das Zirpen der Grille? Woran erkennt man den Ruf der Eule? Es gibt einzelne Geräusche, die einfach für etwas charakteristisch sind. Ein Auto hat sein eigenes, unverwechselbares Geräusch, das Hämmern auf die Tastatur eines Laptops klingt so und so, ein Zuschlagen der Tür erkennt man an dem wiederum spezifischen Geräusch. Die Musik jedoch ist zu reich an Tönen, Farben, Nuancen, Schwingungen und Klängen, als dass man sagen könnte, dass sie »so« klingt, wie Musik eben klingt. Musik dringt viel tiefer, erreicht die Seele des Menschen. Jeder kann sie auf seine eigene Weise interpretieren. Es ist nicht nur Akustik, es sind Schwingungen in der Luft, Vibrationen, die den Menschen umhüllen. Die Musik berührt, sie will erreichen, will vermitteln. Sie ist in der Lage, Gänsehaut zu verursachen, sie kann zum Weinen bringen, sie kann fröhlich machen. Manchmal hilft sie auch, Aggressionen abzubauen. Es gibt viele Arten von Musik. Nicht jede sagt einem etwas, nicht jeder hat denselben Musikgeschmack. Gelegentlich dient Musik auch dazu, sich von anderen abzugrenzen. Wie immer man Musik auch betrachten mag, sie ist mehr als ein rein akustisches Symbol. Und eben weil dies so ist, findet sie auch andere Wege, zu dem Menschen zu gelangen, der sie rein akustisch nicht erfassen kann. Dennoch kann er sie wahrnehmen. Er horcht mit seiner Seele. Die Schönheit der Musik liegt tiefer als sinnliche Wahrnehmungen. Denn auch Hören ist grundsätzlich eine spezialisierte Form des »Anrührens« und »Fühlens«. Im Physikunterricht lernen wir, dass ein Ton einfach vibrierende Luft ist, die vom Ohr aufgenommen und in elektrische Signale umgewandelt wird, die dann das Gehirn interpretiert. Diese Signale kann man nicht nur hören, sondern auch fühlen. Haben Sie nicht schon einmal bewusst erlebt, wenn beispielsweise ein schwerer Lastwagen an Ihnen vorbeifährt? Sie hören nicht nur das Geräusch, sondern fühlen auch die Vibration. »Einen Laut zu hören« und »eine Vibration zu fühlen« sehen viele Leute als zwei komplett unterschiedliche Aspekte an. Menschen, die sich in ihrem ganzen Leben auf einen gut funktionierenden Hörsinn verlassen konnten, haben es verlernt, die feinsten Schwingungen zu spüren. Der Gehörsinn hat die Verarbeitung der Signale übernommen und damit den feineren Sinn des Fühlens von Vibrationen »betäubt«. Die taubblinde Schriftstellerin Helen Keller sagt, jedes Atom ihres Körpers sei ein Vibroskop. Ich bin überzeugt davon, dass auch Hörende dazu fähig sind, Musik zu fühlen. Gehörlose, die sich mit Musik befassen, verbringen viel Zeit damit, ihre Fähigkeit im Spüren von Vibrationen zu verfeinern. Sie legen die Hände auf den Tisch, an die Wand, auf den Boden oder wohin auch immer und lernen auf diese Weise, die Tonhöhen zu unterscheiden, indem sie einordnen, wo am Körper sie die Vibration spüren. Die tieferen Laute fühle ich hauptsächlich in meinen Beinen und Füßen und die höheren an einzelnen Stellen des Gesichts, des Nackens und der Brust.

Die fühlbaren Schwingungen beschränken sich nicht nur auf den Tastbereich der Haut. Wir »hören« auch über die Knochenleitung, das heißt, wir spüren die Vibrationen über die Schädelknochen. Außerdem bilden sich in der Haut und den darunterliegenden Gewebeschichten Zonen heraus, die für Vibrationen besonders empfindungsfähig sind. Überaus zahlreich sind sie im vorderen Bereich des Körpers, im Gesicht, an den Händen, an der Innenseite der Arme und Beine und an den Fußsohlen. Einige Stellen sind daher hinsichtlich der bewussten Wahrnehmung von Vibrationen empfindsamer als andere. Andere Bereiche, vor allem der hintere Teil des Körpers, sind spärlicher mit Sinneszellen ausgestattet.

Interessant war für mich die Entdeckung, dass in den lateinischen beziehungsweise romanischen Sprachen keine Unterschiede zwischen »Hören« und »Fühlen« gemacht werden: *sentire* (ital.) bedeutet »hören« und in der reflexiven Form »sich fühlen« (*sentirsi*).

Taubheit bedeutet also nicht, dass man Musik nicht aufnehmen kann. Vielmehr bedeutet es, dass etwas mit den Ohren, dem Gehör nicht in Ordnung ist. Auch wenn beim Musikaufnehmen das Hören die wichtigste Kraft sein mag, kann jemand, der vollkommen taub ist, noch Laute wahrnehmen, also für sie in Form von Schwingungen empfänglich sein. Ich »höre« mir Musik an indem ich mich nahe an eine Lautsprecherbox setze. Damit fühle ich wie eine hochsensible Radarstation deren rhythmischen und dynamischen Ablauf. Die schwerhörige Musikerin Evelyn Glennie beschreibt es ähnlich.

Nebst dem Hören von Tönen und dem Fühlen von Vibrationen ist auch das Sehen von Bedeutung. Wir können sehen, dass Dinge in Bewegung sind und vibrieren. Wenn man zum Beispiel das Fell einer Trommel oder ein Becken vibrieren sieht oder auch die sich bewegenden Blätter eines Baumes beobachtet, erzeugt das Gehirn die Vorstellung von dem entsprechenden Ton dazu. Das Pfeifen des Windes höre ich nicht, aber wenn mir die Luft eiskalt, scharf und mit starkem Druck ins Gesicht fährt, stelle ich mir manchmal vor, wie der Luftdruck ein Geräusch verursacht. Für mich hört es sich genauso an, wie es sich anfühlt. Die verschiedenen Vorgänge, die das Hören von Tönen mit sich bringt, sind sehr komplex; sie reichen von Beobachtung bis hin zu Schallwahrnehmung und Schallinterpretation. Für Hörende spielen sie sich unbewusst ab; oft werden alle diese Resultate zusammengebracht und das Resultat als schlichtes »Hören« bezeichnet. Für Nichthörende wird dieser Vorgang differenzierter definiert und als »Horchen« bezeichnet.

Horchen, da sie auf ihre eigene Weise die Musik wahrnehmen. Taubheit ist somit eine Stille voller Klänge.

Zugespitzt formuliert, ist das Horchen fast das Gegenteil des Hörens. Letzteres setzt ein ausgezeichnetes Gehör voraus, während das Horchen mit dem vorliebnimmt, was wahrgenommen werden kann. Natürlich ist es schön, wenn sich das Gehör in einem einwandfreien Zustand befindet, aber das ist nun mal nicht immer der Fall und auch nicht zwingend notwendig.

Die Fähigkeit zu horchen reicht also sehr viel weiter – ich möchte sagen: bis ins Unendliche. Sie führt zur schärfsten und feinsten Wahrnehmung all dessen, was ist.

An dieser Stelle möchte ich ein Erlebnis schildern, das mir ein Hörender einmal erzählte. Er hatte mit einer Musikgruppe ein Fest mit Tanzmusik untermalt. Aus mir nicht bekannten Gründen musste die Musik sofort aufhören zu spielen. Die Tänzer waren unglücklich, da der Tanz zu diesem Zeitpunkt in vollem Gange war. Die Musikgruppe spielte deshalb weiter – aber ohne jede Schallwelle, indem sie die Spielbewegungen nur andeuteten, ohne die Instrumente zu berühren. Und es wurden die verschiedensten Tänze getanzt. Das lauteste Geräusch war das Schlurfen der Schuhe auf dem Boden, und alle tanzten präzise im richtigen Rhythmus des Tanzes. Das war möglich, weil das Bewegungsgedächtnis den Rhythmus gespeichert hatte und nun abrufen konnte.

Und genau hier wird der Grenzbereich deutlich. Der Grenzbereich zwischen »Musik aufnehmen« und »Musik hören«. Dies zeigt, dass es im Grunde genommen zwei Richtungen gibt, aus denen gehört werden kann: aus dem sinnlichen, dem physischen Bereich über die spürbaren und hörbaren, seltener sichtbaren Schwingungen und dem nahezu übersinnlichen Bereich, dem Bereich der Vorstellungen. Beide begegnen sich.

Solche Erklärungsversuche leiten etwas in Richtung Philosophie. Wenn zwei normalhörende Personen einen Laut hören, wer kann sagen, ob beide das genau Gleiche hören? Jedermanns Gehör ist verschieden, und so wird auch das Lautbild, das sich aufgrund des Klanges in den Köpfen bildet, nicht ganz gleich sein. Gleich ist nur die Bezeichnung oder Bedeutung, wenn Normalhörende einen Laut zum Beispiel als »hohes C« identifizieren und zuordnen.

Das Gehör stellt ein komplexes System dar. Es hat die Aufgabe, Informationen zu sammeln und zu interpretieren. Mit dem komplexen Gebilde ist also nicht nur das Ohr gemeint, es ist nicht auf das Organ einzugrenzen. Sein Wirkungsbereich ist viel größer. Selbst wenn man sich entschließt, über das Innenohr hinauszugehen und den Hörnerv mit seinen Kernen, seinen auf- und absteigenden Ästen hinzuzurechnen, so hat man noch immer nicht die Ebene erreicht, auf der das Gehör nach meiner Auffassung anzusiedeln ist.

Durch die Allgegenwart seiner Funktion erfasst es die Gesamtheit des Nervensystems. Diese Funktion ist das Horchen, das, in der umfassendsten Bedeutung des Wortes, alle Elemente einschließt, die erforderlich sind, um für die wechselseitige Kommunikation zwischen innen und außen zu sorgen. Wer diese subtilen Schwingungen jemals erfahren hat, wird verstehen. Wer jedoch nur mit dem Intellekt einzuordnen versucht, was mit ihm alleine nicht immer zu erfassen ist, wird sich vergebens bemühen.

An dieser Stelle möchte ich einen Denkanstoß von Helen Keller einflechten: »In ihren höchsten schöpferischen Augenblicken bedienen der große Dichter, der große Musiker sich nicht mehr der groben Werkzeuge des Sehens und Hörens. Sie reißen sich los von den Ankertauen ihrer Sinne, erheben sich auf starken, jeden Widerstand überwindenden Schwingungen des Geistes weit empor über unsere dunstigen Hügel und dunklen Täler in einen Bereich von Licht, Musik und Geist. Wessen Auge sah denn die Glorie von Neu-Jerusalem? Wessen Ohr hörte die Musik der Sphären, den Gang der Zeit, die Schläge des Schicksals, die Streiche des Todes? Kein Mensch hörte mit körperlichen Sinnen den Schwall süßer Stimmen über den Bergen Judäas, kein Mensch sah die himmlische Vision; aber durch die Jahrhunderte hindurch lauschten Millionen von Menschen dieser geistigen Botschaft.«[1]

Meine Ballettlehrerin bei Telos, Frau Bischoff-Mußhake, war Schülerin und Assistentin der legendären Elizabeth Duncan gewesen. Eine große und schlanke Frau mit dunkelbraunen Haaren, die in einem Pagenschnitt ihr Gesicht umrahmten. Ihre Haltung war geschmeidig und hoheitsvoll zugleich. Die Schwerelosigkeit ihrer Bewegungen erweckte den Anschein, dass sie den Boden nur mit einem Mindestmaß berührte, wenn sie zwischen uns Elevinnen schritt, um hier und da Korrekturen in der Körperhaltung vorzunehmen. Ich saugte alles auf wie ein kleines Schwämmchen. Sie hatte in mir ein Talent entdeckt und förderte mich in den ersten Jahren sehr. Ich durfte zuschauen, wie die professionellen Tänzer und Tänzerinnen sich für ihren Abendauftritt aufwärmten und einzelne Sequenzen nochmals durchprobten.

Von der Musik und dem Tanzen angeregt, fing ich früh an, selbst Musik zu machen. Es bereitete mir ungeheure Freude, Instrumente zu spielen. Ich hatte ein Xylofon, eine Triangel, eine Flöte, eine kleine Harfe und eine Trommel. Später, mit sieben Jahren, fing ich auch an, Klavier zu spielen. Ich liebte es, diesen Instrumenten Geräusche und Schwingungen zu entlocken. Meiner Mutter entging meine Freude an den Instrumenten nicht, und sie verstand es auf wunderbare Weise, die weniger geliebten Sprechübun-

---

1 Aus *Meine Welt* von Helen Keller, S. 38, Der Grüne Zweig 116, ISBN 3-925817-16-6.

gen mit Musik zu verbinden. Ich erinnere mich noch gut daran, wie sie etwas sagte und dabei die Wortbetonung auf das Xylofon klopfte. Eine größere Armbewegung zeigte mir, dass jetzt eine betonte Silbe folgte, und die Kombination der hohen und tiefen Töne wies auf eine Sprachmelodie hin. Es half mir zu verstehen, dass man am Ende von Fragesätzen üblicherweise mit der Stimme nach oben geht, während sie beim Aussprechen einer Tatsache eher nach unten geht. Ich finde es wichtig und sehr hilfreich, dass Musik in der Sprachtherapie (vor allem bei Gehörlosen) eingesetzt wird. Dass dies möglich ist, bestätigte mir nicht zuletzt die Begegnung mit dem großartigen Musikpädagogen Max Verdoes-Spinell. Nachdem er am Konservatorium in Den Haag Musik (insbesondere Trompete) studiert und eine Ausbildung zum Hörgeschädigtenpädagogen absolviert hatte, arbeitet er heute für gehörlose und taubblinde Kinder am »Instituut voor Doven« in den Niederlanden. Ich traf ihn und seine Frau auf einem Kongress, zu dem wir alle drei als Referenten eingeladen waren. Seine Frau, Monika Verdoes-Spinell, hat sich als Psychologin einen Namen gemacht. Des Weiteren arbeitet sie in der psychologischen Diagnostik gehörloser Kinder. Ich freue mich jedes Mal, wenn die beiden auf ihren zahlreichen Dienstreisen einen Abstecher zu mir nach Hause machen.

Die Flöte zu spielen half mir, meinen Atem zu kontrollieren, was sich wiederum positiv auf meine Aussprache auswirkte. Ich lernte nicht nur die Atemkontrolle, sondern auch das richtige Atmen durch das Zwerchfell. Zuvor verwendete ich zu wenig Atem beim Sprechen, was zur Folge hatte, dass ich oft einen längeren Satz mit einem atemlosen »Quietscher« (durchs neue Luftholen) beendete. Außerdem lernte ich beim Spielen der Flöte, mit meiner Atmung gewisse Betonungen zu bilden. Auch die Sprache lebt von ihren Betonungen. Es gibt Leute, die sagen, dass die richtige Betonung des Gesprochenen für das Verständnis wichtiger ist als die korrekte Artikulation. Typisch für Gehörlose ist eine monotone, gleichförmige Stimmführung. Bisweilen neigen sie auch aufgrund fehlender Kontrolle zu exzessiven Schwankungen in Tonhöhe und Lautstärke. Da Gehörlose ihre eigene Stimme nicht wahrnehmen können und auch nicht hören, wenn andere Leute melodisch sprechen, ist dies unvermeidlich, sofern ihnen nicht geholfen wird. Meiner Mutter war die richtige Betonung sehr wichtig, und ich bin heute sehr froh und dankbar, dass sie mir konsequent geholfen hat, mir den Sprachrhythmus anzueignen. Sie versuchte, mir die Betonungen verständlich zu machen, indem sie den Rhythmus mit der Hand klopfte oder Bögen unter das Wort zeichnete. Natürlich musste ich auch spezielle Übungen für das Atemtraining machen, doch die Kombination von Musizieren und Sprachtraining hielt meine Aufmerksamkeit länger aufrecht. Verständlicherweise bereitete es mir mehr Spaß, Flöte zu spielen als Wattebäuschchen über den Tisch hinwegzupusten oder ein dünnes Tuch durch Blasen längere Zeit in der Luft schweben zu lassen. Die sogenannten Stoßlaute, wie /t/ und /d/, /p/ und /b/, lernte ich zu unterscheiden, indem meine Mutter ein Tuch vor den Mund hielt (ich musste seitlich schauen). Bei /p/ und /t/ wurde deutlich mehr Luft ausgestoßen, das Tuch bewegte sich stärker als bei /b/ und /d/. Ähnlich verhielt es sich mit der Kerzenaufgabe, die wohl allen Gehörlosen bekannt sein dürfte, die das Sprechen gelernt haben. Mit den Lauten /t/ und /p/ versuchte man, die Kerzenflamme stark zum Flackern zu bringen, bei /d/ und /b/ dagegen sollte sich die Flamme kaum bewegen. Als ich diese Unterschiede verinnerlicht hatte, musste ich noch lernen, nicht allzu viel Luft bei /p/, /t/ und /k/ explosionsartig wie bei einem Kanonenschuss auszustoßen.

Wer nicht hören kann, muss lernen, bewusst zu fühlen, wie Sprachlaute eingesetzt werden. Wie ist die Zungenstellung? Beim /l/ gewiss anders als beim /s/ oder /sch/. Wie stark muss ich die Zunge dabei anspannen? Bei /sch/ gewiss mehr als beim /a/. Beim /ch/ in *ach* reibt der Atem am Gaumen und am Zungenrücken, der Gaumen wird geschlossen. Auf diese Weise wurde mir auch erklärt, wie man einen Buchstaben oder ein Wort ausspricht. »Sarah, beim /s/ musst du die Zunge unten halten, da wo das Zahnfleisch aufhört und die Zähne beginnen«, beschrieb mir meine Mutter. Oder:»Beim /pf/ lässt du deine Zunge einfach in Ruhe und spannst die Lippen an, indem du sie zusammenpresst und mit Luft öffnest. Dann bleiben die Lippen relativ locker, während du mit den Vorderzähnen leicht die Unterlippe berührst.« Meine Eltern hatten auch einen sogenannten S-Indikator gekauft. Wegen der geringen Auflage war dieses handtellergroße Gerät sehr teuer (zur damaligen Zeit etwa 500 D-Mark). Doch stellte es für das Erlernen des /s/ eine große Erleichterung dar. Immer wenn das /s/ richtig ausgesprochen wurde, leuchtete ein Lämpchen auf. Ein Erfolgserlebnis!

Es ist leider eine noch viel zu stark verbreitete Ansicht, dass das Sprechenlernen von Gehörlosen eine starre Prozedur ist. Gewiss bedeutet sie vonseiten der Eltern und des betroffenen Kindes einen erheblich größeren Aufwand, doch es gibt heute viele Therapiemöglichkeiten, die es gestatten, dass das hörgeschädigte Kind die Sprache auf ganz lebendige Weise erwerben kann. Meine Freundin Jennifer Hoffmann hat sich als Logopädin im Bereich Sprecherziehung für hörgeschädigte Kinder weitergebildet. Wir tauschen uns oft darüber aus und stellen beide immer wieder erfreut fest, dass die Möglichkeiten für die lautsprachliche Erziehung hörgeschädigter Kinder um ein Vielfaches verfeinert wurden – was vor allem auch der technischen Entwicklung zu verdanken ist.

Ein ausgezeichnetes Mittel für den Spracherwerb stellt das Lesen dar. Im Alter von drei Jahren fing ich damit an, und dieser ungebrochenen Leidenschaft fröne ich bis heute, wann immer ich auch nur ein Quäntchen Zeit dafür erübrigen kann. Schon sehr früh, noch vor dem Eintritt in den Kindergarten, verzauberten mich Grimms Märchen, wobei das Märchen vom Rotkäppchen und dem bösen Wolf mich nachhaltig beeindruckte. Kaum hatte ich das Märchen gelesen, so fragte ich jede Person, der ich begegnete, was sie denn tun würde, wenn der böse Wolf käme. Auf diese Weise sammelte ich eine beachtliche Anzahl unterschiedlicher Möglichkeiten, wie man sich gegen den Wolf wehren könnte. Meine Tante G. würde ihren gefliesten Boden mit Seife beschmieren, mein Vater würde einen Jutesack aus der Garage holen und diesen an die Tür halten, sodass der Wolf hineinspringen würde, sobald er die Türe öffnete. Eine gleichaltrige Freundin wäre einfach weggerannt, während meine Oma Marlies ihn mit dem Kochlöffel bearbeitet hätte. Vieles von dem, was ich las, beschäftigte mich, und ich setzte das immer auf spielerische Weise um. Ich hatte schon immer ein Faible für Verkleidungen und zog heimlich die Unterröcke meiner Mutter an, probierte ihre Stöckelschuhe, bediente mich an ihrem Schmuckkästchen und stellte mir dann vor, ich sei Burgfräulein und ein Ritter käme mich holen. Als ich in einem Buch über Ärzte las, spielte ich ähnliche Szenen mit meinen Puppen in verschiedenen Variationen durch. Ich bastelte Karteikärtchen und Rezeptvorlagen, auf denen ich die schwungvolle Unterschrift unseres Hausarztes nachahmte. Noch während meiner Kindergartenzeit verschlang ich *Pippi Langstrumpf, Die Brüder Löwenherz, Matilda, Trotzkopf, Die fünf Freunde* und unzählige andere Bücher. Seite für Seite fraß ich mich gierig durch die Bücher, ich steckte meine Nase tief hinein und ließ mich verzaubern, ich freute mich, ich fürchtete mich, ich bibberte mit. Fernsehen interessierte mich nicht – es war auch bis zu meinem zehnten Lebensjahr tabu für mich, da blieben meine Eltern eisern. Doch nichts, was aus Buchstaben bestand, war vor meinem schier unstillbaren Lesehunger sicher. Bücher bedeuteten für mich Sprache, Verständnis der Welt, Teilhaben an der Welt.

Als Teenie hatte ich im Vergleich zu meinen Altersgenossen ein weniger umgangssprachliches Vokabular, dafür einen wesentlich umfangreicheren Wortschatz. Ich bemühe mich – unbewusst – die Sätze so gut wie möglich zu formulieren, Füllwörter wie »ähem« versuche ich weitgehend zu vermeiden, ebenso wie ich Sätze meistens ganz zu Ende formuliere. Daher fiel es mir relativ leicht, bei Aufsätzen die richtige Formulierung zu finden. Durch die Bücher habe ich ein Sprachgefühl entwickelt, das mir heute noch sehr viel Sicherheit beim Sprechen gibt.

Meine Mutter hielt nichts von der Vorstellung, dass Sprache nur als ein Mittel zur Verständigung dient. Sie liebte Poesie und anspruchsvolle Literatur und gab mir diese Liebe weiter, ohne mich jemals dazu zu zwingen. Als meine Fähigkeiten im Lippenlesen, Sprechen und Lesen einigermaßen ausgereift waren, setzte sie auch Gedichte ein, um mein Sprachverständnis und – wie sie es ausdrückte – das »Lesen zwischen den Zeilen« weiter zu fördern. Dafür bin ich heute besonders dankbar, denn ich sollte in meinem Leben öfter in eine Phase geraten, in der ich eine besonders große Vorliebe für einen bestimmten Dichter hegte. Mit acht Jahren zum Beispiel lernte ich Gedichte von Kurt Schwitters auswendig und begeisterte mich für seine dadaistischen Wortspiele. Mir gefiel der trockene und witzige Stil. Fesselnd war für mich die Tatsache, dass die Sprache über einen solchen Reichtum verfügt, dass ein einziger Satz einen Cocktail von ironischen, mehrdeutigen und ungesagten, aber sehr wohl verstandenen Zwischenzeilen enthalten konnte. Und ich bin seit langem ein großer Fan von Loriot. Mir imponieren seine sprachlich brillanten Texte, die unglaubliche Menschenkenntnis verraten. Als Zehnjährige schwärmte ich für Rainer Maria Rilke, und später, mit etwa zwölf Jahren, bewunderte ich die Fähigkeit des amerikanischen Autors Edgar Allan Poe, der es ausgezeichnet verstand, in seinen Geschichten eine düstere, unheimliche, fast beklemmende Atmosphäre zu erzeugen und zu transportieren. Mein Lieblingsgedicht von Poe ist und bleibt »The Raven«, deutsch »Der Rabe«. Ich glaube nicht, dass man die englische Version dieses Gedichtes lesen kann, ohne eine Gänsehaut zu bekommen.

Im Alter von etwa acht Jahren sammelte ich Witzbücher jeglicher Art. Wie beim Kartoffelchipsphänomen – hat man einmal damit angefangen, kann man nicht mehr damit aufhören – verschlang ich jedes Witzbuch, das mir zwischen die Finger kam.

Kann sich einem Gehörlosen, dem naturgemäß das auditive Spektrum verschlossen bleibt, auch der Klang von Wörtern erschließen? Natürlich! Wie die Musik erzeugt auch jedes ausgesprochene Wort seine ganz eigenen Schwingungen. Diese Schwingungen fühle ich in der Kehle, im Rachenraum, an den Zähnen, auf den Lippen – ja selbst auf dem Gesicht und auf der Stirn. Der Klang eines Wortes geht aber oft noch weit über die physikalisch fassbare Schwingung hinaus. Bei manchen Wörtern erlebt man ihren Klang geradezu. Vergleichen Sie doch einmal die Aussprache folgender Wörter und kosten Sie dabei deren lautmalerische Charakteristika bewusst aus: *dröhnen, zittern, rauschen, kreischen* oder *warm, kalt.* Merken Sie, wie sich die Bedeutung dieser Wörter schon in ihrem Klang widerspiegelt?

Ich erlebe auch immer wieder, dass es für viele Hörende unbegreiflich ist, wie ein Gehörloser abstrakte Begriffe verstehen und vor allem verwenden kann. Ich wundere mich über dieses Staunen – für mich war das Erlernen abstrakter Begriffe kein größeres Unterfangen als das der einfachen Wörter. Wenn ich aber genau überlege, so war es für meine Mutter wohl sehr schwer, mir diese abstrakten Begriffe verständlich zu machen. Aber sie hat einen klugen Weg gefunden, mir solch schwierige Wörter oder auch Redewendungen auf spielerische Weise beizubringen. Es bedurfte einer ständigen Aufmerksamkeit und Wachsamkeit von meiner Mutter, in jeder alltäglichen Situation neues Vokabular anzuwenden, um mir immer mehr neue Begriffe zu vermitteln. Ich erinnere mich noch, wie sie mir zur Adventszeit, ich war sechs Jahre alt, aus Seide, Märchenwolle, Goldbortendraht und einem Stück Astholz einen Engel bastelte. Als ich den Engel sah, war ich überwältigt. Immer wieder fragte ich sie: »Hast du den Engel wirklich selbst gebastelt?«

»Natürlich«, meinte meine Mutter lächelnd, »oder glaubst du, ich schmücke mich mit fremden Federn?«

Sie erklärte mir anschließend die Bedeutung dieser Redewendung, und da ich sie in einer Alltagssituation, in einem Kontext gelernt hatte, konnte ich sie fortan selbst anwenden. Ich habe auch heute noch in Erinnerung, wie ich das Wort *Garantie* erlernte. Ich war mit meinen Eltern in einem Elektrogeschäft, was wir genau gekauft haben, weiß ich nicht mehr. Ich weiß nur, dass ich meinen Vater um den Kassenzettel bat, ich wollte ihn unbedingt haben. Mein Vater erklärte mir, dass er mir die Quittung leider nicht geben könne. Er müsse sie aufheben, bis die Garantiezeit abgelaufen ist. Er erklärte mir anschließend, dass wir ein Jahr Garantie auf dieses Gerät hätten. Wenn also innerhalb eines Jahres irgendetwas an diesem Gerät kaputtgeht, dann können wir es kostenlos hierher zur Reparatur geben. Natürlich nur, wenn wir mit dem Kassenzettel belegen können, dass wir das Gerät auch in diesem Laden gekauft haben. Das leuchtete mir ein, und am darauffolgenden Tag verarbeitete meine Mutter dieses neue Wort in seinen verschiedenen Bedeutungen für mich in einem Tagebuchblatt, um dieses Wort zu festigen. So kann ich Ihnen garantieren, dass Leute, die Garantie leisten, für etwas die Garantie übernehmen – und das garantiert!

Im Alter von sieben Jahren entdeckte ich das Synonymspiel. Dies kann mit beliebig vielen Spielern gespielt werden – notfalls auch alleine, wobei es natürlich produktiver ist, mit mehreren Leuten zu spielen, da dann vielschichtigere Ergebnisse zusammengetragen werden können. Jeder Spieler hat ein leeres Blatt Papier vor sich. Der Reihe nach nennt jeweils ein Spieler ein Wort oder eine Wortverbindung, wie zum Beispiel »Klavier spielen«. Nun muss jeder so viele Synonyme wie möglich in der vorgegebenen Zeit von etwa 3 Minuten auf das Blatt schreiben. Die Ergebnisse werden dann verglichen. Pro Synonym erhält der Spieler 2 Punkte. Gewonnen hat natürlich derjenige, der die meisten Punkte ergattern konnte. Beim Ausmisten des Dachbodens fand ich einen solchen Zettel, auf den ich damals Synonyme für »Klavier spielen« geschrieben hatte: musizieren, dem Klavier Töne entlocken,

Piano spielen, in die Rolle des Pianisten schlüpfen, auf den Klaviertasten klimpern. Ich bin der Überzeugung, dass es unsinnig, ja ignorant ist, wenn man behauptet, für das eine oder andere Wort sei ein Kind noch zu klein. Eine Gehörlosenlehrerin, die leider auch auf meine Schule Einfluss hatte, warf meiner Mutter zum Beispiel einmal vor, dass man mir doch keinen *Spickbraten* zumuten könne. Dieser Meinung bin ich definitiv nicht. Ich bin froh, dass meine Eltern jede Gelegenheit wahrnahmen, meinen Wortschatz zu erweitern. Anders als bei hörenden Kindern können wir Gehörlose kein Wort aufschnappen, indem wir es zufällig im Radio, im Fernsehen oder bei einem Erwachsenengespräch hören. Hörende lernen die Sprache so ganz selbstverständlich, instinktiv und nebenbei. Gehörlose dagegen müssen sich jedes einzelne Wort in seiner Bedeutung auf schriftlichem Weg aneignen. Auch heute noch kämpfe ich ständig gegen kognitive Armut. Vor kurzem fragte ich einen Freund, wie man *BASF* ausspricht. Es ist ein Wort, das man häufiger, zum Beispiel in den Nachrichten, hört, oder *UNICEF*, das gerade in aller Munde war. Die Bedeutungen waren mir klar, nur – ich wusste nicht, wie man die Abkürzungen ausspricht. Ebenso lernte ich erst mit der Zeit, dass man den Namen der Kosmetikfirma Clarins auf Englisch ausspricht, davor hatte ich es so ausgesprochen, wie man es liest. Ich konnte es nicht vom Gesprochenen her aufschnappen, sondern kannte es nur vom Lesen. Ich lese viel und tausche mich gern mit Freunden aus. So bleibe ich nicht stehen. Meine etwas jüngere Cousine M. hat mich manchmal auch verbessert. So gab ich ihr einmal ein Rezept für Rumkugeln mündlich weiter, wobei ich bei *Rum* das /u/ lang zog.»Rummm«, verbesserte sie mich, »Rum ist nicht Ruhm«.

Ich bin auch nicht in die Umgangssprache hineingewachsen. Hörende sind umgeben von einer Geräuschkulisse, die sie wahrnehmen, im Radio, im Fernsehen, im Bus, in der Straßenbahn – überall, wo Menschen sprechen, nehmen sie einen großen Teil des

Gesprochenen wahr. Und ganz unbewusst prägt es die Sprache der Hörenden, sie übernehmen diese Umgangssprache, die regionalen Besonderheiten, die aktuellen Formulierungsweisen. Für mich war es niemals so. Eine Umgangssprache in dem Sinne konnte ich mir nicht aneignen.

Es mag damit vielleicht auch nachvollziehbar werden, dass es für Gehörlose ein schwieriger und langwieriger Prozess ist, die Fähigkeit zum Small Talk zu erwerben. Wie oft hört man beiläufig Bemerkungen von anderen, in die man einsteigen kann. Erschwerend bei uns Gehörlosen kommt hinzu, dass wir fast immer selbst die Initiative ergreifen müssen. Hörende, die dem Gehörlosen bisher nur flüchtig begegnet sind, plappern selten ungezwungen drauflos. Manche argumentieren, dass sie sich im Umgang mit einem Hörgeschädigten der eigenen Kommunikation bewusster werden und dabei auch mehr auf den Inhalt achten, der, so stellen sie dann fest, nicht immer Resultat eines sehr geistreichen Sinnergusses ist. Aber ein Hörgeschädigter unterhält sich auch mal gerne über die gewöhnliche oder ungewöhnliche Formation der Wolken am Himmel, schüttelt mal gerne mitfühlend den Kopf über diese unmöglichen, gedankenlosen Autofahrer, die dem Gesprächspartner auf dem Weg zur Arbeit gleich zweimal die Vorfahrt genommen haben, und schimpft auch mal gerne im Kollektiv über diese unerhörte Preiserhöhung bei Kiwis mit. So banal diese Dinge vielleicht im Grunde genommen sind, sie bedeuten in ihrer Kommunikation einen Brückenschlag zwischen zwei Menschen und die Schaffung einer angenehmen, entspannten Atmosphäre. Hier beginnt die wahre Integration.

Meine Eltern waren auch sehr darauf bedacht, mir eine stilvolle und reiche Sprache zu vermitteln. Sie achteten – wie ein guter Deutschlehrer – auf eine differenzierte Wortwahl, um mir viele Möglichkeiten des sprachlichen Ausdrucks zu zeigen. Sie sagten nicht nur »Der Junge wird krank«, sondern auch »Der Junge brütet eine Krankheit aus«. Dies half mir dabei, meinen Wortschatz auf spielerische Weise zu erweitern.

Das Leben selbst ist für das gehörlose Kind eine wunderbare Hilfe, seinen Wortschatz zu bereichern und die Sprache zu begreifen. Meine Mutter nutzte jede Gelegenheit, die der Alltag bot, um mir neue Wörter beizubringen. Ihre Tagebücher stellten dafür eine ideale Arbeitsgrundlage dar. Vor einer Reise nach Mallorca schrieb meine Mutter zum Beispiel über das Geschehen am Flughafen und was mich dort erwarten wird. So sprachen wir über die Gepäckabgabe, die Passkontrolle, den Duty-free-Shop, die Zollabfertigung und alles, was damit zusammenhing. Wie wichtig es sei, den Koffer zu verschließen, weil es Kriminelle gibt, die etwas in fremde Koffer hineinschmuggeln, um dies im Ausland wieder an sich zu nehmen. Dies führte zu einer Diskussion über den Schmuggel, seine Problematik und die damit verbundenen Gefahren. Unendlich weitere Möglichkeiten zu Gesprächen können sich daran noch anschließen. In diesen Diskussionen und mithilfe der Tagebuchblätter wuchs auch mein Verständnis für abstrakte Begriffe.

*Penetrant, beneidenswert, einschränkend, traumhaft, ein Stein fällt vom Herzen, außergewöhnlich, jemanden zur Weißglut bringen* und viele mehr: All diese Wörter und Wendungen lernte ich durch meine Eltern im Alltag und mithilfe von Tagebuchblättern, die meine Mutter jede Nacht liebevoll schrieb und malte. Man kann sagen, dass das Leben die besten Lehren erteilt. Es passiert so viel, wofür man Worte finden muss und möchte. Ich war irgendwie als kleines Kind fest davon überzeugt, dass der liebe Gott den Weg meiner Eltern unterstützte. Ich erinnere mich genau daran, wie ich während der Autofahrt in einem Buch las und meine Mutter fragte, was *affig* sei. Meine Mutter, die am Steuer saß, versuchte mir das Wort zu erklären. Just im selben Augenblick passierten zwei Fußgängerinnen den Zebrastreifen. Die eine zeigte auf eine übertriebene und gezierte Art ihrer Freundin die frisch lackierten Fingernägel, ihr ganzes Gehabe war gekünstelt und zur Schau gestellt. Das war affig! Meine Mutter konnte mir das anhand der Frau zeigen und ich hatte das Wort in seiner Bedeutung sofort begriffen. Mir war, als hätte der liebe Gott das gelenkt.

Alle diese Gespräche erweiterten meinen Horizont, meine Vorstellungskraft, mein Verständnis von der Welt. Was meine Mutter tat, war Erziehung im weitesten Sinne des Wortes – es war praktischer Anschauungsunterricht: Lernen durch Anschauung, Beobachtung und Teilhaben. Meine Mutter erzählte mir nicht, dass aus einem Samen eine Blume wächst. Vielmehr gab sie mir eine kleine Ecke im Garten, in der ich voller Stolz die selbst im Blumenladen ausgesuchten Samenkörner einsäen durfte und staunend erfuhr, wie daraus Blumen entsprossen. Wie sie aufblühten. Wie sie verwelkten. Damit erklärte sie mir auch abstrakte Begriffe wie beispielsweise *Werden, Heranreifen* und *Vergängliches.*

Meine Mutter half mir auch zu verstehen, was Taktgefühl bedeutet, wie notwendig es ist. Wie wichtig es dabei ist, andere Lebensweisen, Religionen oder Völker zu kennen und offen und tolerant gegenüber verschiedenen Lebensauffassungen und Glaubensrichtungen zu sein. Sie schenkte mir ein Buch, in dem die Sichtweisen der Muslime, Katholiken, Protestanten und der Angehörigen der anderen Weltreligionen beschrieben wurden.

Jedes Jahr feierten wir Fasching mit der Clique – jedes Mal unter einem anderen Motto. Ich war etwa fünf Jahre alt, als wir bei uns zu Hause das Faschingsfest ausrichteten und als Motto »Fest der Nationen« wählten. Ich bekam von meiner Mutter ein Buch zu diesem Thema und saugte den Inhalt förmlich auf. Und da erkannte ich auf einmal, dass jedes Land nicht nur seine eigene Nationalflagge, seine eigene Nationalhymne, seine eigene Mentalität hat, sondern auch seine eigene Sprache.

»Mami, Mami«, mokierte ich mich über meine als Japanerin verkleidete Mutter.»Die Japanerinnen halten die Tasse so. Da, schau mal, wie ich das im Buch gelernt habe.« Und wenige Minuten später:»Mamili, die Japanerinnen neigen den Kopf leicht, wenn sie ...« Auch mein als Russe verkleideter Vater blieb vor meinem geschärften Blick nicht verschont.»Papili, du musst jetzt den russischen Tanz tanzen, sonst bist du kein Russe.« Ich hatte mich als Spanierin verkleidet und das Wort *Holà!* gelernt. Den ganzen Abend sagte ich mehrmals zu jedem, der es hören oder auch nicht hören wollte: »Holà!« Und natürlich tanzte ich einen heißblütigen Flamenco.

Vieles lernte ich zu begreifen und zu verstehen, weil ich damit selbst in Berührung gekommen bin und daran teilgenommen habe.

Ich war ein sehr lebhaftes Kind, ständig getrieben von Wissensdurst und einer unglaublichen Neugier und Entdeckungslust. Das Leben war herrlich aufregend, und immer wieder entdeckte ich etwas Neues. So packte ich als Zweijährige mit Vorliebe die Handtaschen unserer weiblichen Gäste aus. Gibt es doch kaum etwas Spannenderes als den Inhalt von Damentaschen! Und wie gute Informationen sie uns über ihre jeweiligen Trägerinnen liefern können! Das reizte mich, und eine Handtasche, die meine Oma extra für mich zum Auspacken gefüllt hatte, ließ ich links liegen. Sollten sie mich ruhig zu täuschen versuchen – was mich interessierte, war das Leben, die Wirklichkeit. Dieser Tatendrang wurde aber auch zum Schreckgespenst für meine Eltern, denn das war nicht ganz ungefährlich. Mir passierte eigentlich ständig irgendetwas, obwohl meine Mutter fast immerzu in meiner Nähe war.

Beim ersten größeren Malheur war ich elf Monate alt. Ich hatte gerade laufen gelernt und war mit Eifer dabei, meine Umwelt auszukundschaften. Eines Tages sah ich in einem Hotel, wie mein Vater einige Dinge auf den Tisch stellte, an die ich Dreikäsehoch nicht herankommen konnte. Also zog ich an der Tischdecke. Frisch aufgebrühter Kaffee ergoss sich über mein Gesicht und lief meinen Körper hinunter. Ich schrie wie am Spieß vor Schreck und höllischen Schmerzen. Entsetzt schnappten mich meine Eltern und stellten mich unverzüglich unter die Dusche, um mich mit eiskaltem Wasser abzubrausen. Ich wurde sofort ins Krankenhaus gebracht, mein Gesicht, Oberkörper und Arme waren dunkelbraun und mit großen Brandblasen übersät. Am schlimmsten hatte es meinen rechten Oberarm erwischt. Der heiße Kaffee hatte durch den Gummi meiner Puffärmelchen nicht schnell genug abfließen können und brannte sich tief in die Haut hinein. Mit meiner Mutter verbrachte ich eine Woche im Krankenhaus in der Schweiz. Danach musste ich über drei Monate hinweg täglich ins Stuttgarter Hospital, da die Wunde täglich ausgewaschen und neu verbunden werden musste. Heute noch erinnert eine Narbe an meinem rechten Oberarm an mein Ungestüm. Das Erlebnis animierte mich aber nicht dauerhaft zu mehr Vorsicht. Ich turnte oben auf den Griffen einer Rutsche herum, gleich einer Seiltänzerin, bis ich herunterfiel und mir Prellungen zuzog. Ich kletterte auf sämtliche Mauern, bis ich einmal mit einer geplatzten Unterlippe zum Arzt musste. Ich experimentierte bei Freunden an den Türen herum, bis ich mit einer Schnittwunde an einem Finger wieder im Krankenhaus landete, die genäht werden musste. Ich radelte mit dem Fahrrad in halsbrecherischer Geschwindigkeit um die Häuser, bis ich mit einer Gehirnerschütterung tagelang im Bett liegen musste. Die Liste ließe sich noch beliebig weiterführen. Nichts davon hat mich wirklich nachhaltig beeindruckt.

In regelmäßigen Abständen wurde ich in der Hals-Nasen-Ohren-Klinik Tübingen einem Audiometrietest unterzogen, mit dem der Arzt eventuelle Veränderungen der Hörstörung feststellen konnte. Dazu bekam ich in einem schallgedämpften Raum verschiedene Kopfhörer aufgesetzt und musste jedes Mal, wenn ich einen Ton hörte, ein farbiges Klötzchen in eine Holzschachtel legen. Die Kopfhörer waren an einen Tongenerator angeschlossen, der Töne verschiedener Frequenzen erzeugte. Diese Töne veränderte die Audiologin so lange, bis ich einen Ton hörte und ein Klötzchen in die Holzschachtel legte. Sie wählte abwechselnd tiefe und hohe Töne, die sie in meinem Kopfhörer lauter werden ließ. Die Intensität des Tones, mit der dieser gerade noch wahrgenommen werden kann, wird als Hörschwelle bezeichnet und in Dezibel angegeben. Zum Schluss prüfte man meine Knochenleitung, wozu mir ein Vibrationsleitungshörer auf den Knochen hinter dem Ohr aufgesetzt wurde. Dieser Knochen leitet die vom Hörer empfangenen Töne an die Schnecke im Innenohr weiter, sodass man die Töne wahrnehmen kann. Auf diese Weise ließ sich ein Audiogramm erstellen, und durch den Vergleich der ermittelten Hörschwellenkurven mit der Nulllinie (normale Hörfähigkeit eines Jugendlichen) konnte man diagnostizieren, dass ich unter einer hochgradigen Innenohrschwerhörigkeit litt. Mein Hörverlust war beträchtlich. Mit einem Verlust von 110 bis 120 Dezibel galt ich praktisch als gehörlos. Nur ganz wenige Klötzchen lagen in meiner Holzschachtel. Was ich gehört hatte, war ein leises Rauschen, und das erst an der Grenze zur Unbehaglichkeit, der sogenannten Schmerzgrenze, an der bei einem Normalhörenden der Schalldruck im Ohr schmerzhaft wird. Wenn die Schwingungen stark genug waren, ließen sie mein Trommelfell oder den Gehörgang leicht vibrieren, was ich an einem leichten Kitzeln bemerkte. Jedoch konnte ich als kleines Kind nicht unterscheiden, was Vibrationen sind und was Hören ist. Manchmal spürte ich ein Kitzeln und legte voller Stolz ein Klötzchen in meine Holzschachtel und gab damit mir selbst und auch den anderen einen falschen Eindruck.

Diese Ergebnisse waren vor allem wichtig für die Hörgeräteanpassung. Hörgeräte sind technische Hilfsmittel, die das Resthörvermögen des hörgeschädigten Kindes verstärken können. Dazu muss ich etwas weiter ausholen.

Hörschädigung ist kein gleichförmiges Phänomen. Sie umfasst ein breites Spektrum von Hörschäden unterschiedlicher Art und Stärke bis hin zur Gehörlosigkeit. Es gibt die leichte (bis 30 Dezibel), die mittlere (bis 60 Dezibel) und die starke (bis 90 Dezibel) Schwerhörigkeit. Etwa 3 bis 4 Prozent aller Kinder leiden unter einer leichten bis mittleren Hörstörung, die durch Hörgeräte weitgehend behoben werden kann. Die stärkere Art der Hörstörung kann inzwischen ebenfalls mithilfe von Hörgeräten in ihren unterschiedlichen Leistungsklassen ausgeglichen werden. Hier werden gegebenenfalls zusätzliche Hörhilfen notwendig, wie beispielsweise sogenannte FM-Anlagen[2]. Schwerhörige sind in der Lage, zu telefonieren und Sprache über das Ohr aufzunehmen. Dies können Gehörlose (ab 100 Dezibel) nicht mehr. Auf normalem auditivem Wege können sie die Lautsprache nicht mehr entwickeln. Deswegen ist hier eine behinderungsspezifische Versorgung (frühestmöglicher Einsatz von Hörhilfen während der Phase der Gehirnreifung) und Frühförderung absolut notwendig. Mit 0,03 bis 0,04 Prozent sind die hochgradigen Hörstörungen (»Gehörlosigkeit«) relativ selten. Durch die wenigen, äußerst schwachen Hörempfindungen, die ich nur in einigen wenigen Tonbereichen habe, gehöre ich zu diesen »Gehörlosen«.

Leider mache ich immer wieder die Erfahrung, dass viele Menschen eine ganz falsche Vorstellung davon haben, was Hörgeräte leisten und wo deren Grenzen liegen. Hörgeräte ermöglichen nur Schwerhörigen das weitgehend normale Hören. Bei Gehörlosen verstärken sie nur das, was an minimalem Restgehör noch vorhanden ist. Auch bestimmte Geräusche kann man mit einem Hörgerät nicht heraushören. Während ein Normalhörender in einem lauten Raum seinen Namen heraushören kann, kann ich dies als Gehörlose auch mit einem Hörgerät nicht. Da durch den hochgradigen Hörverlust eine immense Verstärkung der Leistung des Hörgeräts erforderlich ist, werden alle Geräusche gleichmäßig verstärkt. Die Herausfilterung einzelner Geräusche ist unmöglich. Bei meinem hochgradigen Hörverlust können es mir Hörgeräte nicht mehr ermöglichen, Sprache über das Ohr aufzunehmen, wie zum Beispiel beim Telefonieren oder bei einem Gespräch ohne Blickkontakt. Niemals werde ich einen sprechenden Menschen auditiv verstehen können. Dennoch sind Hörgeräte für mich zur Orientierung sehr wichtig geworden. Mit ihrer Hilfe kann ich laute Geräusche wahrnehmen, zum Beispiel einen vorbeifahrenden Lastwagen.

---

2 FM-Anlagen sind Funkübertragungsanlagen, die zusätzlich an das Hörgerät angeschlossen werden. Der jeweilige Sprecher muss dann einen Sender tragen. FM-Anlagen werden zum Beispiel eingesetzt, um hörgeschädigten Kindern den Besuch einer Regelschule zu ermöglichen.

Wenn jemand eine sehr, sehr tiefe, sonore Stimme hat und dicht hinter mir ruft, nehme ich ein Geräusch wahr. Ich kann in diesem Fall wahrnehmen, dass er einen Ton von sich gegeben hat, ich kann aber nicht hören, was er gesagt hat. Daher ist es wenig hilfreich, mich beim Sprechen anzubrüllen. Außerdem kann ich das nicht leiden! Manchmal nehme ich aber auch ein Geräusch wahr, das ich weder identifizieren noch einer Richtung zuordnen kann. Damit schafft mir das Hörgerät nur eine kleine Verbindung zur hörenden Welt. Es lässt mich akustische Reize erahnen. In einem Bericht über eine andere Gehörlose formulierte es ein Journalist: »... die Glocke ewigen Schweigens [bekam] einen ersten Riss; mithilfe stärkster Hörgeräte drang eine Welt dumpfer Geräusche [...] ein.« Hörgeräte lassen bei Gehörlosen einen vergleichsweise geringen Spielraum zu. Das wenige an Restgehör muss verstärkt werden, ohne den Hörgeräteträger zu großem Lärm auszusetzen, da dieser im Ohr ganz schön schmerzt. Manchmal fühlen sich die Töne wie Nadelstiche an, manchmal als ob jemand mit grobkörnigem Sandpapier im Innenohr herumschabt. Man gewöhnt sich aber mit der Zeit daran. Es ist nur so schwer, sich das Hören vorzustellen.

Erschwerend kommt für Gehörlose hinzu, dass viele Leute nicht wissen, dass Hörschädigungen in verschiedenen Abstufungen auftreten. Sie unterscheiden daher nicht zwischen Taubheit und Schwerhörigkeit. Das ist für einen Tauben oft ein Nachteil. Mehrere gehörlose Bekannte haben mit mir darüber gesprochen, und sie alle bestätigen diese Erfahrungen. Als *pars pro toto* möchte ich ein Beispiel aus meiner Schule erzählen.

Es gab dort einen Jungen, ich will ihn Lars nennen, dessen Schwerhörigkeit es ihm noch ermöglichte, auf dem Pausenhof mit dem Handy zu telefonieren. Auch beobachtete mein Vater einmal staunend, wie Lars hinter seinem Vater die Treppe hinauflief und sich dennoch einwandfrei mit dem vor ihm laufenden Vater unterhalten konnte. Lars war mit seiner Schwerhörigkeit und dank gut darauf abgestimmten Hörgeräten nicht auf das reine Lippenlesen angewiesen, er nahm Sprache noch auditiv wahr.

Problematisch wurde für mich nun die Tatsache, dass einige Lehrer mich als Gehörlose mit dem schwerhörigen Lars verglichen. Meine Mutter und ich versuchten das wiederholt zu erklären, doch keiner schenkte uns wirklich Glauben. Als ich in der Oberstufe einen neuen Geschichtslehrer bekam, wollte ich mit ihm über einige behinderungsbedingte Schwierigkeiten sprechen, um gemeinsam mit ihm Lösungen zu finden. Er meinte nur knapp, dass er sehr wohl wüsste, wie er mit Hörgeschädigten umzugehen habe, schließlich hätte er Lars schon seit einigen Jahren im Unterricht und dieser würde alles prima verstehen.

Lars – der noch telefonieren konnte.

Ich glaube, die Ausstattung mit Hörgeräten ist für fast jedes gehörlose Kleinkind unangenehm. Ich jedenfalls hasste alle diese Untersuchungen am Ohr und fand es dumm, nutzlos, niederschmetternd und unangenehm, sagen zu müssen, wann ich anfing, etwas zu hören. Doch meinem geduldigen Akustiker, Thomas Lorié, gelang es allmählich, mein Vertrauen zu gewinnen. Es beeindruckt mich, dass er so lange durchgehalten und sich um den kleinen störrischen Wildfang namens Sarah bemüht hat. Ich weigerte mich anfangs schreiend und wehrte mich mit Händen und Füßen, wenn er einen Ohrabdruck für die Ohrpassstücke machen wollte, was zur Folge hatte, dass der Abdruck nicht genau wurde und das Ohrpassstück gar nicht passen konnte. Es gab nur eine Lösung. Meine Eltern fuhren so lange mit mir im Auto herum, bis ich eingeschlafen war und fuhren dann zu Herrn Lorié, der mit seinen Utensilien ins Auto kommen musste, um ganz vorsichtig, ohne mich zu wecken, einen Ohrabdruck abnehmen zu können. Meine Eltern und er standen jedes Mal unter Spannung, denn es war nur eine Frage der Zeit, wann ich davon aufwachen und bocken würde. Pech, wenn ich zu früh aufwachte! Meine Mutter erzählte mir später, dass es schon einem Glücksfall nahekam, wenn man gleich den Abdruck von beiden Ohren geschafft hatte. Oft reichte es nur für ein Ohr. Um auch für das andere Ohr einen Abdruck vornehmen zu können, musste die Prozedur am nächsten Tag wiederholt werden. Dazu kam, dass das Ohrpassstück jedes Mal neu angepasst werden musste, wenn mein Ohr wieder gewachsen war, was anfangs etwa alle fünf Monate der Fall war.

Meine Widerspenstigkeit sollte sich aber im Laufe der Zeit legen, und das Vertrauen, das ich zu meinem Akustiker gewann, festigte sich so sehr, dass ich noch heute seine treue Kundin bin. Herr Lorié begleitet mich seit meiner frühen Kindheit, stets bemüht, auf Messen nach für mich idealen Hörgeräten Ausschau zu halten. Er versucht immer, trotz meiner hochgradigen Hörbehinderung das Optimum herauszuholen. Wenn zum Beispiel ein Gehörloser nur einige tiefe Töne, nicht aber die höheren wahrnehmen kann, dann kann das Hörgerät auch nur die tiefen Töne stärker beziehungsweise lauter hervorheben. Herr Lorié versucht jedoch beharrlich, mein Hörspektrum immer mehr zu erweitern. Dank besonders leistungsstarker Hörhilfen können wir mittlerweile hohe und tiefe Frequenzen in das Hörgeräteprogramm integrieren. Die Reizung der Hörnerven findet so auf jeden Fall statt, auch wenn ich auf hohe Töne kaum reagiere. Herr Lorié hat es von Anfang an verstanden, auf meine Bedürfnisse einzugehen und Anteil an meinem Leben zu nehmen. Ich werde niemals vergessen, wie er auf mein inständiges Bitten hin auch meiner Puppe einen Ohrabdruck machte. »Bei dem werde ich immer Kundin bleiben«, schwor sich damals mein kindliches Gemüt. Ein enges Vertrauensverhältnis ist äußerst wichtig für die Anpassung von Hörgeräten, weil dieses für das gehörlose Kleinkind einen unangenehmen wunden Punkt darstellen kann. Lange Zeit empfand ich eine Hassliebe zu meinen Hörgeräten. Auf der einen Seite sah ich nicht ein, warum nur ich und nicht auch meine Spielgefährten so ein Ding hinter dem Ohr tragen musste. Außerdem muss das hochsensible Hörgerät sorgfältig behandelt und gepflegt werden. Lässt man es fallen, geht es kaputt. Auch darf es nicht nass werden. Ich konnte nicht sorglos mit den anderen Kindern jauchzend in den strömenden Regen rennen, in Pfützen hüpfen oder mich im Sommer spontan mit dem Gartenschlauch nassspritzen lassen. Ich musste mir stets vergegenwärtigen, dass ich erst meine Hörgeräte in eine spezielle Hartschalenschachtel ablegen musste, bevor ich nass werden durfte. Aber dann war die Spontaneität des Augenblicks schon dahin. Und ich musste auch abschätzen, ob sich das Nasswerden lohnte. Denn selbst wenn ich wieder im Trockenen bin, kann ich wegen meiner nassen Haare die Hörgeräte nicht gleich wieder einsetzen. Dennoch bin ich froh, dass ich so früh schon Verantwortung für etwas übernehmen musste. Es fällt mir heute nicht schwer, Dinge zu beachten und an Angelegenheiten zu denken, die man normalerweise im Trubel oder im Rausch des Augenblickes vergessen würde. Und natürlich halfen mir die Hörgeräte zur Orientierung, sie brachten mir eine leise Ahnung vom Hören. Ich denke, vielen gehörlosen Kindern ergeht es ähnlich.

Meine ersten Hörgeräte waren relativ leistungsschwach für meine Art der Hörbehinderung, doch zu jener Zeit gab es keine besseren. Erst Jahre später bewirkte der Fortschritt der Technik, dass die Hörgeräte immer besser, differenzierter und leistungsstärker wurden. Inzwischen sind sie qualitativ so verfeinert, dass sie einem Kleinkind mithilfe von Hörtraining einen Teil seines Gehörs wiedergeben können, vorausgesetzt, sie werden in den ersten Lebensmonaten, also während der sensiblen Phase der Hörreifung, angepasst.

Heute werden immer mehr Cochlea-Implantate, sogenannte Hörimplantate eingesetzt. Für Kleinkinder mag dieser technische Fortschritt eine sehr große und wichtige Chance darstellen. Mit zunehmendem Alter jedoch reagiert das Gehirn immer weniger flexibel auf die neuen akustischen Reize und lernt immer weniger gut, sie zu interpretieren. Auch eine intensive, jahrelange Rehabilitation würde bei mir keine ausreichende Wahrnehmung der Sprache über das Ohr mehr ermöglichen. Fachleute bezweifeln, dass sich das schwierige Prozedere für mich in Anbetracht meines Alters und meines hochgradigen Hörverlustes lohnen würde. Deswegen kommt ein solches Hörimplantat für mich nicht infrage – zumindest nicht beim jetzigen medizinischen Stand.

Die sprachlichen Vorbilder eines Kleinkindes sind begrenzt: In der Regel sind es zwei Erwachsene, die Eltern. Ihre Worte und Gesten werden vertraut und kalkulierbar. Mit der Mutter-Kind-Rhythmik wurde diese Welt größer, doch es blieb immer noch eine relativ kleine, wohlbekannte Welt, bestehend aus Leuten, die ich mehrmals pro Woche sah. Mit dem Eintritt in den Kindergarten gliederte ich mich noch mehr in die Gemeinschaft ein; es war die Eingliederung ins Leben, die Eingliederung in die Welt der Hörenden. An meine Kindergartenzeit habe ich nicht mehr viele Erinnerungen. Wenn ich mir meine Erlebnisse im Kindergarten ins Gedächtnis zurückzurufen versuche, kommen mir nur schwache Bilder ins Bewusstsein. Ich erinnere mich an die Schafe, die wir einmal in der Woche besuchten, an den Geruch ihrer Wolle. Ich erinnere mich an den warmen Möhrenbrei, den es zum Frühstück gab, und der vielen von uns, einschließlich mir, zutiefst zuwider war. Ich erinnere mich an meine drei Spielkameraden, an Philipp mit seinem dunklen, gelockten Haar, den ich damals unbedingt heiraten wollte, an die sanfte Marion und an die wilde Christina, mit der ich mir ständig in den Haaren lag und mich genauso schnell wieder versöhnte. Ich erinnere mich vage an meine Kindergärtnerinnen. Viel mehr ist aus der Zeit im Kindergarten nicht im Gedächtnis geblieben. Ich weiß nur, dass ich auch hier das einzige gehörlose Kind inmitten von hörenden Kindern war. Doch Schwierigkeiten aufgrund meiner Taubheit gab es keine. Die Kindergärtnerinnen nahmen sich meiner an, und auch inmitten der Kinderschar war ich als gleichwertig akzeptiert.

Denke ich heute an meine Vorschulzeit zurück, so schieben sich vorwiegend Erinnerungen an die Arbeit an meiner Sprache und an Bühnenauftritte, an Begegnungen mit Tänzern in den Vordergrund. Das Tanzen, das Theater, war eine prägende und sehr einflussreiche Kraft in meinem Leben.

Es gibt jedoch eine Person aus dieser Zeit, an die ich mit besonders großer Wärme und Dankbarkeit gerne zurückdenke. Brigitte, eine Freundin meiner Mutter, besuchte mich jede Woche und spielte mit mir. Sie kam, um mich und meine Mutter zu unterstützen. Sie gab meiner Mutter moralischen Halt und spielte mit mir, während meine Mutter ihre Hausarbeit erledigte. Sie war einfach da. Und ihre Anwesenheit beschränkte sich nicht nur auf das Physische, sondern es war ihr Herz, ihre Ermutigungen, ihre Kraft und Liebe, die meine Mutter und mich trugen. Sie wusste sehr wohl, wie steinig unser Weg war. Und sie konnte gut mitfühlen. Sie passte auch auf mich auf, als meine Mutter wegen ihrer Allergie in die Klinik musste. Und sie gab nicht auf, sich die teilweise schwierigen Namen meiner vielen Puppen zu merken. Ich verdrehte jedes Mal die Augen, wenn sie den Namen einer Puppe verwechselte oder ihn nicht mehr wusste. Fast jedes Mal, wenn Brigitte zum Spielen kam, musste sie erst die Namen von allen Puppen aufsagen. Die Arme!

Tag für Tag arbeitete meine Mutter mit mir. Konsequent hielten wir unser stundenlanges Sprachtraining durch, ohne damals zu wissen, wie sehr sich diese Mühe später einmal auszahlen würde. Es ging mit Riesenschritten voran. Zur Belohnung durfte ich in die Tanzstunden, die mich erfüllten und die ich liebte. Rasch wurde ich mit den tänzerischen Elementen vertraut, und schon sehr bald wechselte ich von der Mutter-Kind-Rhythmik in die Kinderballettklasse. Es war gar nicht so einfach, an viele Dinge gleichzeitig zu denken. Faszinierend war für mich von Anfang an der Versuch, die Schwerkraft zu besiegen. Schmetterlingen gleich müssen Tänzer dem Publikum eine Atmosphäre von Verzauberung, Poesie und Anmut vermitteln. Die eiserne Disziplin, die diesen scheinbar schwerelosen Bewegungen zugrunde liegt, lernt man bereits in den frühen Jahren. Tatsächlich war es nicht einfach. Auf der einen Seite stand die technische Perfektion, durch Wissen, Können und ununterbrochenes Training erarbeitet, auf der anderen Seite der

Ausdruck, der von innen heraus kommt und der Ballettrolle erst damit wirklich Gestalt verleiht. Doch ohne die vollkommene Beherrschung der Tanzschritte kann sich kein Tänzer ausdrücken. Jeder Schritt, und sei er auch noch so kompliziert, muss dem Zuschauer ganz natürlich erscheinen. Ich stand da, mit einer Hand die Holzstange umklammernd, und bemühte mich nach Kräften, alles zu verstehen und den Anweisungen zu folgen. Die eine Hand musste locker und entspannt auf der Stange liegen, während der Rücken mit einer großen Kraft angespannt und aufrecht gehalten wurde. Der Kopf wird gerade und meist mit dem Blick nach vorne gehalten. Hier half mir die Vorstellung, dass der Kopf ein mit Helium gefüllter Luftballon ist und nach oben strebt, während die Halswirbelsäule wie eine Ballonschnur mit dem Becken verbunden ist. Dadurch streckt sich die Wirbelsäule. Stirn und Kinn bilden eine Linie. Entspannt herabhängende Schultern verlängern die Nackenlinie.

Aber ungeduldig wie ich bin, wollte ich natürlich sofort mit dem Spitzentanz anfangen! Diese wohlgeformten, zartrosa glänzenden Spitzenschuhe, die einer Ballerina zu den anmutigsten Bewegungen verhelfen – verliehen meinen ehrfürchtig blickenden Augen einen strahlenden und leuchtenden Glanz. Die wollte ich unbedingt haben! Wie gut, dass mir diese Marterwerkzeuge nicht zu früh erlaubt wurden, die – werden sie zu früh eingesetzt – eine Verbildung des noch nicht stabilen Knochengerüsts verursachen können. Aber wie sollte ich dies als sehnsuchtsvoller Dreikäsehoch denn verstehen? Kennzeichnend für mich war schon immer, dass ich aktiv nach Lösungen suchte, wenn sich meinem Willen nicht auf der Stelle gebeugt wurde. Und so stand ich – ich war drei Jahre alt – in meinem Kinderzimmer und überlegte fieberhaft, wie ich wohl auf Spitzen stehen könnte. Wenn ich schon keine echten Spitzenschuhen haben konnte, dann wenigstens eine Alternative.

Und dann hatte ich einen Gedankenblitz! Ich zog meine Ballettschlappen an und holte aus meiner Puppenküche zwei kleine

Plastiktassen. Meine Füße schraubte ich regelrecht hinein. Es tat so unglaublich weh! Aber die Faszination, einmal auf Spitzen zu stehen, ließ mich diesen Schmerz höchst würdevoll ertragen. Und dann stand ich auf Spitzen! Es waren nur ein paar Sekunden, bevor die kleinen Puppentassen auseinanderbrachen. Aber immerhin! Ich durfte das unvergleichlich schöne Gefühl erleben: den großen Schmerz und die schwerelose Erhabenheit, die wacklige Unsicherheit des kindlichen Anfängers und die vollendete Anmut der klassischen Ballerina.

Ich hatte mich eigens auf die Spitze getrieben!

Mein erstes richtiges Bühnendebüt fing mit einer Hauptrolle an. Das Kinderballett führte 1987 das Märchen *Die Prinzessin auf der Erbse* auf, in dem ich die Rolle der Prinzessin tanzen durfte. Es geht dabei um die bekannte Geschichte einer Prinzessin, die sich bei heftigem Gewitter im Wald verirrt und in einem Schloss Zuflucht sucht. Keiner glaubt ihr, dass sie eine Prinzessin ist – auch die Königin nicht. Um dies zu prüfen, lässt sie die Prinzessin in einem Bett mit hundert Matratzen schlafen. Unter den hundert Matratzen liegt eine Erbse, die einer wahren Prinzessin den Schlaf unerträglich macht. Am nächsten Morgen hat sie überall am Körper blaue und grüne Flecken, was der Königin beweist, dass sie eine wahre Prinzessin ist.

Irgendwie hatte diese Geschichte Parallelen zu meinem Leben. Ich muss so vieles erst einmal unter Beweis stellen, damit man meinen Fähigkeiten als Gehörlose glaubt. Wer meine Situation wirklich versteht, weiß, dass ich besser sein muss als alle Hörenden, um annähernd die gleichen Chancen wie sie zu erhalten.

Im Kostüm vor einem großen Publikum zu tanzen, stellt etwas ganz Besonderes dar. Es ist etwas ganz anderes als die Proben. Ich war wahnsinnig aufgeregt und quirlte durch die Garderobe. Meine Mutter hatte mir ein zauberhaftes Kostüm aus weißem silberdurchwirkten Tüll genäht. Zum ersten Mal in meinem Leben wurde ich geschminkt. Es war aufregend, den Technikern beim Ausrollen des Tanzbodens zuzuschauen und beim Aufhängen des Bühnenbildes. Ich machte Lockerungsübungen, um auch die Aufregung von meiner Stimme abzuschütteln. Ich musste nämlich neben dem Tanzen singen und sprechen. Kurz vor Beginn der Aufführung registrierte ich, wie es fast allen Tänzern ergeht und wie ich es noch sehr oft kurz vor den Bühnenauftritten erleben sollte. Das Kostüm ziepte auf einmal, der Boden fühlte sich plötzlich anders an. Die Ober- und Unterschenkel werden nur noch von glitschiger Masse zusammengehalten. Das Gefühl, man könnte sämtliche Tanzschrittkombinationen vergessen haben. Der Wunsch, einfach wegzurennen und sich irgendwo zu verstecken.

Und dann: der Schritt auf die Bühne, vom Scheinwerferlicht geblendet, der Blick in die schwarze Dunkelheit gerichtet, hinter der sich der Zuschauerraum verbirgt und das Verschmelzen mit den Bewegungen. Das Wahrnehmen der Musik, die einen wie in einen warmen Mantel einhüllt. Das Vergessen der Wirklichkeit.

Es war ein sehr schönes und nachhaltiges Erlebnis. Manche Zuschauer kamen hinterher noch persönlich auf mich zu, lobten mich und staunten über meine Aussprache. Bei Telos-Aufführungen war es üblich, dass die Zuschauer jeweils aus dem Programmheft erfuhren, wer von den Akteuren hörend war und wer nicht. Deswegen wussten die Zuschauer auch von meiner Gehörlosigkeit. Sie sagten, sie hätten alles verstanden, was ich gesagt oder gesungen hatte. Ich fühlte mich wie im siebten Himmel.

Und so fing ich mit dem Bühnentanz an – eine Sechsjährige, die zum ersten Mal erfahren hatte, wie Erfolg schmeckt. Es war überwältigend.

## Kapitel 5

# Schweiß und Sternstunden

Die Bildsprache der Poesie ist von der
des Tanzes oft nicht weit entfernt. Sie
kann das gleiche, luftige, unfassbare
Schönheitserlebnis vermitteln, die
gleiche Befreiung. Im Gedicht geben
uns die poetischen Bilder eine plastisch
greifbare Vision; im Ballett gibt uns
umgekehrt die plastische Form, geben
uns auf der Bühne in stilisierten Bewegungen tanzende Körper eine poetische
Vision.

*Birgit Cullberg*
*(1908–1999, schwedische Choreografin)*

Sehr bald nach meinem Bühnendebüt durfte ich mit der professionellen Tanzcompagnie auftreten. Ich war sieben Jahre alt, als mir
meine Ballettlehrerin die Aufgabe übertrug, mir eine eigene Choreografie für einen Solotanz auszudenken, der in das Tanzstück
*Undine* integriert werden konnte. Die Frage nach einer passenden
Musik, zu der ich choreografieren sollte, wurde gelöst, bevor ich
mir überhaupt darüber Gedanken machen konnte. Der Komponist
Tomas Luzian hatte von mir gehört und eigens für mich ein Kla-
vierstück »Der Luftballontanz« komponiert. Welch eine Ehre für
ein siebenjähriges Mädchen! Mit dem Tanzstück *Undine* sollte das
Leben zwischen zwei Welten dargestellt werden. Die Bühne wurde
mit Klarsichtfolie in zwei Teile aufgeteilt. Sie ließ hinten einen kleinen Platz frei, in dem sich eine Person bewegte. Sie gehörte einer
anderen Welt an als die Tänzer, die sich im vorderen Bereich, dem
Hauptteil der Bühne bewegten. Meine Rolle war das Mädchen, das
sich in einem Solotanz von der anderen Welt in den vorderen Be-

reich bewegte. Nach meinem Solotanz bewegte ich mich immer mehr in Richtung der Folie, die die beiden Welten trennte. War die Musik von meinem »Luftballontanz« verklärt und zart, so schwoll der musikalische Übergang von meinem Solotanz zum Gruppentanz dramatisch an, genau passend für das Einreißen der Trennungswand, der Folien. Mit einer weiteren Tänzerin riss ich die Folien herunter, was bei den Proben zu manchen Pannen führte. Man musste höllisch aufpassen, dass man sich nicht völlig in den Folien verhedderte, denn von Klarsichtfolien, die man in der Küche verwendet, weiß man, wie gerne und schnell sie zusammenkleben und dann sehr widerstandsfähig sind. Und diese Menge an Folien! Nina, meine Mittänzerin, zog damit manchmal unabsichtlich einen Teil der Luftballons mit, auf die die anderen Tänzer dann mitunter tappten. Es war gefährlich und lustig zugleich.

Wie kaum woanders, wird gerade auf der Bühne der Zusammenhalt, das Teamwork, bestens ausgebildet. Auf der Bühne kann man nicht nur sich alleine darstellen wollen, dann hat man keinen Erfolg. Tänzer müssen mit ihren Partnern harmonieren, auf sie eingehen, jede Bewegung des einen muss in die Bewegung des anderen hinüberfließen. Wenn einer strauchelt oder seine Schrittkombination für einen kurzen Moment vergessen hat, muss er improvisieren und spontan einen Übergang zur nächsten Schrittfolge kreieren. Ein aufmerksamer Tanzpartner ist so weit dafür sensibilisiert, dass die Improvisation vollkommen gelingt, ohne dass die »Ausfälle« von den Zuschauern bemerkt werden. Die Gehirne, das Denken, müssen eins sein. Man muss den anderen in seinen Bewegungen und Möglichkeiten einschätzen können. Gleichzeitig muss man ihm vertrauen. Hier werden die Sensibilität und die Wahrnehmung des anderen geschärft.

Die Arbeit in der Compagnie war ganz professionell, ich merkte einen Riesenunterschied zum Kinderballett. Es begann schon mit der Art und Weise, wie man sich auf die Aufführung vorbereitete.

Wird beim Kinderballett lediglich mit etwas Lippenstift und einem Hauch Lidschatten der ganze Stolz der Kinder entfacht, so werden bei professionellen Tänzern mehrere Schichten auf das ganze Gesicht aufgetragen. Bühnenschminken ist eine Kunst. Man verwendet ein starkes Make-up, um dem grellen Scheinwerferlicht zu trotzen. Mit einem nassen Schwamm wird helles Make-up auf das Gesicht gebracht. Mit einem Pinsel trägt man zwei Tupfer braune Farbe an die Nasenwände auf und verwischt mit dem Finger vorsichtig die Übergänge. Das lässt die Augen auf der Bühne größer und das Gesicht offener erscheinen. Die Augen werden mit dunklem Mascara, Lidstrich und Lidschatten betont, die Lippen mit Lippenstift nachgezogen, bevor zum Schluss eine Riesenpuderquaste das gesamte Kunstwerk fixiert und den frisch Geschminkten in eine Wolke einhüllt, unter der nicht selten ein Niesen zu hören ist. Unsere Gesichter sind aufgemalt, mit schwarzen Linien für die Augen, roten Kreisen für die Backenknochen und einem Oval für den Mund. Jede Unvollkommenheit wird abgedeckt, die kleinste Falte im Gesicht, Anzeichen von Müdigkeit, verquollene Augen oder Ähnliches verschwinden. Mit dem Schminken vollzieht sich unsere Verwandlung in die Gestalten, die wir auf der Bühne verkörpern. Hinter der Bühne wärmen sich die Tänzerinnen und Tänzer auf, schlanke Gestalten mit hübschen, gepuderten und lächelnden Gesichtern. Der Körperbau von TänzerInnen ist anders als der der meisten Menschen. Unser Verstand, unsere Seele, unsere Gefühle erstrecken sich in unserem Körper, sie wirken in unseren Zehen, Knien, Hüften, Wirbeln, Nacken, Ellenbogen und bis in die Fingerspitzen.

Die Uraufführung von *Undine* nahte. Die Garderobe füllte sich. Die Kostüme hingen an den Stangen bereit, richtige Kostüme, geschneidert nur für uns und für das Stück. Wir öffneten unsere Schminkkästen, tauschten Schminkutensilien untereinander aus. Wir halfen uns gegenseitig beim Anziehen der Kostüme. Frau Bischoff-Mußhake kam herein, um noch die letzten Änderungen vorzunehmen. Die Haare noch etwas straffer nach hinten binden, das Kostüm noch etwas zurechtzupfen. In Windeseile werden noch hier und da Sicherheitsnadeln angebracht oder die Schuhe mit Puder bestäubt. Dann ein Küsschen links und rechts und toi, toi, toi. Von hier aus, von der Garderobe aus, beginnt der Aufbruch in eine eigene Welt.

Schon immer bedeuteten für mich das Tanzen und das Theater einen Rückzug in eine andere Welt. Eine geheimnisvolle Welt. Rätselhaft. Chamäleonhaft. Es ist ein Kosmos für sich, der für Tänzer die Grenzen zwischen den Sphären, zwischen Schein und Sein verschwimmen lässt. Auch wenn die Bühne und der Zuschauerraum im architektonischen Sinne voneinander getrennt sind, verschmilzt der Tänzer mit dem Publikum zu einem Ganzen, zu einer Einheit. Später – während meiner Schulzeit – bot mir das Tanzen immer auch Fluchtmöglichkeiten an, in die ich mich retten konnte.

Tanzcompagnien sind meistens multikulturell, da sie sich aus verschiedenen Tänzern aus aller Welt zusammensetzen. In unserer Compagnie wirkten Tänzer aus Deutschland, verschiedenen Teilen der USA, Uruguay, Griechenland, Frankreich, Russland, England, Italien, Bosnien, Kroatien und Israel mit. Diese Begegnung vieler Kulturen hat mich nachhaltig geprägt, und ich finde es auch heute jedes Mal schön, wenn sich Menschen aus unterschiedlichen Ländern zusammenfinden. Die Sprache der internationalen Compagnie ist meistens Englisch. Was konnte für ein siebenjähriges Mädchen eine größere Motivation darstellen, Englisch zu lernen? Mit Begeisterung lernte ich Englisch, um mich mit den Profitänzern unterhalten zu können. Ich nahm an zahlreichen Workshops von amerikanischen Ballettlehrern teil, und dank meiner Englischkenntnisse konnte ich sie verstehen und mich selbst verständlich machen. Auch die Gespräche mit den erwachsenen Profitänzern prägten mich. Ich saugte begierig alles auf und reifte schnell, sodass ich meinen Altersgenossen oft voraus war. Ich hatte auch viele Freunde, die älter waren als ich. Jahrelang verband mich eine wunderbare englischsprachige Brieffreundschaft mit Becky, einer über 80-jährigen Amerikanerin in Washington D. C., die ich einmal im Urlaub kennen gelernt hatte. Ein weiteres Beispiel ist meine Freundin Nicole. Sie und mich verbindet bis heute eine besondere und langjährige Freundschaft, auch wenn ihre Entstehung manchem Außenstehenden etwas ungewöhnlich erscheinen mag. Ich hatte gerade erst den zehnten Geburtstag gefeiert, und sie befand sich mit ihren 20 Jahren bereits am Anfang ihrer Ausbildung zur Tanzpädagogin. Der Altersunterschied mag einem damals beträchtlich vorgekommen sein, doch Nicole und ich fanden gleich eine gemeinsame Ebene. Wir erlebten sehr viel Kulturelles gemeinsam und unternehmen hin und wieder etwas Besonderes zusammen, wie einmal zum Beispiel der Besuch des Pferderennens in Iffezheim, wo wir in der VIP-Lounge unsere schönsten Kleider trugen und begeistert das Rennen mitverfolgten.

Reife bedeutet jedoch auch, dass man als Kind sehr schnell wächst. Ich schoss regelrecht in die Höhe und näherte mich gefährlich schnell dem Zentimeter-Limit der klassischen Ballerina. Meine Zukunft als Tänzerin stand damit auf wackeligen Beinen. Mehr noch, ein schnelles Wachstum bedeutet härteres Training. Mit jedem Zentimeter verändert sich das Placement, das heißt die Haltung bei jeder Bewegung, und muss durch Training wieder ins Lot gebracht werden. Heute bin ich mit meinen 1,60 Meter nicht sonderlich groß und liege damit sogar unter dem Idealmaß von 1,70 Meter, das derzeit für die moderne klassische Ballerina gilt.

Das viele Lesen und der rege Austausch mit Erwachsenen trugen dazu bei, dass ich mich auch im Vokabular und im Sprachstil von Gleichaltrigen unterschied. Ich drückte mich gewandter aus, verwendete einen größeren Wortschatz. Im Laufe meiner Entwicklung musste ich in größeren Abständen einen Sprachentwicklungstest in der Universitätsklinik in Tübingen machen. Mir machten diese Prüfungssituationen überhaupt keinen Spaß, sie gingen mir regelrecht auf die Nerven. Außerdem gestalteten sie sich jedes Mal anders, und ich wusste vorher nie, was auf mich zukam. Im Alter von fünf Jahren musste ich mich wieder solch einem Test unterziehen. Diese Situation ist mir noch gegenwärtig, es war ein richtiges Erfolgserlebnis für mich. Ich wusste fast alles, was ich gefragt wurde. Die Diagnose machte meine Eltern und mich für einen Moment sprachlos. Im Alter von fünf Jahren, so sagte die Auswertung, lag mein aktiver und passiver Wortschatz über dem eines neunjährigen hörenden Kindes.

Mein Herantasten an die Sprachwelt der Hörenden und mein Jonglieren mit neu gelernten Wörtern brachten bisweilen auch witzige Momente hervor. Ich beobachtete eines Abends, wie meine Mutter sich im Bad abschminkte und sich dabei mit dem Waschlappen über das Gesicht fuhr.»Mami, ich will mich auch abstauben!«, ereiferte ich mich.

Wenige Monate später eine andere Situation. Ich hatte einen Luftballon über die Maßen aufgeblasen, sodass dieser platzte und die Ballonfetzen in alle Richtungen davonflogen.»Oh, jetzt muss ich die Scherben aufsammeln«, meinte ich betrübt.

In solchen Situationen war es natürlich wichtig, dass man mir erklärte, warum dieses Wort in diesem Kontext nicht passte. Ich wusste: Wenn etwas kaputtgeht, zerbricht es in Scherben. Aber nicht alles Kaputte sind Scherben. Es gibt Fetzen, Fragmente, Schnipsel, Überreste und so weiter.

Ein Wort bereitete mir jedoch Verständnisprobleme. Ich erinnere mich noch sehr wohl daran, dass ich mit dem Wort *spekulieren* lange nichts anfangen konnte. Ich brachte es mit »schätzen«, »überlegen« und »raten« in Verbindung, die nicht wirklich den wahren Sinn des Spekulierens zum Ausdruck bringen. Erst Jahre später, etwa mit 14 Jahren, verstand ich es auf einmal. Es überraschte mich selbst, dass es so einfach kam. Es gab keinen besonderen Anlass oder ein besonderes Ereignis, das mir die Bedeutung des Wortes begreiflich gemacht hätte. Auf einmal war die Erkenntnis da, dass *spekulieren* auch mit »abwägen, einkalkulieren, beabsichtigen, erwarten« zu tun hat.

So lange ich zurückdenken kann, habe ich die Ansprüche an mich selbst sehr hoch gesetzt. Ich orientierte mich an den Besten, die zu meinen Fixsternen wurden. Die erste Zeit, in der ich mit den professionellen Tänzern trainierte und probte, war herausfordernd. Ich war ja erst sieben Jahre alt und wurde mir meiner technischen Mängel im Vergleich zu den erwachsenen Tänzern bewusst. So etwas aber spornte mich nur an. Ich gehöre nicht zu den Menschen, die resigniert aufgeben oder sich widerstandslos mit einer Tatsache beziehungsweise einem Manko abfinden. Ich bat meine Ballettlehrerin, mich zu korrigieren – ich ersuchte die Profitänzer, mir Tipps zu geben. Zu Hause trainierte ich in meinem Zimmer weiter. Bis zu viermal die Woche besuchte ich die Ballettschule. Ich arbeitete hart an meinem Placement, an den Auswärtsdrehungen. In erster Linie trainierte ich mein Gleichgewicht, um meinen Körper in jeder Haltung in einer gleichmäßigen und klaren Linie halten zu können. Ich übte eisern Pirouetten, bis ich das dafür notwendige Gefühl in der Körpermitte, insbesondere in der Brust steuern konnte. So elegant, locker und fließend Pirouetten – egal ob *en dehors* (nach außen) oder *en dedans* (nach innen) – aussehen mögen, so viel Körperbeherrschung und Kraft erfordern sie. In der fünften oder vierten Position (die Füße kreuzen sich auswärtsgerichtet übereinander) *demi plié* geht man dazu locker in die Knie, dann federt man hoch zur Drehung mit der Kraft des Körperzentrums. Dabei spannt sich der Brustkorb samt den Armen an, die zu einem fast starren Gerüst werden, um dem ganzen Körper bei der Drehung auf den Halbspitzen eines Beines stabilen Halt zu gewährleisten. Es bedarf eines gestählten und kräftigen Körpers, um diese Bewegung mit einer schwerelosen Grazie auszuführen. Gleichzeitig beansprucht es höchste Körperdisziplin, um die Bewegung trotzdem geschmeidig, elastisch und zart aussehen zu lassen. Meine Lieblingsfigur ist und bleibt bis heute die *Arabesque*. Sie ist eine der schönsten und erhabensten Bewegungen, die eine Tänzerin ausführen kann. Es bedarf langer Übung, bis einem diese Figur präzise, korrekt und lupenrein gelingt, man das Gleichgewicht halten und dabei die Reinheit der Linie wahren kann. Die Erhabenheit, die Würde, die diese Figur ausdrückt, lag mir sofort im Blut. Als ich im Alter von sechs Jahren in meiner Ballettschule diese Figur übte, war meine Ballettlehrerin so begeistert, dass ich sie vor den anderen Schülern wiederholen musste. Natürlich musste sie technisch verbessert werden. Auch wenn die Lehrerin mit mir zufrieden war, übte ich ausdauernd weiter, um irgendwann eine schwerelose, vollkommene *Arabesque* tanzen zu können. Meine Ausdauer machte sich bezahlt. Als ich einige Zeit später beim Tanzfestival in Stuttgart wieder mit meinem selbst choreografierten Luftballontanz auftrat, bezeichnete mich die Presse als »neunjähriges hoffnungsvolles Tanztalent«.

Zu meinem Leidwesen bin ich sehr ungeduldig mit mir selbst. Ich bin der ungeduldigste Mensch, den ich kenne. Meine Ungeduld zeigte sich auch beim Eiskunstlaufen. Ich beobachtete, wie Frauen auf dem Eis elegante Pirouetten drehten. Kaum hatte ich das gesehen, rief ich meiner Mutter zu: »Mami, schau, ich kann Pirouetten drehen!« Der erste Versuch endete natürlich mit einem Plumps auf dem Hosenboden. »Das klappt ja nicht!«, rief ich entsetzt. »Warum geht das bei dieser Frau und bei mir nicht?« Meine Mutter versuchte mir beizubringen, dass die Frau sicher schon lange geübt hätte, bis sie so gut laufen konnte. Sie hatte bestimmt sehr viel Ausdauer und kann darum so wunderbar Schlittschuh laufen. »Alles, was man außergewöhnlich gut machen will, muss man mit viel Ausdauer üben«, erklärte sie mir.

Meine Eltern ließen mich im Stuttgarter Eiskunstlaufverein *tus* einschreiben und so entdeckte ich eine neue Faszination. Parallel zum Tanzen tobte ich mich auf dem Eis aus. Auch auf dem Eis wird eine hohe Körperbeherrschung abverlangt. Aber es ist etwas ganz anderes als beim Tanzen auf festem Boden, wenn man mit den schmalen Kufen auf dem glatten, kalten Eis herumwirbelt, was sich vor allem bei der Landung nach Sprüngen oder Pirouetten bemerkbar macht.

Der 11. Juni 1988 bedeutete für mich einen besonderen Tag. Es fand der Vereinswettbewerb im Eiskunstlaufen des *tus* Stuttgart e. V. statt, an dem ich als eine der Kandidatinnen teilnahm und gleichzeitig meine Prüfung für den Freiläufer ablegte.

Mein Name wurde aufgerufen. Jetzt riss ich mich zusammen und konzentrierte mich auf meine Aufgaben, so gut ich konnte. Ich war unheimlich nervös und hatte ziemlich weiche Knie. Trotzdem gewann ich den dritten Preis, eine Urkunde, das Abzeichen des Freiläufers und ein Stoffmäuschen, das ich gleich »Purzelchen« nannte. Beschwingt wie ich war, tanzte ich anschließend im Garten meiner Großmutter.

Wenige Zeit später, an einem Donnerstag, dem 9. September 1988, hängte ich das Schlittschuhlaufen an den Nagel. Die Entscheidung traf gut mit meinem Schulbeginn zusammen, zeitlich wäre es ein Ding der Unmöglichkeit gewesen, das Schlittschuhlaufen weiter so intensiv zu betreiben.

Aber erst einmal musste ich eingeschult werden.

Ich sehe meinen ersten Schultag in der Waldorfschule noch sehr lebhaft vor mir. Es bedeutete einen besonderen Festtag für mich und meine Familie. Besonders stolz war mein Großvater, der meiner Mutter eine Uhr als Dankeschön dafür schenkte, dass seine Enkelin auf eine Schule für Hörende gehen konnte. Tatsächlich war ich wieder das einzige hörgeschädigte Kind in meiner Klasse. Zuvor war lange in der Lehrerkonferenz beraten und abgestimmt worden, ob die Schule mich aufnehmen sollte.

Nun hatte ich die Bewerbungsphase bestanden und rüstete mich in meinem weiß-blau gestreiften Kleid und meiner Schultüte für den Weg zur Einschulungsfeier.

Meine erste Frage war: »Wo ist mein Pausenbrot?«

Ich besaß einen wunderschönen ledernen Schulranzen, auf dem ein Regenbogen, ebenfalls aus Leder, genäht war. In heller Aufregung beobachtete ich die vielen Kinder und deren Eltern, die während der Feierstunde darauf warteten, dass die Erstklässler ihrer Klassenlehrerin übergeben werden. In dieser Schule wurde eine schöne Tradition gepflegt: Die Erstklässler wurden in alphabetischer Reihenfolge aufgerufen und schritten durch einen Bogen aus Papierrosen, bevor sie zu ihrer Klassenlehrerin gelangten, ihr die Hand gaben und sich dann auf das Bänkle setzten. Zum Abschluss sang die versammelte Schulgemeinschaft: »Alles ist eitel, du aber bleibst, und wenn du ins Buch des Lebens schreibst. Du aber bleibst ...«

Ich hatte mich unglaublich auf die Schule gefreut! Ich erlebte sie nicht als den sprichwörtlichen Beginn des Ernst des Lebens. Den hatte ich schon viel früher erfahren. Was für mich begann, war eine Herausforderung. Eine neue Gemeinschaft und eine neue Quelle des Wissens. Ich fing an, Gedichte und Geschichten zu schreiben und schenkte sie meiner Klassenlehrerin. Mit meinen Englischkenntnissen und meinen Fähigkeiten im Rechnen und Lesen verfügte ich über einen erheblichen Vorsprung, und die Hausaufgaben löste ich in Windeseile.

Sehr schnell fühlte ich mich unterfordert. Ich halte es für einen Nachteil von Waldorfschulen, dass bis zur achten Klasse künftige Hauptschüler, Realschüler und Abiturienten in einer Klasse lernen. Meine Klasse zählte insgesamt etwa 35 bis 37 Schüler, was bedeutete, dass die Lehrer nicht auf die unterschiedlichen Anforderungen und Erwartungen eingehen konnten, geschweige denn auf den Einzelnen. Ich habe sogar erlebt, dass Lehrer in der Unter- und Mittelstufe den gesamten Unterrichtsstoff dem Stand der Lernschwächsten anpassten. Nicht nur für mich, auch für einige andere wurde dies zunehmend unerträglich. Auch wenn die Waldorfschule nach außen hin mit individueller Förderung warb, so gab es sie doch in der Realität kaum.

Wenn ich nicht meine Bücher, das Theater und meine Freunde außerhalb der Schule gehabt hätte, wäre mir die Freude an der Schule sehr bald vergangen. Mir erschien die Zeit dort als unnötiger Zeitverlust.

Bis heute mag ich Feste gern – vor allem mit meiner Familie. Ich mochte alle Kindergeburtstage, zu denen ich eingeladen wurde. Doch gab es bei Festen immer wieder Spiele, die Zurufen und Hören erfordern, und damit für mich kaum möglich waren. Topfschlagen zum Beispiel hasste ich. Mir wurden dazu die Augen verbunden, und ich bekam die Anweisungen »kalt, wärmer, wärmer, heiß« nicht mit. Ich war dann gefangen in einem völligen Dunkel und in einer völligen Stille, taub und blind. Es war einfach nichts anderes möglich, als zu schummeln. Ich ließ mir die Augen verbinden, achtete aber immer darauf, dass ich durchblinzeln konnte. So täuschte ich die Erwachsenen erst mit Rumschlagen in der Luft, bewegte mich aber relativ zielgerichtet immer mehr dem Topf zu. Ich weiß nicht, ob sie es gemerkt haben. Ich schämte mich damals manchmal, weil ich schummeln musste. Aber was hätte ich anderes tun sollen? Zu dumm, dass Topfschlagen bei wirklich jedem Kindergeburtstag gespielt wird! Dafür freute ich mich immer über die bunten Smarties, die in den meisten Fällen unter dem Topf versteckt lagen.

Oder wie war es bei dem Spiel »Die Reise nach Jerusalem«? Bei diesem Spiel wird ein Stuhlkreis erstellt, der aus einem Stuhl weniger besteht, als Leute mitspielen. Meistens wird per Kassettenrekorder Musik gespielt, während die Teilnehmer um den Stuhlkreis laufen. Zu einem willkürlichen und unangekündigten Zeitpunkt stoppt der Spielleiter die Musik. Jeder Teilnehmer muss sich nun schnell auf einen freien Stuhl setzen. Es bleibt dabei immer ein Teilnehmer stehen und scheidet aus. Man kann sich sicher vorstellen, wie schwierig dieses Spiel für mich war. Die Musik aus dem Kassettenrekorder war zu leise, als dass ich sie – noch dazu im Tumult des Spiels – hätte spüren können. Ich musste also extrem rasch reagieren können. Angespannt beobachtete ich die anderen Teilnehmer, und sobald ich merkte, dass sie im Begriff waren, sich hinzusetzen, reagierte ich. Diese Methode funktionierte meistens, bis wir nur noch zu zweit waren. In der Endrunde gewonnen habe ich dieses Spiel meiner Erinnerung nach nie. Und dennoch hat es mir Spaß gemacht.

Im Frühling 1992, ich war elf Jahre alt, bekam ich wieder das Angebot für eine eigene Choreografie. Meiner Ballettlehrerin schwebte ein Tanzstück als Clown vor. Der Clown bewegt sich zwischen Lachen und Weinen, zwischen Freude und Schmerz. Er, der so viele Menschen zum Lachen und Schmunzeln bewegt, kann im Innersten seines Herzens melancholisch sein. Wer Leute zum Lachen bringen will, braucht Sensibilität und ein ausgeprägtes Einfühlungsvermögen, eine feine Beobachtungsgabe, um die menschlichen Schwächen mit Ironie aufzudecken. Deswegen zeigte ich mit meiner Choreografie sowohl die sanguinische als auch die melancholische Seite des Clowndaseins. Als Musik wählten wir »Liebesfreud' und Liebesleid« von Fritz Kreisler. Das Tanzstück habe ich oft in verschiedenen Theatern aufgeführt, und diese Musik liebe ich ganz besonders.

Munter erklomm ich immer höher die Erfolgsleiter der Tanzkarriere, die mich durch und durch erfüllte. Im Herbst desselben Jahres bekam ich eine ganz besondere Rolle. Ich wurde trotz meiner elf Jahre zur Ersten Solistin gewählt. Die Geschichte von den Blumen der kleinen Ida sollte aufgeführt werden. »Du wirst zum ersten Mal mit einem professionellen Tänzer einen *Pas de deux* tanzen«, sagte Frau Bischoff-Mußhake, »einen *Pas de deux* mit Hebefiguren.« Ich war so fasziniert, dass ich erst nach einigen Minuten die wichtige Frage stellte.

»Und wer wird mein Partner sein?«, rief ich.

Frau Bischoff-Mußhake drehte sich um zu mir. Ein Lächeln huschte über ihre Lippen.

»Julio.«

Julio! Julio, dieser unglaublich charmante und intelligente Solotänzer! Er kam aus Uruguay und war Stipendiat der John-Cranko-Ballettschule gewesen. Zweifellos war er ein außergewöhnlich begnadeter Tänzer. Seine szenische Präsenz war unglaublich. Auch auf der Bühne besaß er den jugendlichen Schalk und die damit einhergehende Leichtigkeit und Lebhaftigkeit. Doch seine unglücklicherweise sehr lockere Einstellung zur Arbeit mag ihn in einer vielversprechenden, rasanten und steilen Karriere gebremst haben.

Wie mich die anderen darum beneideten! Wie ich mich selbst glühend darum beneidete! Julio war sehr beliebt und wurde von den Elevinnen heftig umschwärmt. Und ich durfte mit ihm tanzen! Einen Pas de deux, einen Tanz – nur er und ich – mit Hebefiguren und allem, was dazugehört. Wir trainierten hart. Ich machte mich mit der Technik der Hebefiguren vertraut. Greifen, Balance, Heben, Drehungen und Absetzen – all dies wurde geübt.

Julio sah nicht nur gut aus. Er war auch so witzig. In den vielen Proben, die teilweise viel Kraft forderten, hatte er immer einen Witz parat. Ein richtiger Spaßvogel. Wir lachten viel miteinander. Es war eine so aufregende und so besonders schöne Zeit. Ich glaube, es war die bisher schönste und unbeschwerteste Zeit meines Lebens.

Julio und ich blieben in derselben Compagnie. *Undine* wurde wiederaufgeführt, und wir tanzten auch in diesem Stück zusammen. Leider ging Julio bald darauf nach Berlin, wo er ein Angebot bekommen hatte, und wir verloren uns aus den Augen. Ich denke heute noch gerne an die Zeit zurück.

Im Jahr darauf folgte eine Amerikatournee. Wir wurden von der Gallaudet University in Washington, D. C., der ersten Hochschule für schwerhörige und gehörlose Studenten, eingeladen.

Ich liebe Ausdruckstanz und dramatische Stücke. Man kann

95

darin sein ganzes Temperament ausdrücken. Eines meiner Lieblingsstücke führten wir in Amerika auf. Es hieß »Gegen die Gewalt« und war ein anspruchsvoller Ausdruckstanz nach dem gleichnamigen Gedicht der Literaturnobelpreisträgerin Nelly Sachs. Wir trugen alle Masken. Ganz schlichte, einfache Masken. Man sollte unsere Gesichter nicht sehen. Unsere Ausdrucksmöglichkeiten sollten auf den Körper mit seinen Bewegungen eingeschränkt werden. Ich liebte dieses Tanzstück, denn es war sehr dramatisch. Wir stellten jüdische Verfolgte während der Nazizeit dar. Die Musik pulsierte und manchmal waren Schritte zu hören. Schritte unserer Verfolger, der Nazis, unserer Henker. Zwischendurch wurden durch Lautsprecher Zeilen des Gedichtes gesprochen, und dies verlieh dem Ganzen eine fast beklemmende Atmosphäre. Wir rannten herum, drängten uns zusammen, dann war wieder jeder für sich allein. Schließlich lief ich nach draußen, einem Licht entgegen, ich wollte mich befreien – und starb. Die anderen Gejagten kamen langsam an meinen leblos daliegenden Körper heran. Während sie trauerten, erschien plötzlich eine helle Gestalt, die die Hoffnung verkörperte. Die Bühne verdunkelte sich, bis nur noch ein fahler Lichtstreifen auf uns fiel und die ganze Szene in geheimnisvolle Wesenlosigkeit eintauchen ließ. Alle Gesichter der Verfolgten waren der Hoffnung zugewandt, was auch der Abschlusstext untermauerte:»Press, oh press, in the day of destruction / The listening ear to the earth, / And you will hear, through your sleep / You will hear, / How in death / Life begins.«[1] Dann erlosch der fahle Lichtstreifen restlos, und das Verzweiflung, Verfolgung und Trauer darstellende Stück endete mit einem Hoffnungsschimmer.

---

1 »[...] Presst, oh presst an der Zerstörung Tag / An die Erde das lauschende Ohr, / Und ihr werdet hören, durch den Schlaf hindurch / Werdet ihr hören/ Wie im Tode/ Das Leben beginnt.« (Aus dem Gedicht »How long have we forgotten how to listen!« von Nelly Sachs, Übersetzung aus: Nelly Sachs, *Fahrt ins Staublose*, Frankfurt am Main 1988, S. 18 f.)

Es war eine wunderschöne Zeit! Eine Zeit voller Schweiß und voller Sternstunden. Disziplinierte, harte, körperliche Arbeit beim Tanzen. Gleichzeitig auch täglich disziplinierte, harte Arbeit an meiner Sprache und disziplinierte, harte Arbeit als einzige Gehörlose in der Schule. Und dennoch erfüllte mich die Theaterwelt und gab mir alles zurück, was ich mir mit dieser beinharten Disziplin erarbeiten musste. Niemals hätte ich zu diesem Zeitpunkt gedacht, dass sich daran jemals etwas ändern würde. Ich war glücklich und bewunderte die professionellen Tänzer und Tänzerinnen, mit denen ich zusammen tanzen durfte. Der Tanzhimmel war erfüllt und erstrahlte vom Licht der Sterne. Dennoch war es unvermeidlich, dass ich nicht nur den Glanz des Sternenhimmels erfuhr, sondern eines Tages auch die Schattenseite kennen lernen musste: die Kälte der Nacht.

## Kapitel 6

# Bonjour ma nuit, salut mes rêves[1]

Es gibt Zeiten, dazu bestimmt,
im Leben Erfolg zu haben,
es gibt Zeiten, dazu bestimmt, das
Leben erfolgreich zu meistern.

*La Rochefoucauld*
*(1613–1680, französischer Schriftsteller)*

Über mehr als zehn Jahre hinweg hatte die Ballettschule Telos
mir Halt gegeben und mich in meiner Entwicklung gefördert.
Nun aber begann sich die Beziehung zwischen mir und meiner
Ballettlehrerin langsam zu verändern. Die Medien wurden auf
mich aufmerksam. Einige Filmteams kamen und drehten bei
Telos. Auch ich wurde interviewt. Als der Filmbeitrag schließlich
ausgestrahlt wurde, war ich überrascht, wie viel von mir im End-
schnitt berücksichtigt worden war. Viele freuten sich mit mir. Vor
allem meine Freundin Nicole war stolz auf mich. Wir saßen beide
im Büro unserer Ballettlehrerin, die uns hereingebeten hatte, um
mit uns über den Filmbeitrag zu sprechen. Sie bat uns, den auf
Video mitgeschnittenen Beitrag noch einmal gemeinsam mit
ihr anzuschauen. Täuschte ich mich, oder lag etwas in der Luft?
Meine Ballettlehrerin, mit der ich mittlerweile sogar per Du war,
wirkte distanziert und abweisend. Nach Ende des Films schaute sie
mich lange an, wie von weitem. Es beschäftigte sie etwas. »Es hätte
eigentlich eine Reportage über Telos werden sollen«, sagte sie geis-
tesabwesend. Den Rest des Abends wirkte sie sehr nachdenklich.
Dann kam ein weiteres Filmteam zu Telos, das Team wollte eine
Aufführung mit mir filmen. Sie sagte ab.

Ich konzentrierte mich auf meine weiteren Bühnenauftritte.

---

1 »Sei gegrüßt, meine Nacht / Willkommen seid ihr, meine Träume ...«

99

Eines Abends kam nach der Vorstellung eine Zuschauerin zu mir hinter die Bühne und schwärmte in den höchsten Tönen, wie ich Nelly Sachs in ihrer Kindheit verkörpert hätte, wie gerührt sie gewesen sei, als sie mich tanzen sah. Meine Ballettlehrerin stand daneben und schnitt der überschwänglichen Zuschauerin bei der nächsten Atempause das Wort mit der knappen Bemerkung ab: »Die Sarah ist eigentlich zu alt für diese Rolle.«

Auch anderen Tänzern war die Veränderung nicht entgangen. Da ich zusammen mit den professionellen Tänzern in gemeinsamen Stücken auftrat, hatte ich mir auch immer die Garderobe mit ihnen geteilt. So konnten wir uns gegenseitig ins Kostüm helfen und beim Schminken. Wir konnten uns beim Aufwärmen noch gemeinsam über die Schrittfolgen und andere nötige Absprachen unterhalten und uns gegenseitig Mut zusprechen (auch als Profi wird man von schrecklichem Lampenfieber heimgesucht). Jahrelang wurde dies so gehandhabt, bis auf einmal meine Freundin und Mittänzerin Nicole verlegen an mich herantrat. Ihr Kopfschütteln, die geschürzten Lippen und die zusammengezogenen Augenbrauen ließen mich nichts Gutes ahnen.

»Ja, was ist denn, Nicole?«

Sie holte tief Luft und schnaubte dann los: »Die Frau Bischoff hat gesagt, ich soll dir sagen, dass du nicht mehr mit uns Profis in die Garderobe gehen darfst.« So musste ich mich vor meinen letzten Auftritten bei Telos in der Umkleidekabine anziehen, in der die Schulklassen sich umzogen, bevor sie ins Training gingen. Wie schwierig der Spagat war: einerseits den Anforderungen eines Profitänzers gerecht zu werden, ohne andererseits die Möglichkeiten eines Profitänzers zu haben! Ein Beispiel war das Schminken vor dem Auftritt. Es gab in der Umkleidekabine der Schulklassen keinen Spiegel. Um mich trotzdem schminken zu können, kaufte ich mir einen Handspiegel. Die Lichtverhältnisse waren katastrophal. Meistens hängen über den Spiegeln der Garderoben sehr helle Glühbirnen. In diesem Licht ist es einfacher, ein Gefühl für die richtige Portion Schminke zu bekommen – Bühnenschminke ist ja viel stärker als die Alltagsschminke. Die Umkleidekabine der Schulklassen jedoch hatte riesige Fenster, die das Tageslicht hereinließen. Aber dieses ist zum Schminken für die Bühne einfach ungeeignet.

Meine Tanzkolleginnen verstanden diese neue Entscheidung meiner Ballettlehrerin nicht. »Du fehlst uns«, flüsterten sie mir zu, wenn wir uns hinter der Bühne für die Vorstellung bereit machten. Dies war Balsam für meine wunde Seele. Auch sie fehlten mir so sehr. Diese Aufregung, dieser Gedankenaustausch, das Geschnatter, die halben Ohnmachtsanfälle, wenn die Strumpfhose kurz vor Beginn der Vorstellung eine Laufmasche bekam.

»Wieso sondert sie dich aus?«, fragten sie mich. Ich wusste es auch nicht. Wir hatten keinen Streit gehabt. Dennoch kam wenige Monate später die nächste Hiobsbotschaft.

»Sarah, es tut mir so leid, das zu sagen. Ich habe Frau Bischoff auch gesagt, dass sie es dir selber sagen soll. Aber sie besteht darauf, dass ich dir ausrichte, dass du ab jetzt nicht mehr beim professionellen Balletttraining mitmachen darfst. Ich versteh das nicht! Was ist denn los mit der?«

Es war insofern problematisch, weil wir gemeinsam vor Aufführungen von unserem Ballettmeister noch ein kurzes Training an der Stange bekamen. Als dann der Tag der Aufführung nahte und die Tänzer nachmittags ihr Training absolvierten, stand ich in einem kleinen Raum und bereitete mich allein vor, um bei der Aufführung fit, geschmeidig und beweglich zu sein. So wurde der Graben zwischen meiner Ballettlehrerin und mir immer tiefer.

Nach und nach verließen einige der treuesten Seelen – Tänzer und Ballettmeister – die Ballettcompagnie Telos. Manchmal ging dem ein Streit mit meiner Ballettlehrerin voraus. Andere kamen. Und sie gingen nach kurzer Zeit wieder. Der Halt, den Telos mir jahrelang geboten hatte, begann zu bröckeln. Es war schlimm für mich, zu erleben, wie sich diese geliebte Tanzcompagnie immer mehr aufzulösen schien. In einem Brief schrieb mir eine Tänzerin: »I have enjoyed dancing with you. You are a very talented woman.

Hope we'll see us again – somewhere, somewhen.«[2] Ein paar Tage später erfuhr ich, dass sie die Tanzcompagnie verlassen hatte. Marc Boldin, der schöne, adonisgleiche Tänzer, schrieb mir zum Abschied: »There are not many such full blood dancers as you are. Hope to meet you again – sometime, somewhere.«[3] Danach ging er nach Zagreb, der Heimatstadt seines Vaters. Einige Jahre später sahen wir uns noch einmal, bevor wir uns ganz aus den Augen verloren. Ich wünsche mir so sehr, ihn irgendwann einmal wiederzusehen.

Wenn ich auch äußerlich wie ein unerschütterliches Bollwerk an seelischer Stärke wirkte, tief in meinem Inneren ging alles in die Brüche. Wie sollte es weitergehen?

Der Tanz war meine Heimat, meine Leidenschaft. Ich war elf Jahre lang bei Telos gewesen, seit meinem zweiten Lebensjahr – ich war dort praktisch aufgewachsen. Und jetzt? Ich konnte mir mit meinen dreizehn Jahren nicht vorstellen, dass es das Tanzen auch außerhalb von Telos noch geben könnte.

Es gab für mich nur Telos.

Ich hätte vielleicht früher gehen sollen. Doch ich blieb – und litt.

Wenigstens hatte ich noch meinen Ballettmeister Wladimir und meine Freundin Nicole dort. Aber auch Nicole war verzweifelt. Sie stand kurz vor dem Abschluss ihrer Ausbildung zur Tanzpädagogin, doch sie war schon seit langem mit so vielem nicht mehr in Einklang. Wir waren uns aber beide darin einig, dass sie auf jeden Fall noch die letzten Monate ihrer Ausbildung durchhalten sollte.

Wie war ich entsetzt, als sie eines Tages bei uns zu Hause anrief und lachend und weinend verkündete, dass sie nach einem Streit mit der Ballettlehrerin gekündigt habe!

Nun hielt auch mich nichts mehr. In einem Fax und einem

---

2 Es hat mir viel Spaß gemacht, mit dir zu tanzen. Du bist eine sehr talentierte Frau. Ich hoffe, wir sehen uns wieder – irgendwo, irgendwann.

3 Es gibt nicht viele Vollbluttänzerinnen wie dich. Auf Wiedersehen – irgendwann, irgendwo.

späteren kurzen Gespräch besiegelte ich meinen eigenen Austritt aus der Ballettschule und Tanzcompagnie Telos. Dann packte ich meine Trainingsklamotten und suchte noch ein letztes Mal die Garderobe auf, in der wir in jenen unbeschwerten Zeiten so viel gelacht hatten. In der ich so viel von den Profis gelernt hatte. In der ich meine ersten Englischwörter gelernt hatte. Ich sah die Kostüme an den Wänden hängen, Handtücher über den Stühlen baumeln, die während der Hektik der Vorstellung auf den Boden geworfenen Schuhe und Strumpfhosen, die zerknüllten Kleenex, an denen noch Reste von Make-up zu sehen waren – dieses große und so vertraute Chaos, das ich innig liebte. Und ich atmete den Geruch von Schminke, Mastix, Kostüm, Schweiß und Puder. Jedes einzelne Teil war mir im Laufe des Lebens vertraut geworden. Sogar das Schild mit der Aufschrift: »Bitte in der Garderobe nicht rauchen. Der Rauch zieht sonst in den Zuschauerraum.«

Dann ging ich.

Es war ein sehr schmerzhafter Abschied.

Ein Abschied für immer.

Genau in dieser Zeit begannen in der Schule die ersten Vorbereitungen für das Klassenspiel der achten Klasse.

Eines wunderschönen Sommertages saß ich mit einer Klassenkameradin in der Pause zusammen. Wir waren nun fast vierzehn Jahre alt, das Alter, in dem nicht nur das Interesse am Leben, sondern auch an der Liebe erwacht. Jungs, denen wir bisher nicht sonderlich viel Aufmerksamkeit geschenkt hatten, wurden plötzlich interessant. Wir wurden rot wie überreife Kirschen, wenn uns einer auf dem Pausenhof hinterherpfiff. Wir kicherten dämlich und konnten damit nicht aufhören. Wie pubertierende, überdrehte Teenies eben so sind.

Und wir tauschten uns natürlich darüber aus, wie unser Traummann zu sein habe. Wir gerieten ins Schwärmen. In schillernden Farben malte ich meiner Klassenkameradin kess meinen Zukünftigen aus.

Ihre Reaktion traf mich eiskalt und ließ mein ganzes Innenleben in tausend Scherben gehen: »Mit deiner Sprache wirst du keinen Mann finden. Sie klingt komisch. Du brauchst einen Mann, der auch gehörlos ist, weil er sich dann ja auch nicht anhören muss, wie deine Stimme klingt.«

Es war, als hätte mich eine Riesenwoge mit einer unglaublichen Wucht gepeitscht und in ihren Strudel gezogen. In der Tat fühlte ich mich wie eine Ertrinkende im Meer. Unzählige Fragen schwirrten in meinem Kopf herum. Klang meine Stimme denn so schrecklich, dass sie eine Zumutung für das hörende Ohr ist? Ich war so betäubt und gelähmt von diesem Schock, dass ich mich damit nicht richtig auseinandersetzen konnte. Zu einer Replik war ich nicht in der Lage. Ich starrte vor mich hin und versuchte, irgendeine Ordnung in das wirre Chaos in meinem Kopf zu bringen.

Aber was konnte ich mich zu diesem Zeitpunkt noch glücklich schätzen! Ich ahnte nicht, dass dies erst der Beginn einer Zeit war, die zur dunklen, kalten Nacht in meinem Leben werden sollte. Eine Nacht, in der sich Abgründe aus Selbstzweifeln, Erniedrigungen und Enttäuschungen unter meinen Füßen auftaten.

»Wir wissen ja, dass du so sprichst, weil du taub bist. Aber der normale Zuschauer bei unserem Klassenspiel wird sich wundern und nichts verstehen. Und dann ärgert er sich. Und dann haben wir alle umsonst gespielt. Die ganze Mühe war dann umsonst.« (eine Klassenkameradin)

»Du kannst einfach nicht erwarten, dass du mit deiner Stimme im Leben Erfolg haben wirst.« (ein Lehrer)

»Du klingst so seltsam – wie ... äh ... ich kann es nicht beschreiben ... auf jeden Fall ganz komisch.« (ein Klassenkamerad)

»Deine Sprache ist für das Klassenspiel ungeeignet. Deshalb bekommst du nur diese kleine Rolle.« (eine Lehrerin)

»Du musst bedenken, du bist nun mal gehörlos. Deshalb musst du sehr dankbar sein, wenn du überhaupt eine kleine Sprechrolle bekommst. Auch sonst im Leben kannst du als Gehörlose nicht den Erfolg wie Hörende haben. Mit deiner Sprache wirst du im Leben einfach zurückstecken müssen – das ist nun mal so.« (ein Lehrer) »Du kannst keine Rolle bekommen, das würde doch das ganze Spiel kaputt machen.« (eine Klassenkameradin) Und so weiter ...

Gerade in der sensiblen Phase des Heranwachsens, in der Pubertät, in der jeder Jugendliche sein Äußeres und Inneres infrage stellt, trafen mich diese Bemerkungen wie Messerstiche. Eine Aussage einer Klassenkameradin tat besonders weh: »Es ist peinlich für die Klasse, wenn du auf der Bühne stehst und sprichst. Du redest so komisch. Das ist peinlich.« Wieso peinlich für die Klasse? Wenn schon, dann bin ich ja wohl diejenige, die sich zum Affen macht.

Irgendwie schienen sich alle in der Schule – Lehrer wie Schüler – darin einig zu sein, dass meine Sprache einen Makel für die Klasse darstellte, den man verbergen müsse. Ich fühlte mich wie ein Schmetterling, der mit spitzen, dünnen Nadeln hinter einer Glasscheibe aufgespießt wurde. Das Schlimmste war, ich konnte nicht überprüfen, inwieweit die Aussagen stimmten. Normalerweise kann ein Jugendlicher in den Spiegel schauen und sich selbst davon überzeugen, ob zum Beispiel seine Nase überdimensional, sein Kinn unförmig ist, seine Lippen schief sind, seine Ohren abstehen oder nicht. Das kann ich bei meiner Sprache nicht. Vielleicht hätte ich die Kraft gehabt, die Aussagen der Klassenkameraden als gedankenlose Aussagen von Heranwachsenden einzuordnen, die mit sich selbst beschäftigt sind und noch nicht das Gefühl für Takt und Sensibilität entwickelt haben. Doch was mir bis heute unbegreiflich und unerklärlich bleibt, ist der Umstand, dass auch Lehrer – erwachsene und geschulte Pädagogen – in dasselbe Horn stießen und mir mehr als einmal erklärten, dass ich als Gehörlose ganz dankbar sein müsste, wenn ich überhaupt mitmachen dürfe.

Nach meiner Erinnerung verging kaum ein Tag während dieser Zeit der Vorbereitung des Klassenspiels, ohne dass eine der Bemerkungen und düsteren Prophezeiungen wiederholt wurde. Es war die reinste seelische Folter. Manche Klassenkameraden merkten, dass sie damit auf eine Wunde gestoßen waren, und fühlten sich motiviert, weiter darin herumzustochern. Diese Zeit zog sich ewig hin, und heute weiß ich nicht mehr, wie ich sie überlebt habe. Von diesen Erfahrungen sollte ich mich lange nicht erholen. Ich verstummte. Ich sang auch zu Hause nicht mehr. In der Schule redete ich nur noch das Nötigste, im Unterricht meldete ich mich nicht mehr, um nicht sprechen zu müssen. Und wenn ich es tun musste, verkrampfte sich alles in mir. Erst viele Jahre später, nachdem ich die Schule schon lange verlassen hatte, sollte ich zaghaft wieder anfangen zu singen. Doch mein Verhältnis zu meiner Sprache war gestört und würde niemals mehr gänzlich ungezwungen sein.

Sie äfften mich nach – in übertrieben betonter Form. Ich versuchte verbissen durchzuhalten, und am Tag des Klassenspiels hätte ich jede Stromleitung an Spannung weit übertroffen. Seelisch glich ich einem Wrack.

Dann – im entscheidenden Moment – gewannen die anderen; sie hatten ihr Erfolgserlebnis. Auf der Bühne versagte mir die Stimme. Ich hatte keine Kraft mehr, kein Selbstbewusstsein, kein Selbstvertrauen. Ich war nicht mehr ich. Mechanisch brachte ich meine drei bis vier Sätze heraus, in der Anspannung überschlug sich die Stimme – ein Umstand, der noch Wochen später von einigen schonungslos vor der Vergessenheit geschützt wurde. Ich wurde Zielscheibe des Spotts und der Demütigungen. Zum ersten Mal wurde ich mir der negativen Seite von Gehörlosigkeit richtig bewusst und merkte, wie sehr ich mich von anderen unterschied. Als Kind spürt man nicht sehr viel davon, man weiß zwar, dass irgendetwas anders ist, dass man selbst irgendwie anders ist. Diese Erfahrung an meiner Schule, welche massiv negativen Konsequenzen Gehörlosigkeit haben kann, stieß mich jedoch in ein abgrundtiefes Loch.

Die Wende kam drei Jahre später. Zum Abschluss des Kulturpraktikums in der elften Klasse musste jeder von uns sein Projekt mündlich vorstellen. Es waren alle Eltern, Geschwister und Lehrer eingeladen. Tage davor konnte ich nicht mehr schlafen, ich erbrach mich häufig, zitterte und schwitzte, wenn ich an das dachte, was mir bevorstand. Ich hatte eine panische Angst davor, vor den Leuten zu sprechen und dabei das hämische Grinsen Einzelner zu sehen, die mit ihren Mienen einen angestrengten Ausdruck vortäuschten und so taten, als verstünden sie gar nichts von dem, was ich sagte. Ich fühlte mich wie vor einer Hinrichtung. Ich konnte nicht mehr. Plötzlich kam mir ein Gedanke, wie ich diesem Grauen entfliehen könnte. Ich lief in den Keller, in dem sich eine schwere Eisentür befand. Ich schob meine Hand in den Spalt zwischen Angel und Türrahmen, während sich in mir eine erlösende, ja fast befreiende Ruhe breitmachte. Wenn ich die Tür zuschlagen würde, müsste ich mit gebrochener Hand ins Krankenhaus und somit nicht in die Schule.

Es schien die ideale Lösung zu sein.

Schon hatte ich eine Hand in den Türspalt gesteckt und mit der anderen Hand ausgeholt, um die Tür zuzuschlagen, als mich die Erkenntnis wie ein Donnerschlag traf. Vor meinem inneren Auge sah ich mich – blitzlichthaft – verweint und verängstigt, wie ich im Keller bereit war, alles dafür zu tun, um nur nicht vor der Klasse und vor den Lehrern sprechen zu müssen. Und dann liefen wie im Film die ganzen Jahre vor meinem inneren Auge vorbei, wie hart ich an meiner Aussprache gearbeitet hatte. Und ich sah auch alle Erfolge, die ich dank meiner Sprache erleben durfte. Viele außerhalb der Schule hatten mir ihre Bewunderung dafür gezollt, wie gut ich sprechen konnte. Ich erinnerte mich, wie ich in meiner Ballettschule beim Sprechtheater mitgemacht und Erfolge gefeiert hatte. Bei der Konfirmation hatte ich sogar das längste Gedicht vortragen dürfen, und alle hatten mich verstanden. Ich erinnerte mich, wie ich mich schon des Öfteren mit Fremden unterhalten hatte, ohne dass diese gewusst oder bemerkt hatten, dass ihnen eine Gehörlose gegenüberstand. Die Erinnerungen formten sich zur Erkenntnis. Meine Aussprache ist nicht typisch für eine Gehörlose. Ich habe allerdings einen Akzent, der manchen glauben ließ, ich sei Ausländerin. Ein Freund erzählte mir später einmal, es sei ein nur schwacher und interessanter Akzent. Interessant insofern, weil meine Grammatik perfekt ist, nur die Aussprache von einem Akzent gefärbt werde, der an ein osteuropäisches Land oder – was einige andere sagen – an die Schweiz denken lasse. Ich weiß um meinen Akzent, der meine unverwechselbare Individualität ausmacht. Er gehört zu mir. Und ich stehe dazu.

Plötzlich wurde mir bewusst, dass sich diese Probleme auf die Schule mit den KlassenkameradInnen und Lehrern eingrenzen ließen. Als ich nun im Keller stand, mit der einen Hand im Türspalt, bereit mich selbst zu verletzen, erkannte ich bestürzt, auf welchem Tiefpunkt ich angekommen war. Aus der Erkenntnis wurde der Entschluss. »Nein!«, sagte ich halblaut zu mir. »Nicht so! Das kann nicht sein! Nicht mit mir!« Ich war wie in Trance, ich weiß nur noch, dass ich mein Projekt mechanisch vorstellte. Man sah mir an, dass ich geweint hatte; ich hatte rote Augen, und die Anspannung war von meinem ganzen Gesicht abzulesen.

Die nächsten Monate verbrachte ich damit, all meine Kräfte zu mobilisieren, um aus dem dichten Nebel der trostlosen Zukunftsaussichten, der Resignation, der Perspektiv- und Hoffnungslosigkeit ins Leben zurückzufinden.

Vor allem das Verhalten einiger Lehrer ist mir nach wie vor völlig unverständlich. Ich möchte betonen, dass dies nicht auf alle Lehrer zutraf. Es gab auch einige sehr gute Lehrer, von denen ich später noch erzählen werde. Vielleicht wären die unfairen Attacken nicht so ausgeufert, wenn die Schüler sich in diesem Punkt nicht von mehreren Lehrern bestätigt, ja bestärkt gefühlt hätten.

Ein noch harmloses Beispiel ist eine Situation, als eine Klassenkameradin vor der Rollenverteilung der 12. Klasse zu mir kam und meinte, dass ein Lehrer ihr gesagt habe, dass ich keine besondere Rolle bekommen werde, weil ich nicht gut sprechen könnte. Warum hat er es ihr gesagt und nicht mir? Ich hatte nicht um eine besondere Rolle gebeten. Ich hatte nur darum gebeten, mich mit meiner Stimme in Ruhe zu lassen. War das zu viel verlangt?

Ironie des Schicksals: Dieselbe Klassenkameradin schrieb mir später, nachdem wir schon vier Jahre aus der Schule waren, einen Brief. Sie hatte mich in einer Talkshow und in einem Film über mich gesehen. Sowohl in der Talkshow als auch im Film wurden private Videoaufnahmen gezeigt, die mich mit Susann Schmid-Giovannini beim Üben des Wortes »Regenschirm« zeigen. Dieser Ausschnitt ging über viele TV-Sender. Meine ehemalige Klassenkameradin schrieb, ihr sei es erst da wie Schuppen von den Augen gefallen, was da alles eigentlich dahintersteckte. Sie schrieb, dass ihr das nie bewusst gewesen sei, und sie entschuldigte sich. Der Brief einer anderen ehemaligen Klassenkameradin enthielt die Worte: »Die Lehrer hätten uns das von Anfang an sagen sollen. Wir konnten als Kinder selber nicht darauf kommen. Mir ist das erst jetzt bewusst geworden, leider zu spät. Du sahst toll aus im Fernsehen! Und Du sprichst sehr gut!«

Eine besonders schlimme Konfrontation mit mir und meiner Behinderung stellte für mich die Einschätzung mehrerer Lehrer dar, dass ich es als Gehörlose akzeptieren müsse, hintenanzustehen. Und dass es meine Sprache sei, die alle künftigen Erfolge beeinträchtigen würde, so sehr ich mich auch anstrengen möge.

Meine Eltern und ich hatten oft überlegt, ob ich die Schule wechseln sollte. Doch so simpel war das leider nicht. Zur damaligen Zeit war es nicht einfach, als behindertes Kind die Schule zu wechseln. Es gab keinen gesetzlichen Anspruch auf Integration. In der Oberstufe wurde mir suggeriert, dass ich nirgendwo sonst zurechtkäme. Dass dies die einzige Schule sei, in der die Lehrer die große Bürde auf sich nähmen, die ich als gehörlose Schülerin für die Schule darstellen würde. Sogar der von mir selbst gewählte Vertrauenslehrer nutzte immer wieder die Gelegenheit, mir ausführlich zu beschreiben, wie viel man für mich täte und dass ich überaus dankbar sein müsste, in die Schule aufgenommen worden zu sein. Als man mir auf mein Bitten hin eine Buchempfehlung gab, um mir das Nacharbeiten zu Hause zu erleichtern, bekam ich zu hören, dass dies ein großes Privileg darstelle. Denn an der Universität würden die Professoren so etwas nicht tun. Später, während meines Studiums, stellte ich jedoch fest, dass Buchempfehlungen dort auf selbstverständlichste Weise zum wissenschaftlichen Usus gehören.

Lehrer prophezeiten mir, dass ich später nicht einmal in der Lage sein würde, mit öffentlichen Verkehrsmitteln zu fahren. Heute fahre ich mit der S-Bahn zu meiner Praktikumsstelle von Sindelfingen nach Esslingen, ich bereise andere Städte mit dem Zug, und während meines Studiums fuhr ich viel mit dem Bus. Ich frage mich heute noch nach dem Sinn einer solch abstrusen Prophezeiung.

Erst Jahre später, nachdem ich Vergleiche mit Kommilitoninnen an der Universität ziehen konnte, wurde mir auf schockierende Weise bewusst, was für eine Trennung es immer zwischen mir und der Schule gegeben hatte. Ich war dort nie richtig integriert.

Ich wurde nicht gefördert, ich wurde regelmäßig in meine Schranken verwiesen. Aber am schlimmsten war die herablassende und gönnerhafte Art mancher Pädagogen. Für ein heranwachsendes Kind stellt dies ein großes Hemmnis auf dem Weg zur Selbstständigkeit dar. An der Uni hatte ich in dieser Hinsicht keine Probleme. Man half mir und ich half den anderen.

Eine Sonderschule wäre ganz sicher keine Alternative für mich gewesen. Man verstehe mich bitte nicht falsch, wenn ich Sonderschulen als segregierend bezeichne. Für den einen oder anderen Gehörlosen mag sich eine solche spezielle schulische Einrichtung sogar als ein Segen erweisen. Ganz bestimmt gibt es Fälle von behinderten Kindern, deren Zuhause beziehungsweise diverse soziale Umstände (beispielsweise Armut und Bildung) es erschweren, das Kind entsprechend zu erziehen, es zu fördern. Dennoch ist es unerlässlich für die Eingliederung in das soziale Leben, wenn man die Behinderung nicht als Grund zur Absonderung ansieht und sie nicht als Verschiedenheit behandelt. Vielmehr muss dem Behinderten ermöglicht werden, seine Fähigkeiten in der Gesellschaft zu erwerben. Nur so wird er lernen können, in das wirkliche Leben einzutauchen und sich dem zu stellen. Gewiss stellt das wirkliche Leben gleichzeitig das schwierige Leben dar: das Leben in einer Gesellschaft, die auf Andersartige nur bedingt eingehen kann und will. Um in einem solchen Leben bestehen zu können, muss der Behinderte sich früh das Rüstzeug dafür erwerben. Kann dies eine Spezialschule, eine Sonderschule gewährleisten? Ich fürchte, eher nicht, selbst wenn einige Sonderschulen sicherlich die aufgeschlossensten und modernsten Mittel der Pädagogik anwenden.

Ich mache keinen Hehl aus meinen schlimmen Erfahrungen während meiner Schulzeit. Warum auch? Sie sind nun mal ein Teil meiner Geschichte. Nachdem ich in Talkshows auf direkte Fragen zu meiner Schulzeit geantwortet hatte, bekam ich einen Brief von einem Lehrer, der mich zwar nie unterrichtet hatte, mich aber ganz gut zu kennen behauptete. Ich erfuhr ironischerweise erst fünf Jahre nach meinem Abitur – und das auch nur zufällig –, dass dieser Lehrer offiziell vom Schulvorstand zu meiner Begleitperson gekürt worden war. Er hatte vor, während und nach meiner Schulzeit kein einziges Gespräch mit mir geführt! Ich kannte ihn eigentlich nur vom Sehen. Er hatte einen schwerhörigen Sohn (schwerhörig, wohlgemerkt, und nicht gehörlos!), und das war anscheinend Anlass für die Wahl der Schulleitung. An mehr als ein »Hallo!«, wenn man auf dem Pausenhof aneinander vorbeiging, kann ich mich nicht entsinnen. Was für eine Funktion er als meine angebliche »Vertrauens- und Begleitperson« gehabt haben sollte, bleibt für mich bis heute ein Buch mit sieben Siegeln. Was mich über die

Maßen ärgert, ist der Umstand, dass die Schule – nach allem, was vorgefallen war – nach außen verkündete, was alles angeblich für meine Integration getan worden sei. Wenn sie wüsste, was andere Schulen für ihre hörgeschädigten Schüler umgesetzt haben! Dann würde die Illusion der »hervorragenden Integrationsleistung« wie eine Seifenblase zerplatzen.

Trotz der Schwierigkeiten, die ich in der Schule durchstehen musste, bin ich der Meinung, dass es sehr wichtig für die Entwicklung eines gehörlosen Kindes ist, eine normale Schule zu besuchen. Dadurch verlieren Gehörlose viel von ihrer Angst und ihren Bedenken im Umgang mit Hörenden, die in vielem überlegen sind, und verbessern nicht zuletzt ihr eigenes Verständnis ihrer Behinderung. Dies wiederum wirkt sich förderlich auf den Umfang und das Niveau der Kommunikation zwischen Hörenden und Gehörlosen aus. Die Probleme, die ich mit meinen KlassenkameradInnen und einigen Lehrern hatte, waren hausgemacht, persönlich und sind keinesfalls allgemein üblich. Im Gespräch mit einigen anderen lautsprachlich kommunizierenden Hörgeschädigten erfuhr ich, dass eine harmonische Integration in Schulen durchaus möglich ist. Ich erfuhr auch, dass sich andere Schulen sehr viel mehr für die schulische Ausbildung von Hörgeschädigten einsetzten.

Diese Beispiele geben mir Kraft und bestärken mich in der Überzeugung, dass auch an Schulen Integration erfolgreich gelebt werden kann. Mir halfen Hörende außerhalb der Schule, mich als ihnen zugehörig zu fühlen. Ich war dort wegen meiner Gehörlosigkeit keine Außenseiterin. Eine Trennung »die Hörenden« und »ich« gab es so gut wie nie.

In jener Zeit gaben mir Freunde und Familie Halt. Die Clique unserer Familie bestand aus sechs Erwachsenen und sechs Kindern. Wir Kinder spielten oft miteinander und erlebten so viele wunderschöne Stunden miteinander. Ich war sehr glücklich in diesem Kreis.

Dies änderte sich jedoch, als wir erwachsen wurden. Immer

öfter hielten die anderen Kinder beim Spielen inne. Sie drehten den Kopf zur Seite und blickten angestrengt. Es dauerte eine Weile, bis ich darauf kam, dass sie lauschten. Immer öfter erregte ein Gesprächsthema am Tisch der Erwachsenen ihre Aufmerksamkeit. Manchmal gesellten sie sich zu den Erwachsenen, um die Gespräche mitzuverfolgen. Ich stellte mich neben sie. Und ich verstand nicht, was so spannend sein sollte. Da gingen die Münder der Erwachsenen auf und zu, in einem atemberaubenden Tempo. Kaum hatte ein Mund sich geschlossen, merkte ich nicht, wie andere Münder sich bewegten. Es wurde lebhaft geredet. Und es schienen oft mehrere Münder gleichzeitig in Aktion zu sein. Mir wurde richtig schwindelig davon, wenn ich ergebnislos versuchte, dem zu folgen. Mal wurde ein Witz erzählt, alle bogen sich vor Lachen. Dann wieder zeigte mein Onkel auf einen Gegenstand, sein Mund ging auf und zu, und alle brachen erneut in schallendes Gelächter aus. Ich hatte selten den Mut, zu fragen, was los war. Wenn ich doch einmal neugierig fragte: »Worüber lacht ihr denn so?«, bereute ich es sofort wieder und hätte mir am liebsten die Zunge abgebissen. Meist folgte eine betretene Stille, bis einer sich anschickte, die Pointe für mich noch einmal zu übersetzen. Aber Witze haben die Eigenheit, beim zweiten Erzählen nicht mehr so lustig zu sein. Und wenn mir jemand den Witz erneut erzählte, beobachteten mich alle stumm dabei. Eine blöde Situation! Natürlich erwartete man dann, dass ich lachte.

Zunehmend fühlte ich mich bei diesen Familientreffen unwohl. Ich kam mir überflüssig vor, manchmal sogar lästig. Ich kämpfte gegen die aufsteigenden Tränen. Immer öfter saßen wir Heranwachsenden jetzt bei den Erwachsenen am Tisch, und ich fühlte mich wie eine Außenseiterin. Hilflos ausgeliefert. Es gab kaum Bemühungen, auf meine Gehörlosigkeit Rücksicht zu nehmen. Nur wenn sie etwas von mir wissen wollten, wandten sie sich mir zu. Vereinzelt gab es auch Situationen, in denen auf mein Nachfragen die von einer abwinkenden Geste begleitete Antwort kam: »Ach, das ist nicht so wichtig.«

Sobald ich mit den »Kindern« zusammen war, war es wieder wie früher. Sie waren mit mir aufgewachsen und hatten es wunderbar gelernt, mich einzubeziehen. Beim Spielen, Herumalbern und Essen waren wir immer eine kaum zu bändigende Rasselbande. Die Kinder hatten meine Behinderung vollständig begriffen und wussten sie im Beisammensein zu berücksichtigen. Dies war bei den Erwachsenen nicht der Fall. Je mehr wir Kinder erwachsen und am Tisch der Eltern eingegliedert wurden, desto mehr schloss sich der innerfamiliäre Kreis und ich blieb außen vor. Es gab keinen Platz mehr für mich in diesem Kreis. Ich fühlte förmlich, wie ich meine Verwandtschaft »verlor«.

Meine Mutter und ich versuchten so oft, Verständnis für diese Problematik zu wecken. Die Art der Kommunikation, die es an unserem »Kindertisch« gegeben hatte, erlebte ich seitdem niemals wieder. Auch wenn die Kinder nicht direkt zu mir sprachen, war es für sie ganz selbstverständlich, deutlich zu sprechen, wenn ich dabei war. Ganz ohne besondere Anstrengung und ohne große Aufmerksamkeit. Und jetzt, am Tisch der Eltern, vergaßen auch die Kinder ihre bisher so vorbildliche Kommunikationsweise mit mir.

Ich habe oft gegrübelt, warum es ausgerechnet die Erwachsenen waren, die damit die größeren Probleme hatten. Dies ist mir besonders am Verhalten einer Tante aufgefallen. Sie warf meinen Eltern und mir vor, einzig und allein mich immer in den Mittelpunkt zu drängen und immer nur das Beste für mich haben zu wollen. Es scheint jedoch ein häufiger auftauchendes psychologisches Phänomen zu sein, dass sich Geschwister oder nahe Verwandte gegenüber Behinderten zurückgesetzt, benachteiligt oder vernachlässigt fühlen.

Während der Familienfeste versuchte ich, mir nichts anmerken zu lassen. Gingen wir anschließend nach Hause, brach ich immer öfter in Tränen aus. Ich litt so darunter, am Tisch mit einer Familie, die mir so viel bedeutet hatte, nur brav dazusitzen und zu warten, bis das Fest vorbei war. Manchmal fragte ich meine Mutter vor dem nächsten Familientreffen:»Mami, muss ich da jetzt auch hin? Kann ich nicht zu Hause bleiben? Ich verstehe da doch gar nichts.« Meiner Mutter brach es jedes Mal das Herz.

Ich fühlte mich nicht mehr angenommen von meiner Verwandtschaft. Und ich hatte das Gefühl, sie verstanden nicht, warum ich traurig war.

Einmal sah ich, wie sich der Mund von Tante H. auf und ab bewegte und alle belustigt auf meine Cousine M. schauten, die rechts neben mir saß. Ich wandte mich meiner Cousine zu und studierte sie eingehend. Keine Frisur, die sich geändert hatte. Auch sonst schien sie ganz normal auszusehen. Keine Veränderung, die mir auffiel. Die Ohrringe waren nicht neu – die hatte sie Weihnachten von meiner Mutter geschenkt bekommen. Ihr Pulli saß korrekt. Auch die Hose war geschlossen. Ich guckte ratlos zu den Erwachsenen. Ihre Münder bewegten sich weiterhin abwechselnd, während meine Cousine, deren Gesicht inzwischen krebsrot angelaufen war, eingehend gemustert wurde. Ich wollte wissen, was mit ihr los war, was überhaupt los war. Ich blickte hilfesuchend zu meiner Mutter, die meinen Blick richtig verstand und gleich begann, mir zu übersetzen. Sie fing an:

»Die H. hat gesagt, d...«

Tante H. unterbrach sie rasch und wandte sich mir sofort zu.

»Nein, nein, das stimmt nicht«, sagte Tante H.

Was stimmte nicht? Ich blickte wieder ratlos zu meiner Mutter.

»Sie sagte, dass die Ma...«, fing meine Mutter erneut an.

»Nein, Carmen, jetzt lass mich mal. Das hab ich nicht so gemeint. Also, Sarah, du hast auch abgenommen«, sagte Tante H.

Hä? Was jetzt? Das verstand ich nun gar nicht mehr.

Meine Mutter versuchte wieder zu übersetzen, und wieder wurde sie unterbrochen. Wir schauten uns nur noch an, während ich nur Wortfetzen wahrnahm. Wieso ich abgenommen? Es ging doch nicht um mich. Ich wollte doch nur wissen, was mit meiner Cousine ist. Meine Mutter konnte mich auch nicht aufklären, sie wurde immer wieder unterbrochen.

Eine Stunde später spielte ich mit meinen Cousinen und Cousins im Kinderzimmer. Wie schön es mit ihnen alleine war! So vertraut und voller Akzeptanz! Wir waren ganz vertieft in unser Spiel, ich glaube, wir spielten Zahnarzt. Nach einer Weile kam Tante H. zu uns und setzte sich zu mir. »Sarah«, sagte sie. »Ich habe zwar vorhin der M. gesagt, dass sie abgenommen hat. Aber das gilt ja natürlich auch für dich. Deshalb habe ich dir das nicht gesagt. Deine Mutter und du, ihr habt euch sicher gewundert, warum ich nicht auch zu dir sage, dass du abgenommen hast.«

Jetzt machte es bei mir den berühmten Klick. Mein Kopf dröhnte, als ginge darin ein Feuerwerk los. Der Schleier, der die ganzen Monate vor mir gehangen hatte, fiel und machte eine erdrückende, lähmende Wahrheit klar. Auch wenn meine Mutter und ich wiederholt versucht hatten, die Familie auf meine Gehörlosigkeit und die Probleme hinzuweisen, die sich bei solchen Gesprächsrunden am Tisch ergeben – war uns das offenbar nicht gelungen. Tante H. war ein lieber Mensch, ebenso wie alle anderen Familienmitglieder. Ich glaube, sie konnten wirklich nichts dafür, sie verstanden es einfach nicht. Wie ernsthaft sie sich darum bemüht haben, weiß ich nicht. Jedenfalls führte dieses Unverständnis zu Missstimmigkeiten. Ich weiß noch, wie ich damals aufs Klo rannte und dort erst einmal nach Luft ringen musste. Die Wucht dieser Erkenntnis hatte mich fast nach hinten geworfen, und ich musste meine Hände unter kaltes Wasser halten, um nicht zu zittern.

Warum verstanden sie das denn falsch? Weder meine Mutter noch ich hatten mich in dieser Situation in den Mittelpunkt rücken wollen. Und dennoch war es so aufgefasst worden.

Ich kenne einige Gehörlose, die Ähnliches mit ihren Familien erlebt haben. Der Austausch tat uns gut. Es scheint ein Phänomen bei vielen Familien von lautsprachlich kommunizierenden Hörgeschädigten zu sein. Unsere Behinderung ist nicht sichtbar. Angesichts unserer Fähigkeit zu sprechen vergisst man oft, dass wir nicht hören können.

Natürlich schmerzte es, nicht einbezogen zu sein, sich verloren und überflüssig zu fühlen. Doch diese Wunde ist inzwischen verheilt. Was mich aber damals so schockte, war die Erkenntnis, dass sich dieses Missverständnis auf meine Mutter bezog. Man glaubte, dass meine Mutter beleidigt sei, weil sich das Gespräch nicht um mich drehte. Dabei hatte sie nur gesehen, dass ich dem Gespräch nicht folgen konnte, meinen fragenden Blick erwidert und mir zu übersetzen versucht. Es gab noch oft Situationen, in denen wir missverstanden wurden, von denen man fälschlich glaubte, ich solle nur in den Mittelpunkt gerückt werden. Es ging nie darum, sondern einfach nur um ein wenig Disziplin der Sprechenden, damit ich den Gesprächen hätte folgen können.

So beschlossen meine Mutter und ich, von nun an etwas später zu den Festen zu kommen. Wir hofften, dass sich die anderen bis dahin rege ausgeplaudert hätten, sodass sie dann etwas ruhiger diskutieren würden. Als dies nicht half, gingen wir nicht mehr zu jedem Fest. Darauf hieß es dann, wir hätten keine Zeit mehr für die Familie. Andererseits gab es Feste, da bezweifelte ich, ob meine Anwesenheit überhaupt bemerkt wurde. Warum also frustriert dasitzen und warten, bis es endlich vorbei wäre?

Und an meinen eigenen Geburtstagen? Ich erinnere mich noch lebhaft an meinen 18. Geburtstag. Sie kamen und rasch verfielen sie wieder in ihr gewohntes, von mir abgewandtes, schnelles Nuscheln, Lachen. Aber es war mein Geburtstag! Mein 18. Geburtstag! Was sollten die ganzen Geschenke? Ich wollte nichts Materielles, ich wollte akzeptierter Teil meiner Familie sein! War das zu viel verlangt? Andere konnten es doch auch! Später sollte ich mit Kollegen, Kommilitonen und Freunden in größeren und kleineren Gruppen zusammensitzen, und sie nahmen alle etwas Rücksicht auf mich. Dieser 18. Geburtstag war zu viel für mich. Ich stand auf, ließ in meinem Zimmer den Tränen freien Lauf. Ich schrieb meiner Mutter auf einen Zettel, dass ich nie, nie wieder mit meiner Familie feiern wolle. Dass ich nur noch mit Leuten feiern wolle, die mich mögen und denen es wichtig ist, dass ich dabei bin. Nicht nur physisch, sondern als teilnehmende Person. Meine Mutter tröstete mich und hielt mich fest, als ich mich schluchzend in ihre Arme warf. Obwohl wir fast eine halbe Stunde in meinem Zimmer waren, merkte keiner von der Familie etwas davon.

Die Missverständnisse häuften sich in dieser Zeit. Ich war wie gelähmt, ich konnte nicht dagegen ankämpfen. Je mehr ich versuchte, etwas zu tun, desto schlimmer wurde es.

Heute ist es besser. Manche aus der Familie nehmen mich bei ihren Gesprächen mit, manche weniger, manche gar nicht. Das habe ich inzwischen akzeptiert. Auf diese Weise werden sich mir manche zwangsläufig entfremden. Wo keine Kommunikation ist, kann auch keine Bindung entstehen. Dafür werden mir andere sehr viel näher kommen. So ist es immer und überall. Auch wenn ich für meine Behinderung, meine Taubheit nichts kann, so wird es mir schwer ums Herz, wenn ich daran denke, dass meine Verwandtschaft ohne mich dieses Problem nicht hätte. Indirekt wurde mir das vorgeworfen. Meine Taubheit und die damit verbundene Situation hatten zu Missstimmigkeiten und Missverständnissen geführt, die schnell auch auf andere Bereiche übergriffen.

Mit diesem Schuldgefühl, dies – wenn auch unfreiwillig – verursacht zu haben, werde ich leben müssen.

Ich durchlebte eine sehr dunkle Zeit, in der ich mich selbst immer wieder infrage stellte. Immer und immer wieder fragte ich mich, warum zum Teufel denn ausgerechnet ich taub sein muss. Ich hatte zu dieser Zeit immer mehr das Gefühl, durch meine Taubheit irgendwo angekettet zu sein. Die Ballettschule fehlte mir sehr. Meine Tanzcompagnie. Meine Aussprache ruinierte anscheinend meine ganze Zukunft, ganz so, wie es mir eingetrichtert worden war. Mein Inneres brach zusammen und ich wusste oft nicht, wie ich den nächsten Tag überstehen sollte. Mein ganzer Mut, mein Stolz, ja sogar mein Lebenswille sackten ab. Hätte ich in dieser Zeit nicht die schützende Hand meiner Eltern und einiger Freunde über mir gefühlt, hätte ich keinen Ausweg gefunden. Heute wird mir bewusst, dass diese Zeit auch meiner Mutter einen unglaublichen Kraftakt abverlangt haben muss.

Doch nach einiger Zeit fand ich ein kleines Licht am Ende des Tunnels, das mir half, den ersten Schritt aus dem Dunkeln zu wagen. Es war mein geliebtes Patenkind Katharina. In Katharina erkannte ich vieles von mir wieder. Sie war ein hochintelligentes, reifes Mädchen mit einer Vorliebe für Kunst und Sprache. Wir erlebten viel Schönes miteinander. Wir gingen zusammen ins Theater, ins Musical. Und ich genoss die Kindergeburtstage, die Katharinas Mutter sehr liebevoll gestaltete. Die Freundschaft zu Katharina tat mir unendlich gut. Es galt nun, das dunkle Loch in meinem Herzen mit Licht und Freude zu füllen.

Ein weiterer Mensch, der mir half, aus dem Dunkeln herauszukommen, war mein Lateinlehrer Wolfgang Lorenz.

Eines Abends ging ich ins Wohnzimmer zu meinen Eltern, die gerade Zeitung lasen.

»Ich werde jetzt Latein lernen«, sagte ich bestimmt.

Diese Entscheidung ereilte meine Eltern aus heiterem Himmel. Tatsächlich war sie ohne längere Vorüberlegung gefasst worden. Ich hatte einfach von heute auf morgen beschlossen, mich jetzt noch mehr meiner Liebe für Sprachen zu widmen. Englisch und Russisch lernte ich bereits, und für eine romanische Sprache stellte Latein die ideale Grundlage dar. Ich hatte von einer Latein-AG erfahren, die es ermöglichte, außerhalb des Schulunterrichts das Latinum abzulegen.

Meine Eltern versuchten anfangs, mich von dieser Entscheidung abzubringen. Ich hatte ja bereits angekündigt, mit dem Wechsel in die Oberstufe Russisch abzuwählen und Französisch als weitere Sprache zu beginnen. Meine Mutter war voller Sorge, dass ich mich übernehmen könnte. Sie sprach mit Engelszungen. Doch alle ihre Überredungskünste reichten nicht aus. Ich machte meinem Ruf als Dickkopf alle Ehre.

Und so lernte ich den großartigsten Pädagogen kennen, den sich ein Schüler wünschen kann. Was Herrn Lorenz und mich sofort verband, war die Liebe zum Theater. Er war Mitglied eines Schauspielensembles. Wir unterhielten uns manchmal nach den Lateinstunden über die faszinierende Welt des Theaters. Er spürte, wie tief die Wunden waren, die ich in der zurückliegenden Zeit davongetragen hatte, und riet mir, bei einem Sprechtheaterprojekt mitzumachen. Ich war verzagt und entmutigt. »Keiner wird mich auf der Bühne sprechen lassen«, wehrte ich resigniert ab. Doch Herr Lorenz blieb hartnäckig, und eines Tages überwand ich meine Scheu und schaute mich nach einer entsprechenden Möglichkeit um.

Das Jugendtheater in Stuttgart warb um junge Schauspieler, die an einem Projekt zur Herstellung einer kulturellen Verbindung zwischen Deutschland und Polen teilnehmen sollten. Hier ging es um echtes Sprechtheater. Ich zögerte lange, bis ich mich endlich dafür bewarb. Von der Projektregisseurin Betty wurde ich zu einer Probestunde und einem anschließenden Gespräch eingeladen. Bei der Probestunde wurde gesungen, gesprochen, improvisiert in Bewegungen, Sprache und Rhythmus.

Als ich die Zusage erhielt, erschien es mir wie ein Wunder.

Es war eine sehr interessante und anstrengende Arbeit neben dem Lateinunterricht und der Schule, aber es bereitete mir viel Freude. Die Krönung des Projektes war zweifellos die Tournee nach Polen, wo wir zusammen mit einer polnischen Gruppe auf der Bühne standen. Hier kamen mir meine Russischkenntnisse zugute, denn hin und wieder musste ich mich an polnischen Schriften orientieren.

Unsere Theatergruppe war sehr nett. Ich denke heute noch mit sehr viel Wärme an alle zurück, an Betty, an Urte, an alle. Wir integrierten verschiedene Situationsfragmente in unser Stück. Alles drehte sich um das Thema Feuer.

Polen stellte einen großen Kontrast zu meiner bisherigen Bühnenerfahrungen dar. Ich lernte die Schönheit, aber auch die Armut

Polens kennen. Die Theaterbühnen wiesen immer noch große Mängel auf. So durften wir während einer Aufführung die Toilettenspülung in der Garderobe nicht benutzen, da die hauchdünnen Wände das Rauschen der Spülung nicht vom Zuschauerraum isoliert hätten. Was sich da im Laufe eines Abends ansammelte, war wahrlich kein schöner Anblick. Ich bin jedoch dankbar für diese wertvollen Erfahrungen.

Währenddessen lernte ich fleißig Latein. Zusammen mit meinem Lehrer ging es zügig voran, bis Herr Lorenz mir die Freiheit zum eigenständigen Lernen übergab. Ich hatte den Lehrplan und sollte für mich zu Hause in Eigenregie lernen. Einmal im Monat trafen wir uns zu einer zweistündigen Sitzung, in der Herr Lorenz meine frisch und selbstständig erworbenen Lateinkenntnisse abfragte.

Nach zweieinhalb Jahren teilte mir Herr Lorenz zu meiner Überraschung mit, dass er mich für die Prüfung zum Latinum in einem halben Jahr anzumelden beabsichtigte. »Aber Herr Lorenz, die vier Jahre sind doch noch nicht um!«, stammelte ich.

»Wir versuchen es einfach, Sarah«, entgegnete mein Lateinlehrer. »Vier Jahre sind zwar üblich. Aber du schaffst es ein Jahr vor der Zeit.«

Ich hätte mir so etwas nie zu erträumen gewagt. Aber ein Versuch war es wert. Es gab nicht wirklich viel zu verlieren. Also wagte ich mich schon jetzt in die schriftliche Prüfung.

Die schriftliche Prüfung schien gut verlaufen zu sein. Herr Lorenz durfte mir die Note jedoch nicht vor der mündlichen Prüfung verraten. Aber er schien guten Mutes zu sein. Dennoch merkte ich, wie er mich in den darauffolgenden Unterrichtsstunden besonders hart prüfte. Sollte ich unsicher sein? Doch instinktiv wusste ich: Herr Lorenz kannte mich und meine Leistungen überaus gut und hatte es sich zur Aufgabe gemacht, aus dem vollen Potenzial zu schöpfen. Wie auch immer meine Note im Schriftlichen gewesen war, er sah sie als verbesserungswürdig an. Sofort war mein Ehrgeiz wieder geweckt, und ich bereitete mich mit der Hilfe von

Herrn Lorenz auf die erste mündliche Prüfung meines Lebens vor. Wenn ich zu diesem Zeitpunkt an die Prüfung dachte, war ich noch nicht sonderlich beunruhigt. Da werden Fragen gestellt, die man einfach beantworten muss, sagte ich mir. Als dann aber der Tag der mündlichen Prüfung in Esslingen immer näherrückte, packte mich eine immer größere Nervosität. Plötzlich quälten mich aberwitzige Vorstellungen. Was wäre, wenn ich die Prüfer nicht verstehen würde? Wenn sie einen zu langen Schnurrbart oder ein zu schlechtes Mundbild hätten? Für Gehörlose gibt es generell die Möglichkeit, eine mündliche Prüfung in eine schriftliche umzuwandeln, doch dies kam weder für Herrn Lorenz noch für mich infrage. Notfalls würde man mir die Fragen aufschreiben, beruhigte er mich. »Und verstehen tut man dich sowieso«, sagte er.

Ich war die Letzte, die geprüft werden sollte. Man hatte aus Rücksicht einkalkuliert, dass sich die Prüfungszeit eventuell aufgrund von Verständnisschwierigkeiten länger hinziehen könnte. Während ich wartete, sah ich all die anderen Prüflinge, die über das ganze Gesicht strahlten. Auch sie waren Schüler von Herrn Lorenz. Die schlechteste Note war eine 2,0. Das ist eben die Arbeit von Wolfgang Lorenz, dem besten Pädagogen, dem ich jemals begegnet bin.

Schließlich wurde ich aufgerufen. Es ist schon eigenartig, dass man später dem Ganzen viel weniger Bedeutung beimisst im Vergleich zu anderen Lebenssituationen. Bei der Prüfung damals dachte ich, es ginge um alles. Um mein ganzes Leben. Mit zitternden Händen nahm ich den lateinischen Text entgegen, für dessen Übersetzung ich unter Aufsicht etwa 10 bis 15 Minuten Vorbereitungszeit hatte. Dann brachte mich die Aufsicht in den Prüfungsraum – ich bin auf dem Weg tausend Tode gestorben –, in dem mich Herr Lorenz und zwei weitere Prüfer erwarteten.

*Ave caesar, moritura te salutat.*[4]

---

4 »Sei gegrüßt, Cäsar, die Todgeweihte grüßt dich!« Abgeleitet aus dem ursprünglichen Begrüßungsruf der römischen Gladiatoren beim Betreten der Arena: »Ave Caesar, morituri te salutant!« (Sei gegrüßt, Cäsar, die Todgeweihten grüßen dich!)

Unfassbar, dass Herr Lorenz mich an Nervosität noch übertreffen konnte! Während ich die Übersetzung meines Textes zum Besten gab, sah ich aus den Augenwinkeln, wie die zappeligen Hände von Herrn Lorenz den armen Bleistift malträtierten. »Hoffentlich bricht der nicht gleich durch«, dachte ich und war erstaunt, dass ich in dieser Prüfungssituation überhaupt noch etwas anderes wahrnehmen konnte. Mir wurden viele Fragen gestellt. Meine Sicherheit in Grammatik und meine Kenntnisse in der römischen Geschichte wurden überprüft. Verständnisschwierigkeiten gab es überhaupt keine. Weder ich noch die Prüfer mussten nachfragen. Es war ein ganz normaler Prüfungsablauf, der mir fast schon Spaß bereitete. Ich hatte das Gefühl, noch gar nicht richtig angefangen zu haben, da war das Ganze schon vorbei, und ich wurde gebeten, aus dem Raum zu gehen und auf dem Gang zu warten, bis sich die Prüfer auf eine Note geeinigt hätten.

Draußen vor der Tür stehend wurde ich dann doch kleinmütig. Ich konnte die Prüfung überhaupt nicht einschätzen. Es war zu gut gelaufen. Da stimmt doch sicher etwas nicht. Ich hatte zwar viel geredet – aber hatte ich auch das Richtige gesagt? Alles halb so schlimm, versuchte ich mir einzureden, bevor mich wieder eine neue Woge von Zweifel übermannte. Am meisten beschäftigte mich, wie ich mich wohl mit meiner »makelbehafteten Sprache« behauptet hatte. In der Schule hatten alle versucht, meine Sprache zu verbergen und mir einen Spiegel vorgehalten, wie negativ sie sich auf meine Leistungen auswirke. »Bitte, lieber Gott, lass mich gut gesprochen haben. Bitte, lieber Gott, lass meine Sprache nicht alles kaputt gemacht haben!«, flehte ich inständig.

Dann ging die Tür auf, und ich wurde hereingebeten, um meine Endnote zu erfahren. Die nächsten Minuten erlebte ich wie in Trance.

Ich war stumm. Ich konnte nichts mehr sagen. Mechanisch folgte ich dem Lehrer, der Tränen in den Augen hatte. Wir gingen zu meinen Eltern, die mit mir gelitten hatten und erleichtert aufatmeten, als sie mich wiedersahen. Ich blieb immer noch stumm. Der Lehrer überbrachte meinen Eltern die Botschaft.

»Eins Komma« – er stockte und setzte erneut zum Sprechen an. »Eins Komma null.«

# Kapitel 7

# Returning home – Dancing again[1]

Sehen und hören usw. können alle Menschen,
aber wahrnehmen, das heißt
mit der Seele den Eindruck der Sinne auffassen
und denken, das können bei weitem nicht alle.

*Heinrich von Kleist*
*(1777–1811, deutscher Schriftsteller)*

Ich erlebte diesen Erfolg als heilsamen Schock. Er sollte zum Wendepunkt in meinem Leben werden, denn er bedeutete die vollständige Umwandlung meiner Einstellung zu mir selbst. In der Schule galt bis dahin, dass meine Sprache meine ganzen Erfolge im Leben beeinträchtigen werde. Dass sie schlichtweg peinlich sei. Tage vor der mündlichen Prüfung wurde ich von der inneren Panik getrieben, ob sich dies auch auf meine Lateinergebnisse auswirken würde. Diese negative Einstellung – von der Schule geprägt und mir eingebrannt – war mit einem Mal durch die Realität komplett widerlegt. Die Prüfer hatten mich zu meinen guten Leistungen beglückwünscht. »Ihre schriftliche Note von 1,5 wird mit dieser mündlichen Prüfung auf 1,0 hochgesetzt. Ihr Wissen ist nicht angelernt, Sie haben den Stoff wirklich verstanden. Wir sind begeistert von Ihrem sprachlichen Ausdruck. Und es ist enorm, wie gut Sie sprechen. Alles Gute für Ihre Zukunft.«

Ich fing an, wieder Vertrauen in mich zu fassen. Es ging mir gut. Ich stand auf. Und ich sollte merken, dass die Durststrecke in den letzten vier Jahren meine Persönlichkeit geprägt und gefestigt hatte. Ich ging verändert aus dieser Phase hervor. Ich war jetzt von einer größeren Stärke, gefestigt, stolz und mein Rückgrat stahlhart. Ein eiserner Wille entstand in mir. So leicht konnte man mich

---

1 (dt. Übersetzung: »Nach Hause zurückkehrend – zum Tanz zurück«)

nicht mehr umhauen – ich bot jetzt allen Widerständen die Stirn. Ich wusste nun, dass ich Grenzen überwinden konnte.

Die Nachricht von meiner mit Bestnote bestandenen Lateinprüfung ein Jahr vor der üblichen Zeit verbreitete sich in Windeseile in der Schule. Ich hatte neues Selbstbewusstsein gewonnen, war energischer geworden und man begegnete mir mit mehr Achtung. Auffallend viele Lehrer gratulierten mir, auch solche, die mich nicht persönlich, sondern nur vom Hörensagen kannten.

Währenddessen schaute ich mich nach einem neuen Theater um. Mir fehlten die Aufführungen, und ich suchte eine neue Herausforderung. Balletttraining nahm ich mittlerweile in der Ballettschule Kuppe-Loew. Von meiner Mutter erfuhr ich vom Makal-City-Theater in Stuttgart, das der berühmte Pantomime Peter Makal gegründet hatte. Ich besuchte seine Pantomimenkurse und lernte viel über die stille darstellende Kunst, in der man ohne gesprochenes Wort auskommen muss, aber oft mit Musik arbeitet. Man muss mit dem Körper Zwiesprache halten. Gefühle, Örtlichkeiten, Gegenstände und Charaktere erhalten hauptsächlich durch Gestik und Mimik ihren Ausdruck. Der Ursprung der Pantomime ist der Tanz. Jeder Pantomime muss Tanzelemente beherrschen, um seinen Körper als Ausdrucksmittel verwenden zu können. Das gab mir Gelegenheit, mein tänzerisches Repertoire aus dem klassischen Ballett zu erweitern. Modern Dance und Ausdruckstanz mit Stilelementen, die clownesk, heiter, tragisch, und melancholisch sein können, kamen hinzu.

Wenige Monate später wurde ich als Mitglied im Makal-City-Theater-Ensemble aufgenommen. In dem Stück *1001 Nacht* bekam ich die Rolle des Aladins mit der Wunderlampe, ich spielte aber auch eine Katze, eine Sphinx und sogar eine Bauchtänzerin. Ich lernte dabei Peter Makal als einen großartigen Künstler kennen. Hinter seiner manchmal etwas rauen Fassade verbarg sich eine große Seele, die sich ganz dem Theater verschrieben hatte.

Diese Zeit bleibt mir ewig als herrliche Entdeckungsreise zu menschlichen Charakteren jeglicher Couleur in Erinnerung. Mit großen staunenden Augen betrachtete ich diese neuen Welten. Ich entdeckte nicht nur die Eleganz, sondern auch den Snobismus des Theaters. Es gab schusselige Fehlhandlungen, die zum Salz in der faden Suppe des Alltags wurden. Ich lernte die kleinen und großen Intrigen, die kleinen und großen Affären kennen, die sich in solchen geschlossenen und eingeschlossenen Gesellschaften leicht entspinnen. Glücklicherweise war ich zu jung und unschuldig – aber auch zu distanziert und abweisend –, um mich in diesen Sog aus Leidenschaften hineinziehen zu lassen.

Meine Lieblingsszene in *1001 Nacht* war der Bauchtanz. Ich nahm zusätzlichen Unterricht in der Kunst des Hüftschwungs, um den anderen beiden Bauchtänzerinnen einigermaßen das Wasser reichen zu können. Das Problem lag nur in der sehr kurzen Zeitspanne von etwa einer Minute, in der ich mich im Dunkeln vom sperrigen Kostüm der Sphinx befreien, die Haare auflösen und in das Bauchtanzkostüm hineinschlüpfen musste. Das Bauchtanzkostüm bestand aus einer goldenen weiten Hose und einem schweren Gürtel, der um die Hüfte gebunden wurde und sich mit vielen Schnürchen und Stoffzipfeln wie ein Rock über die Hose ergoss. Das Oberteil war ursprünglich ein goldener Büstenhalter, der mir jedoch zu eng war und den meine Mutter bis zum Hals mit Stoff zugenäht hatte. Ich spiele zwar durchaus gerne mit meinen Reizen, aber in Maßen. Und ein erotischer Bauchtanz mit zu knappem Oberteil war einfach des Guten zu viel.

Kostüme müssen perfekt sitzen. Wer sich nicht sorgfältig ankleidet, bekommt die Konsequenzen spätestens auf der Bühne zu spüren. Den Bauchtanz habe ich sehr oft aufgeführt. Dennoch passierte es mir zweimal, dass ich mir mein Kostüm nicht hundertprozentig sitzend anlegte, obwohl ich vor Beginn der Aufführung alles so zurechtgelegt hatte, dass ich mich im Dunkeln mit einigen Griffen orientieren konnte. Einmal hatte ich den Klettverschluss meines Gürtels im Dunkeln nicht richtig fest zugemacht und merkte erst in der Mitte des Bauchtanzes, wie der Gürtel zu rutschen begann. Improvisation ist alles! Also musste ich versuchen, den Gürtel während des Tanzens zu öffnen und mit Schwung auf die Seite zu werfen. Obwohl ich darunter – glücklicherweise – eine Hose trug, kam ich mir ein wenig wie beim Striptease vor. Kein Wunder also, dass ich bei der darauffolgenden Aufführung dem Zubinden des Gürtels besonders viel Aufmerksamkeit widmete und dafür aber mein Oberteil nur flüchtig anzog. Im Klettverschluss, der den Stoff des Oberteils im Nacken zusammenhielt, hatten sich einige Haare verfangen, sodass ein guter Halt nicht mehr gewährleistet war. Dieselbe Improvisation wie beim Gürtel konnte ich beim Oberteil nun schlecht anwenden, und so tanzte ich leicht nach hinten geneigt. Ironischerweise sprachen mich einige hinterher darauf an, dass ich besonders erotisch und raffiniert getanzt hätte.

Peter Makal besaß eine Vorliebe für Hebefiguren. Er zeigte sich begeistert von meiner tänzerischen Ausbildung und nahm jede Gelegenheit in der Choreografie wahr, eine Hebefigur unterzubringen. So stieg ich als Aladin in meinem Stück den Brunnen hinunter und erlebte dabei etliche Abenteuer. Ich begegnete zum Beispiel vier Molchen, vier stattlichen Männern mit Molchmaske, die – oh – alle bis auf einen grünen String nackt waren. Tänzer haben ein anderes Verhältnis zu ihrem Körper. Freizügigkeit macht ihnen gewöhnlich nicht viel aus. Aber es war zugegebenermaßen für mich als vierzehnjähriges Mädchen schon etwas gewöhnungsbedürftig. Fast alle Molche mussten mich heben und beim Heben und Greifen spürte ich die trainierten Muskeln, die sich unter der nackten Haut meiner männlichen Tanzpartner deutlich abzeichneten.

Also ... ich habe es genossen.

In der Schule entfernte ich mich immer mehr von den Klassenkameraden. Ich blieb dort eine Fremde, eine Außenseiterin. Ich konnte nicht mehr mit ihnen umgehen. Ich glaube, das hängt vor

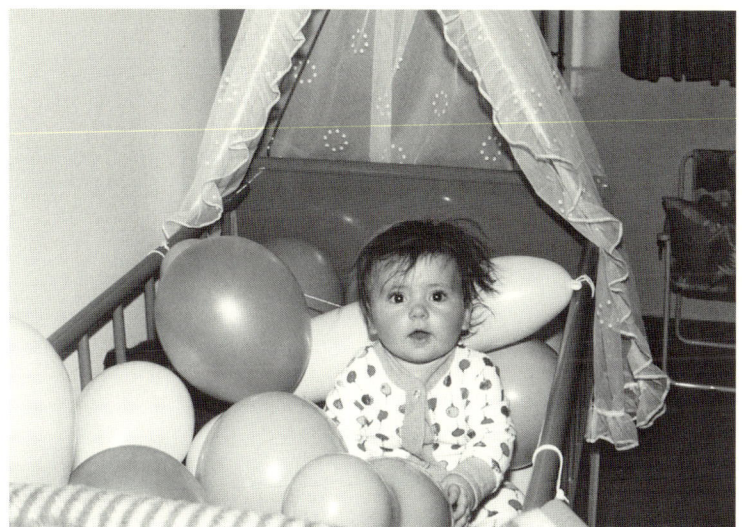

*Eine Sekunde bevor der Ballon hinter mir platzt. Für meine Eltern der Moment der Wahrheit: Ich bin taub.*

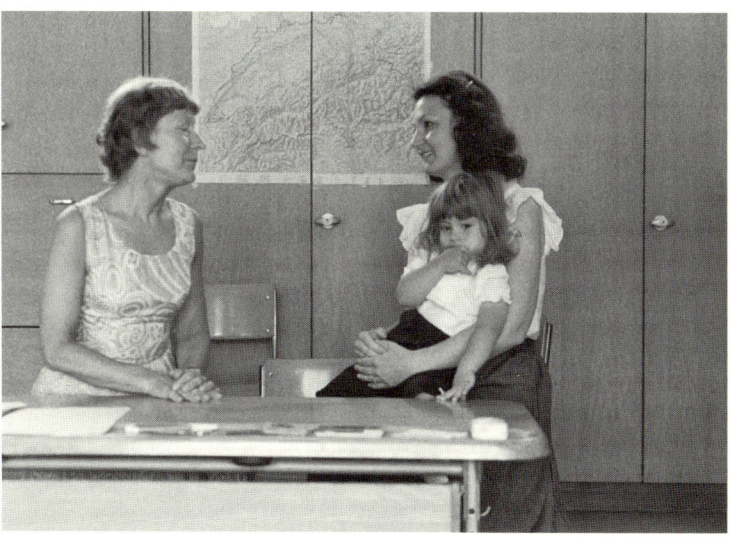

*Mit meiner Mutter bei der Audiopädagogin Susann Schmid-Giovannini in Meggen (Schweiz)*

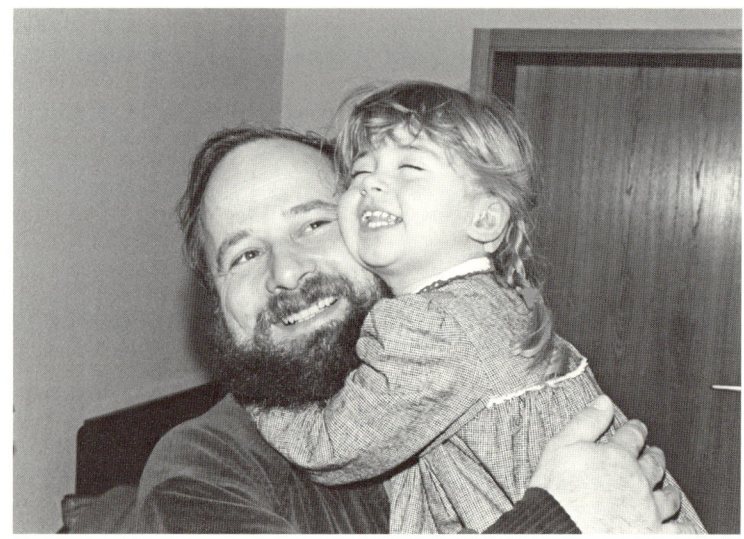

*Der Liebe, dem Zutrauen, der selbstlosen Hilfsbereitschaft meiner Eltern habe ich alles zu verdanken.*

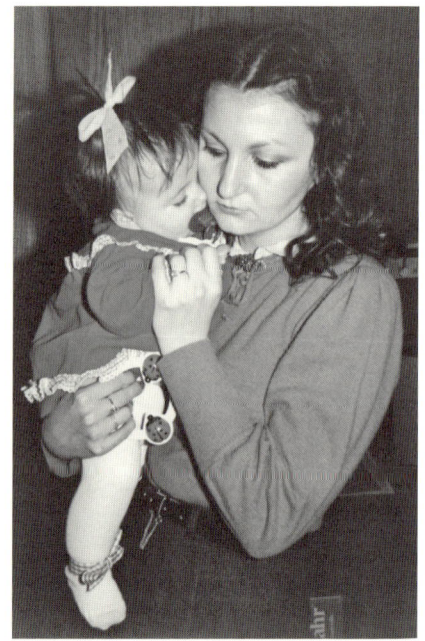

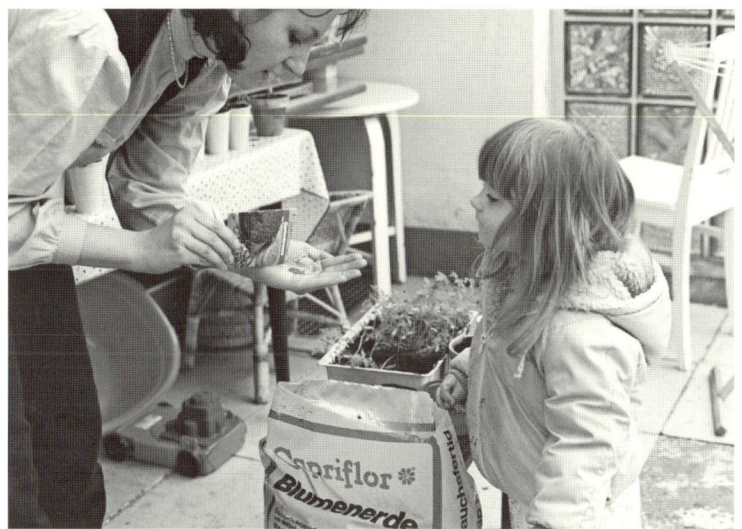

Der praktische Anschauungsunterricht meiner Mutter förderte mein Verständnis der Begriffe und der Welt.

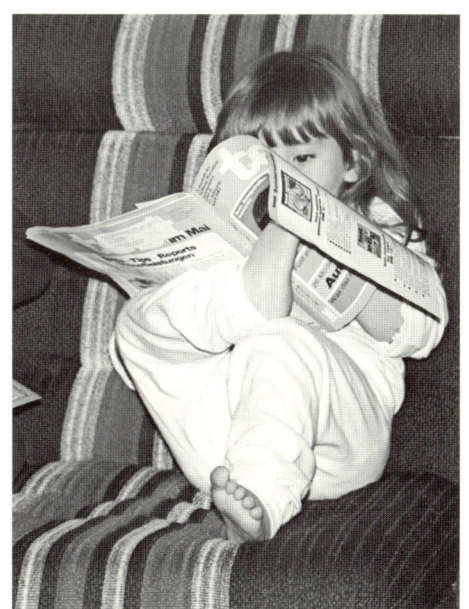

Im Alter von drei Jahren begann ich zu lesen, was ich in die Finger bekam – hier in meiner damals typischen Lesehaltung.

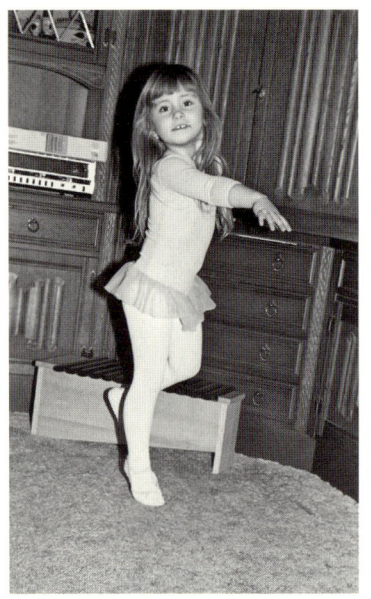
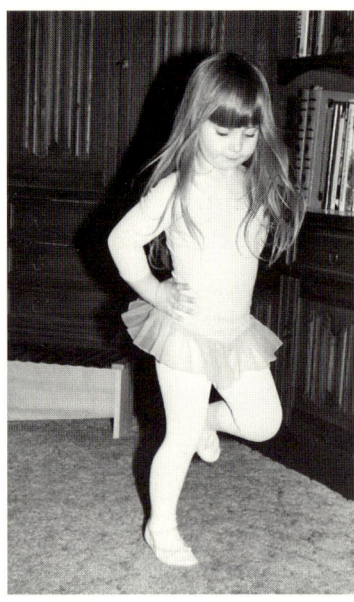
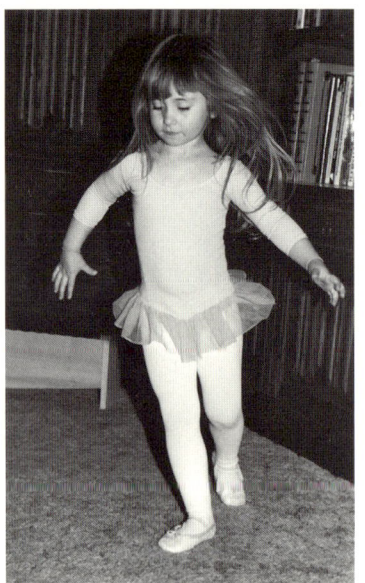
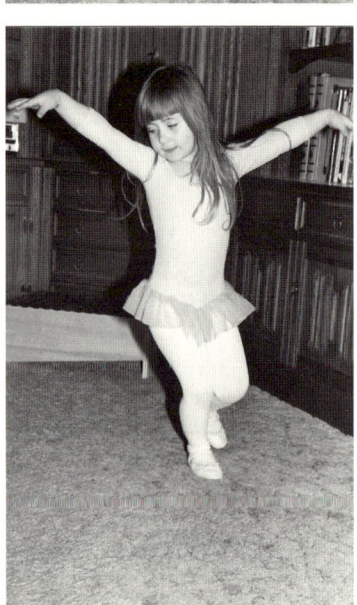

*Tanzen ist in meinem Blut. Oft zog ich zu Hause mein Tutu an und tanzte drauflos.*

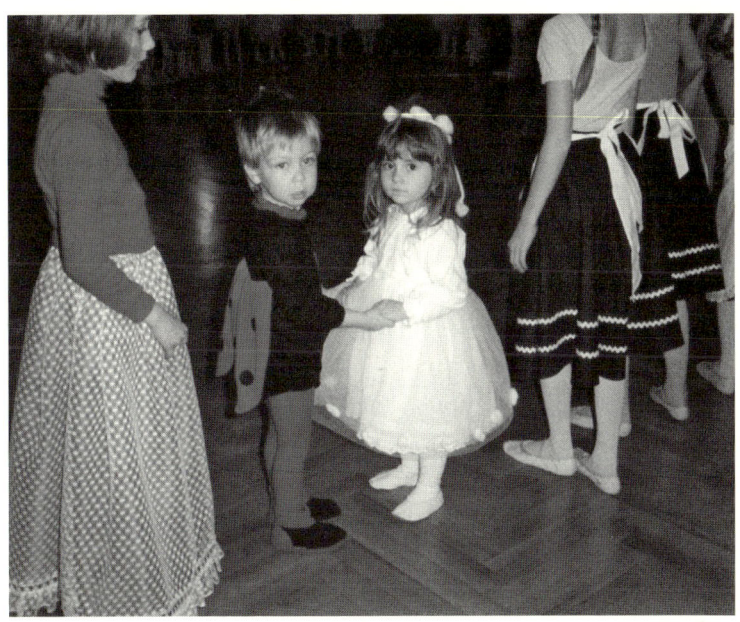

*Als Schneeflocke verkleidet beim Faschingsfest der Ballettschule, mit Gerrit*

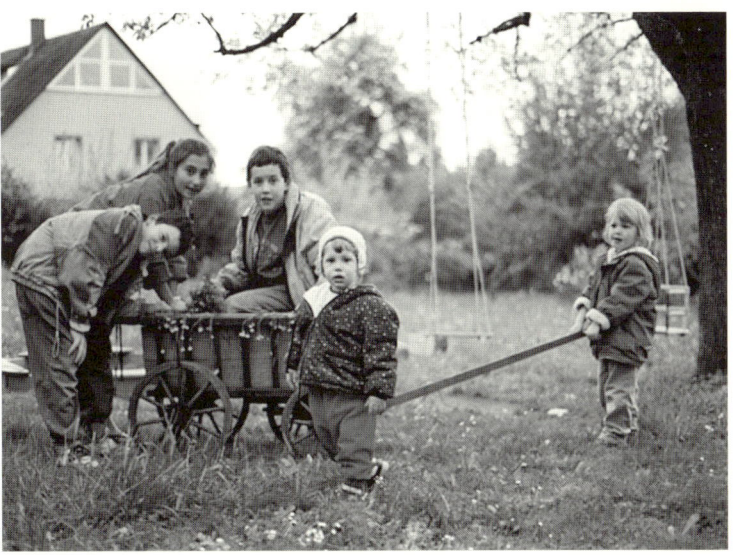

*Ich spielte oft mit meiner Clique und war sehr glücklich in ihrem Kreis.*

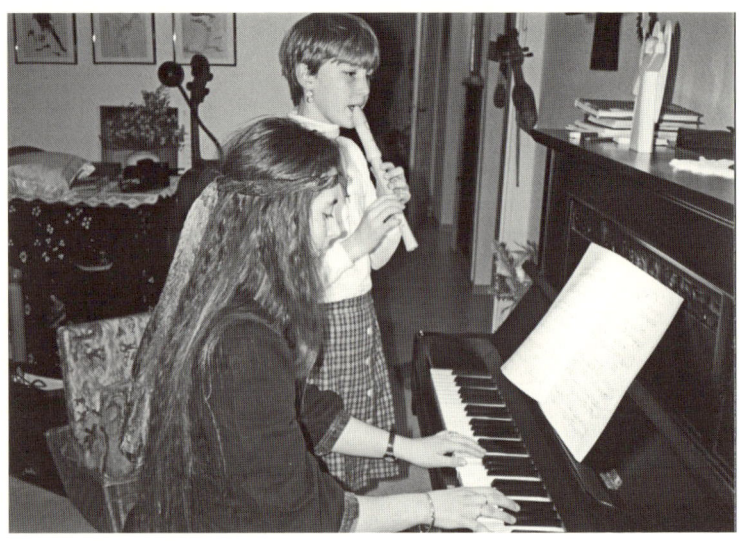

*Mit meiner Cousine beim gemeinsamen Musizieren an Weihnachten*

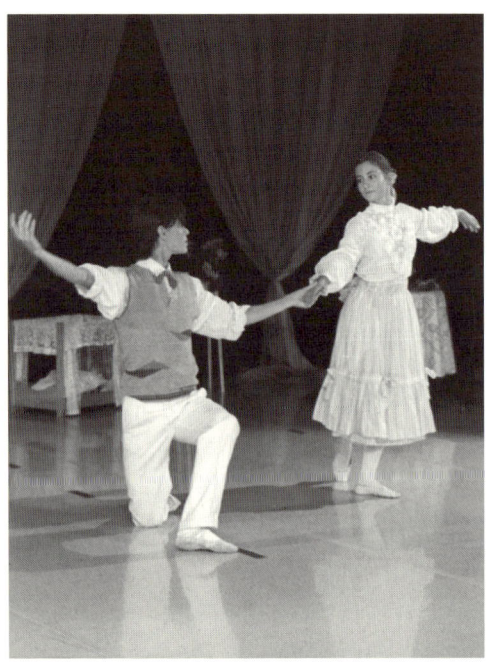

*Der Pas de deux mit*

*Julio*

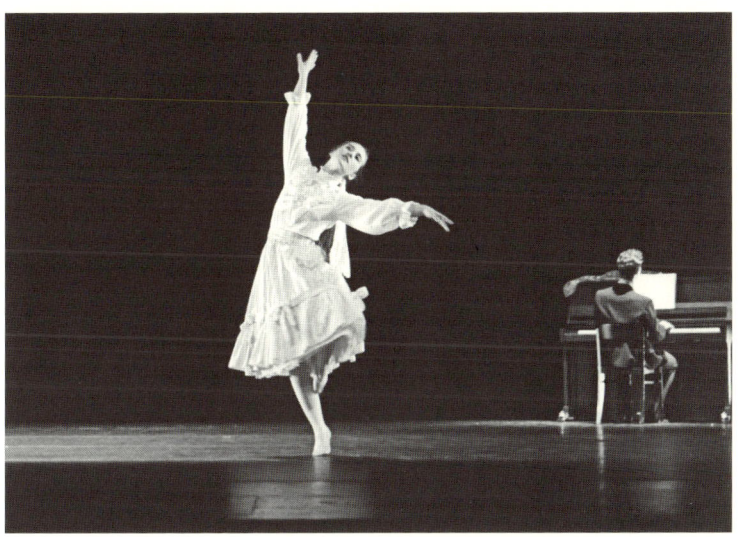

*Die Kindheit der Nelly Sachs im Alten Schauspielhaus Stuttgart, 1994*

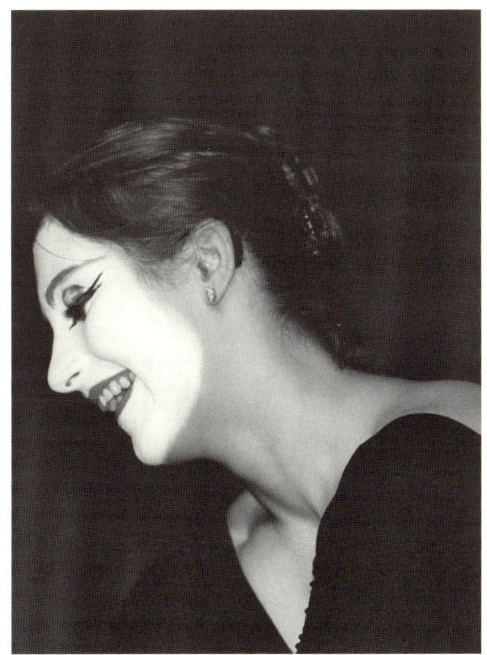

*Als Pantomimin im*
*Schloss Monrepos*

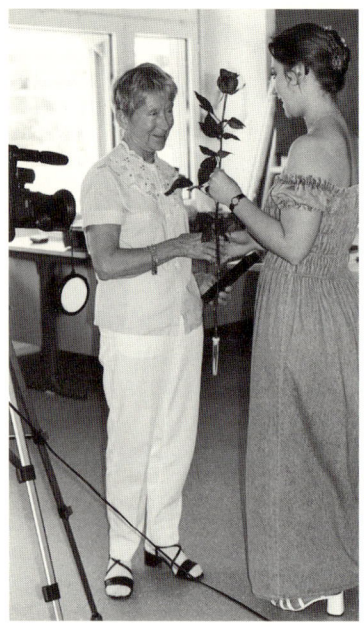
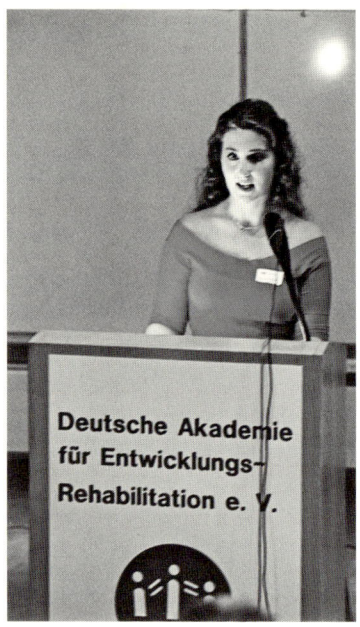

*Nach vielen Jahren sehe ich Susann Schmid-Giovannini endlich wieder. Das Wiedersehen war sehr herzlich.*

*Während einer meiner Reden zur Öffentlichkeitsarbeit für Gehörlose*

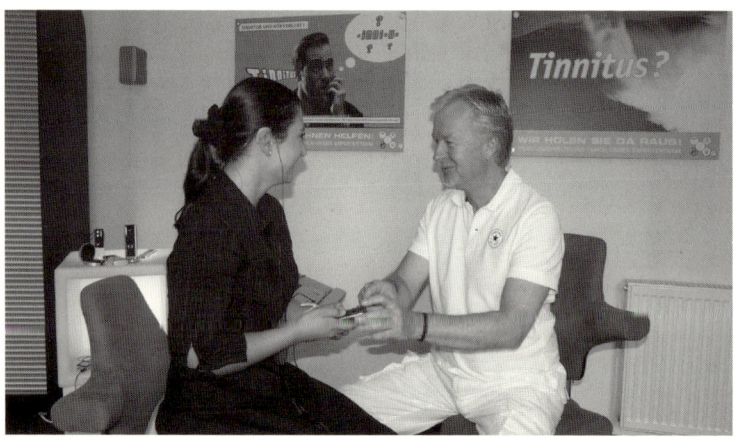

*Zu meinem Akustiker, Thomas Lorié, habe ich großes Vertrauen. Er begleitet mich seit meiner Kindheit.*

allem damit zusammen, dass ich von vielen enttäuscht war und sie mich mobbten. Umgekehrt hatten sie mich wohl genauso abgeschrieben. Zwischen uns schien eine dicke Mauer zu sein, die schwer zu durchbrechen war. Manchmal hätte ich sie am liebsten wütend angeschrien, weil ich glaubte, das Leben der anderen sei doch viel einfacher als meines. Wir konnten nichts miteinander anfangen. Meine Interessen waren andere als die ihren, manches schien ihnen nicht »altersgemäß«. Stets hatten sie etwas auszusetzen an mir. Ich erinnere mich noch, dass ich mich zum Ausgehen mit einer Freundin schminkte. Ich hatte von einer Kosmetikerin eine Probe für blassrosa Lidschatten geschenkt bekommen und diesen ganz dezent aufgetragen, das war alles. Auf dem Weg zum Restaurant traf ich zufällig meine Klassenkameradin Carolin, die dafür sorgte, dass am nächsten Tag die ganze Klasse davon wusste. Als ich am nächsten Morgen in die Schule kam, bedachten mich einige mit eisigem Schweigen und funkelten mich böse an. Manche machten sich lustig über mich. Ich verstand überhaupt nicht, was vor sich ging, bis ich offen auf ein Mädchen zutrat und fragte, was ich getan hätte, dass mir eine solche Reaktion entgegenkommt. Sie sagte: »Die Carolin hat uns erzählt, dass du gestern Lidschatten getragen hast.« »Aber was ist denn daran so schlimm?«, fragte ich entgeistert. »Du musst nicht so tun, als ob du erwachsen seist.«

Natürlich schminkten sich diese Mädchen wenige Monate später auch, zum Teil noch viel stärker als ich, sogar mit schwarzem Kajal um die Lippen.

Ausgeschlossensein, Ausgegrenztsein, das sind die beiden Begriffe, die mir einfallen, wenn ich heute an meine Schule zurückdenke. Als etwa 17-Jährige mussten wir im Deutschunterricht einmal in Gruppen zu je fünf Schüler eine Theatervorstellung besuchen und anschließend eine Theaterkritik darüber schreiben. Was für eine Vorstellung wir dazu anschauten, weiß ich nicht mehr genau. In der darauffolgenden Deutschstunde bekam jede Gruppe die Zeit, gemeinsam die Kritik zu schreiben. Ich war in meinem

Element und präsentierte meiner Gruppe mehrere Vorschläge, wie wir unseren Artikel beginnen könnten.

Vernichtende Blicke wurden mir zugeworfen.

»Du darfst nicht mitmachen!«, sagten sie unisono. »Du bist zwar in unserer Gruppe, aber halte dich raus!«

»Wieso?«, fragte ich ungläubig.

»Deine Sprache ist zu erwachsen. Das ist peinlich und macht unseren Artikel kaputt.«

»Aber ich kann doch Vorschläge machen und ihr formuliert es dann einfach so, wie ihr es wollt!«, schlug ich vor. Ich konnte es nicht fassen.

Nachdem ich auch damit rigorose Ablehnung hervorrief, widmete ich mich meinen Mathehausaufgaben. »Ist es euch so lieber?«, konnte ich mir die süffisante Frage nicht verkneifen.

Sie alle strahlten: »Ja!«

Eigentlich war ich bescheuert! Ich hätte froh sein sollen, dass ich diese Zeit für Hausaufgaben nutzen konnte, so hatte ich zu Hause eben mehr Freizeit. Aber es tat trotzdem weh.

Nach einer Weile warf ich einen kurzen Blick auf die Gruppe, die um den Tisch herumsaß, auf dem ein strahlend weißes Blatt lag. Fünfzehn Minuten später schielte ich wieder hin. Die Farbe des Blattes hatte von seiner Reinheit noch nichts eingebüßt. Auch nach einer weiteren Viertelstunde starrte die Gruppe auf die Tabula rasa.

»Darf ich jetzt mitmachen?«, versuchte ich es noch einmal.

»Nein!«, riefen sie alle wie aus der Pistole geschossen.

Bald kündigte die Schulklingel das Ende der Deutschstunde an, und mein Deutschlehrer wies darauf hin, dass die Kritiken bis zur nächsten Stunde fertiggestellt werden müssten, um sie vorzulesen. Ich schickte mich an, meine Sachen zusammenzupacken und zu gehen. Da knallte jemand ein leeres weißes Papier auf meinen Tisch. Plötzlich sah ich mich meinen vier Gruppenmitgliedern gegenüber. »Schreib du den Artikel bis zum nächsten Mal! Uns ist nichts eingefallen. Aber mach das mit einer normalen Sprache – sonst ist der Artikel peinlich.«

Und da reagierte ich. Es war eine Reaktion, zu der ich bis vor meinem Latinum nicht in der Lage gewesen wäre. Ich hatte bis dahin immer versucht, es allen recht zu machen, ließ mich ausnutzen, um jegliche Art der Konfrontation zu vermeiden. Diese Reaktion überraschte nicht nur mich, sondern auch meine Mitschüler, denn damit hatten sie nicht gerechnet.

»Nein!«, sagte ich. »Nein! Denn ich durfte in dieser Stunde nicht mitmachen und bin jetzt nur noch gut genug dafür, das Ganze auszubügeln. Ich mache euch das faire Angebot, die Einleitung zu schreiben, und den Rest macht ihr. Schließlich ist das ja eine Gruppenarbeit. Und wenn euch die Einleitung sprachlich inakzeptabel scheint, dann formuliert ihr sie einfach um.«

Dabei blieb ich. Unerschütterlich.

Verdutzt starrten mich meine Mitschüler an. Damit hatten sie nicht gerechnet! Es folgten wüste Beschimpfungen, gegen die ich jedoch mittlerweile gepanzert war. Immun. Ich ging und gleich am darauffolgenden Tag legte ich meiner Gruppe eine Einleitung vor, an die sie anknüpfen konnten. Meine Mitschüler waren sauer. Aber das war mir so ziemlich egal.

Mein Körper bekam Kurven, als die meisten der Mädchen noch knabenhaft wirkten. Ich wurde verspottet, als ich als eines der ersten Mädchen aus meiner Klasse einen weiblichen Körper bekam. Um den Hänseleien zu entgehen, trug ich in der Schule weite T-Shirts, weite Hosen und Röcke, um meine heranreifende Weiblichkeit zu verbergen. Am Abend streifte ich die Haut der unsicheren Heranwachsenden ab und wurde zu einer sinnlichen jungen Frau, mit Dekolleté, offenen lockigen Haaren und Stöckelschuhen. Ich genoss die Aufmerksamkeit der Männer des Makal-City-Theaters. Ich wurde von ihnen auf Händen getragen, von vielen umworben. Dennoch blieb ich unnahbar. Ich bin keine Frau für ein Abenteuer. Wenn ich an diese Zeit zurückdenke, so ist es mir, als ob ich ein Doppelleben führte. Aber trotz aller Schwierigkeiten war das doch eine ertragreiche Zeit für mich. Sie hat mir einen wahren Schatz an Menschenkenntnis und Erfahrungen gegeben. Dies half mir im allgemeinen Umgang mit Menschen und legte wohl auch den Grundstein für mein künftiges Studienfach: die Psychologie.

Das Theater war mir Zufluchtsort. Ich tanze, weil es mich erfüllt. Es mag Leute geben, die die Bühne nur der Selbstdarstellung wegen lieben. Ich jedoch habe keine ausgeprägte exhibitionistische Veranlagung und »floh« nach Ende der Vorstellungen in die Garderobe, schminkte mich ab, zog mich um, um dann gleich das Theater zu verlassen. Ich gehörte nie zu den Künstlern, die sich nach der Vorstellung bereitwillig zur Menge der Zuschauer gesellten, um ein Lob zu erhaschen. Wer ein Autogramm von mir wollte oder ein Gespräch mit mir wünschte, musste beizeiten zu mir in die Garderobe kommen. Ich war auf der Bühne, um zu tanzen, um zu schauspielern, um in eine Rolle zu schlüpfen, um etwas zu geben – nicht, um bewundert zu werden. Seit ich denken kann, lag mir die Verbindung zu den Menschen am Herzen, die ich nicht mit Allüren oder zickigem Verhalten verdunkeln wollte.

Ich hatte schon immer einen modischen Eigensinn. Ich schmücke mich gern. Tänzer schmücken sich gern. Ich trage gerne Kleider und Accessoires. Der Glamour, der uns auf der Bühne umgibt – glitzernde Tutus, funkelnde Diademe, traumhafte Seidenkostüme –, färbt bei vielen Tänzern auch auf das Privatleben ab. Dabei brauche ich nicht unbedingt teure Haute Couture. Ich muss auch nicht mit der aktuellen Mode gehen. Ich brauche nicht unbedingt Markenklamotten. Vielmehr liebe ich es, bei meinen Einkaufsbummeln wahre Schnäppchen zu finden und verschiedene Stile miteinander zu kombinieren. Viele meiner Freundinnen lassen sich von mir inzwischen Tipps geben, wie und wo sich wirklich gute Schnäppchen finden lassen.

Mit dem Eintritt in die Oberstufe musste ich erstmals meine zahlreichen Aktivitäten einschränken. Ich musste viel Zeit in die Vor- und Nachbereitung des Schulstoffes investieren. Auf keinen Fall aber sollte das Tanzen darunter leiden. Also entschloss ich mich schweren Herzens, die regelmäßigen Klavierstunden aufzugeben. Neun Jahre lang hatte ich Klavier gespielt. Dass ich überhaupt Klavier spielen durfte, erscheint mir heute noch wie ein Wunder. Oft muss ich an die Zeit zurückdenken, als ich meine Eltern um Klavierstunden bat. Schließlich ließen sie sich überreden und machten sich auf die Suche nach einer Klavierlehrerin. Es ist schwerlich nachzuvollziehen, welche Herkulesarbeit sie damit zu bewältigen hatten.

Der erste Versuch scheiterte. Noch heute regt sich meine Mutter auf, wenn sie sich an das Telefongespräch erinnert, das sie damals mit der Musikschule Sindelfingen führte. Diese lehnte uns rigoros ab mit der Begründung, dass ein Gehörloser doch nie und nimmer Klavier spielen könne.

Weitere Versuche folgten. Auch Privatlehrer schauten meine Eltern entgeistert an und wollten mich nicht nehmen. »Sie überfordern Ihr Kind!«, bekam meine Mutter zu hören. Beim dreizehnten Anlauf schließlich hatte die hartnäckige Suche Erfolg. Eine Klavierlehrerin erklärte sich bereit, einmal in der Woche zu mir nach Hause zu kommen. Es war meine einzige Chance. Und ich habe meiner wunderbaren Klavierlehrerin sehr, sehr viel zu verdanken. Sie glaubte an mich und förderte mich nach Kräften. Von Beginn an stellte sie sehr hohe Ansprüche an mich, sodass ich schon bald in der Lage war, Sonaten von Bach, Beethoven und Chopin zu spielen.

Doch dieselbe harte Disziplin wie beim Ballett konnte ich für das Klavierspiel nicht aufbringen. Ich genoss zwar die Stunden an meinem Klavier. Doch diese Einsamkeit, diese Stunden ganz allein mit dem Klavier! Ich bin eine kontaktfreudige Person, die gemeinsam mit anderen etwas erreichen will. Ich möchte mich auch am Können der anderen messen. Mit der Zeit wurde es auch immer schwieriger, das Klavierspiel neben dem Tanzen und der Schule weiterhin intensiv zu betreiben. Mir fehlte die Zeit für das tägliche Üben. Schließlich mussten sowohl meine Klavierlehrerin als auch ich einsehen, dass wir mit den Klavierstunden bis auf weiteres aufhören mussten. Heute spiele ich leider nur noch selten. Jedes Jahr an Weihnachten jedoch spiele ich zusammen mit meinem Vater Weihnachtslieder. Mein Klavierspiel begleitet er mit seinem Cello. Dies ist mittlerweile zu einer schönen Tradition geworden. Irgendwann werde ich mich wieder mehr meinem geliebten Klavier widmen. Dessen bin ich mir ganz sicher.

# Kapitel 8

# Taubheit – die unsichtbare Behinderung

| | |
|---|---|
| wer seid ihr denn | versteckt |
| dass ihr wisst | ein tiefer schmerz |
| wie | den ich |
| mit meiner schwerhörigkeit | verberge. |
| umzugehen wäre? | |
| | sie nahm mir |
| sie war nie erwünscht. | die möglichkeit |
| keine möglichkeit, | ganz gewöhnlich zu sein: |
| sie auszuladen. | sie machte mich |
| ein schatten | ungewollt |
| an meiner ferse hängend | anders. |
| mir folgend | |
| bis in die geheimsten winkel | |
| meiner selbst. | |

*Sibylle Gurtner*
*(1962–2007, Heilpädagogin, schwerhörig)*

»He, Sie da! Sie sind wohl taub?!«

Zu Recht beschweren sich aufgebrachte Autofahrer, Passanten, Verkäufer, wenn ich auf ihr Hupen, auf ihre Fragen von hinten, ihre Bitten, doch auszuweichen, nicht reagiere.

Ich antworte meistens mit einem schlichten »Ja!«. Die meisten werden noch ärgerlicher, weil sie denken, ich wolle sie auf den Arm nehmen.

Wenn ich Sie frage, was Taubheit ist, was antworten Sie mir dann? Die meisten Menschen können alles, was sie über Taubheit wissen, auf die Rückseite einer Briefmarke schreiben. Taubheit ist das Unvermögen zu hören. Gut, und weiter? Ähm ...

Taubheit bedeutet so unendlich viel mehr. Sie ist ein hochkomplexes Phänomen. Sie stellt eine Behinderung dar, die schon für sich allein ein Kind in seiner gesamten geistigen und emotionalen Entwicklung schwer beeinträchtigen kann.

Das *Bertelsmann Universallexikon* von 1990 erläutert: Taubheit ist »Gehörlosigkeit, ererbt oder erworben durch Erkrankungen (meist Entzündungen) des Innenohrs oder der Hörnerven und durch Verletzungen; kommt einseitig oder doppelseitig vor, wobei die einseitige Taubheit das Hörvermögen weniger beeinträchtigt; dagegen führt die angeborene oder frühzeitig erworbene vollständige Taubheit zu Stummheit.« Leider ist dieses beklemmende Vorurteil noch weit verbreitet.

Aber was bedeutet Taubheit wirklich? Wie ist das, wenn man taub ist? Wie ist das eigentlich, wenn man des Hörsinns nicht mächtig ist?

Wer sich noch nie damit befasst hat, kann sich kaum vorstellen, wie gewaltig der Unterschied zwischen Hörenkönnen und Nichthörenkönnen ist. Was alles entgeht einem Menschen, der keine Kirchenglocken, kein Vogelgezwitscher, kein Meeresrauschen hören kann? Es fehlt in meinem Leben sicher etwas, wenn ich nicht die Freude empfinden kann, die einem durch Geräusche und Laute vermittelt wird. Und dann ergeben sich auch praktische Probleme in zum Beispiel gefährlichen Situationen, weil man den Gehörlosen nicht durch Zuruf vor einer Gefahr warnen kann. Das größte Problem stellt jedoch die Kommunikation mit anderen Menschen dar, sie zu verstehen und sich ihnen mitzuteilen. Ich habe das Glück, dass durch meine Lautsprachkompetenz und meine ausgebildeten Ablesefähigkeiten dieses Problem weitgehend gelöst ist. Dennoch bleibe auch ich abhängig von der Bereitwilligkeit der Hörenden. So kann Taubheit demütigend und erniedrigend sein. Taubheit weist dem Betroffenen immer eine inferiore Rolle zu, das heißt, sie macht ihn unterlegen all denen gegenüber, die hören können. Ob ein Gehörloser in einer Diskussionsrunde folgen kann, richtet sich allein nach dem Entgegenkommen der Hörenden, sonst ist er schnell draußen. Oft gab es Diskussionen, in denen es den Leuten zu anstrengend war, etwas deutlicher zu sprechen. In sehr seltenen Fällen wollen sie es auch absichtlich nicht, entweder weil sie mich nicht mögen oder damit ich etwas ganz bewusst nicht mitbekomme. Taubheit macht selbst den unabhängigsten Menschen abhängig. Sie hält einen in Schach. Sie kontrolliert die ganze Persönlichkeit. Sie macht aus mir einen Menschen, der ich nicht wäre, wenn ich hören könnte. Ich bin ein sehr extrovertierter, aufgeschlossener Mensch. Doch die Taubheit lähmt selbst die aufgeschlossensten Personen und stellt manchmal eine Barriere dar, mit anderen Leuten Kontakt aufzunehmen. Ich glaube, wenn ich hören könnte, würde ich mich viel aktiver an Diskussionen beteiligen. In sozialen Interaktionen entgeht mir auch einiges, wichtige Informationen erhalte ich meistens als Letzte. Ich kann nichts aufschnappen, und eine gute, längere Kommunikation ist nur dann möglich, wenn sich mein Gegenüber meiner Taubheit bewusst ist und darauf eingeht. Manchmal verliere ich aber den Faden und muss versuchen, ihn wieder aufzunehmen. Bis mir das gelingt und ich die Unterhaltung wieder eingeholt habe, ist oft ein ganzes Stück des Gesprächs an mir vorbeigegangen. Ich falle auch alleine dadurch zurück, dass ich noch versuche, einen Sinn in das Gesagte zu bekommen, während das Gespräch schon weitergeht. Ein Gehörloser, der diese Situation nur zu gut kennt, beschrieb es einmal so: »Ab und zu kommt ein kurzer Moment des Verstehens, wenn das Thema längst ausgewechselt wurde, und wir geben einen Kommentar oder eine Bemerkung zum vorangegangenen Thema ab. Diese mag witzig – sogar brillant – sein, aber sie wird mit der Grazie eines Albatrosses auf einer Asphaltbahn landen.«[1]

Gehörlos zu sein erfordert sehr viel Geduld. Der »ideale« gehörlose Mensch sitzt mit gefalteten Händen geduldig da und wartet ab, bis ihm jemand auf die Sprünge hilft. Ich kann mich nicht erinnern,

1 http://www.ohrenseite.de/eb/eb_almuth_schreiber.pdf [Stand: 15.09.2008]

dies jemals getan zu haben, und werde es sicherlich auch nie tun. Es entspricht nicht meinen Naturell. Ich möchte mich aktiv an einer Unterhaltung beteiligen.

Ich kann nicht beliebig an Vorträgen teilhaben, wenn die Texte nicht gleichzeitig an die Wand projiziert werden. Ich kann mir nicht alle Sendungen im Fernsehen anschauen, die mich interessieren, wie etwa *Globus, WISO* oder *plusminus,* weil sie ohne Untertitel ausgestrahlt werden. Politische Diskussionen, *Lesen!* mit Elke Heidenreich, all dies, was mich so brennend interessieren würde, kommt fast nie mit Untertiteln im Fernsehen. Die gehörlose französische Schauspielerin Emanuelle Laborit stellte einmal die Frage, warum wir Gehörlose denn überhaupt das Wahlrecht hätten, wenn wir doch politische Diskussionen so gut wie nie mitverfolgen können. Sie hat Recht. Auch wenn ich vieles zu kompensieren versuche, indem ich Zeitungen lese, fehlt manchmal der direkte Bezug zum Politiker, sein Bild, sein Auftreten, seine Gesten. Sein Ausdruck, den er hat, wenn er etwas sagt. Auch dies gehört dazu. Glücklicherweise gibt es vereinzelt Sendungen, die untertitelt werden. So verfolge ich gerne die Diskussionen bei *Hart aber fair.* Wenn auch aufgrund der begrenzten Untertitelungsmöglichkeiten viel vom Diskussionsstoff verloren geht, so ermöglichen sie mir zumindest einen Eindruck von den wirklich wichtigsten Argumenten des Pro und Kontras. Bei Interesse kann jeder Hörende selbst einmal einen Vergleich ziehen.

Selbst das Kino in Deutschland ist für Hörende gemacht. Sehr selten erscheint ein Film mit Untertiteln! Hörende können die Menschen, die Nachrichtensprecher, das Radio, die Sänger, die Lautsprecher – alles hören, immer, zu jeder Tageszeit.

Ich würde nicht so arrogant wirken, wenn ich mitbekäme, dass ich von hinten angesprochen werde. Sei es auf der Straße, in der Disco, im Geschäft, im Büro oder in der Straßenbahn.

Ich erinnere mich, dass ich einmal mit dem Zug nach Leipzig fahren wollte. Ich stellte mich auf den Bahnsteig, den Auskunft und

Fahrplan angegeben hatten. Plötzlich merkte ich, wie die Leute verwundert aufhorchten und teilweise weggingen. Ein sehr zuvorkommender und aufmerksamer dunkelhäutiger Mann fragte mich, ob ich nach Leipzig möchte, denn dieser Zug würde laut Lautsprecheransage doch auf einem anderen Gleis eintreffen. Ich dankte ihm, und wir liefen gemeinsam zum anderen Gleis, wo der Zug schon auf uns wartete. Es war ein Gewimmel von Menschen, und als ich mich umschaute, merkte ich, dass der Mann nicht mehr da war.

Ich musste in Stuttgart umsteigen, und während der Zug langsam in den Stuttgarter Hauptbahnhof einrollte, schickte ich mich an, mein Buch in die Tasche zu packen und mir diese umzuhängen. Damit drehte ich mich den neben mir sitzenden Leuten zu und merkte, dass der dunkelhäutige Mann mich beobachtete. Es war ein Blick, den ich sofort erkannte, den ich sofort richtig zu interpretieren wusste, bevor mir der Mann erklärte, er hätte die ganze Zeit versucht, mich anzusprechen, aber ich hätte nicht reagiert. Er hätte dann meine Hörgeräte gesehen und sich den Rest zusammengereimt. Traurig entschuldigte ich mich bei ihm, klärte ihn über meine Taubheit auf und verabschiedete mich von ihm, nachdem ich ihm alles Gute gewünscht hatte.

Das sind Situationen, in denen ich meine Behinderung verfluche. Er war ein feiner Mensch, eine Bekanntschaft mit ihm hätte sicher eine Bereicherung bedeutet.

In einem Spätherbst-Urlaub in Binz wurde ich krank. Ich musste zur Notapotheke. Da es ein Sonntag war, musste ich den Bereitschaftsdienst per Klingel rufen und in die Sprechanlage sprechen. Ich konnte noch nie effektiv mit Sprechanlagen umgehen. Ich sprach hinein, dass ich gehörlos sei und nichts hören und verstehen könne, wenn etwas gesprochen würde. Dies wiederholte ich immer wieder und erklärte auch, welche Medikamente ich brauchte. Es half nichts. Ich war verzweifelt. In der Altstadt war weit und breit niemand zu sehen, den ich um Hilfe hätte bitten können. Erschöpft setzte ich mich auf die Eingangsstufe und wartete eine gute halbe Stunde in der Kälte, bis glücklicherweise ein Mann kam, der ein Rezept einlösen wollte. Und, welch ein Glück – dieser Mann konnte hören und rief den Bereitschaftsdienst herbei. So bekam ich glücklich und selig doch noch mein Medikament.

Eine Gehörlose beschrieb einmal, dass taub zu sein manchmal wie der tastende Gang über ein Minenfeld sei. Man könnte noch so vorsichtig gehen, es ist praktisch unvermeidbar, dass irgendwann ein Problem auftaucht. Gehörlosigkeit erfordert eine unglaublich hohe Frustrationstoleranz. Manchmal ereignen sich Situationen, die für einen Gehörlosen sehr peinlich sein können – die jedoch aufgrund der Taubheit nicht vermeidbar sind. Als ich während eines halbjährigen Praktikums bei Daimler an einer freiwilligen Fortbildung teilnahm, musste ich auch samstags das Werktor passieren. Wie immer zog ich meinen Werksausweis durch den Kartenleser, woraufhin das Tor geöffnet wurde. Munter und erwartungsvoll lief ich auf das Gebäude zu. Auf einmal merkte ich, wie mich die Leute auf dem Hof seltsam anstarrten. Alle hatten sich zu mir umgedreht. Ich lief weiter, obwohl ich spürte, dass irgendetwas nicht stimmte. Was konnte das sein? Ich überprüfte mit einem schnellen Blick, ob meine Kleidung richtig saß. Als ich mich umdrehte, sah ich mit Entsetzen, wie der Pförtner hochroten Kopfes hinter mir herschrie und herbeigerannt kam. Er war furchtbar aufgebracht und fuhr mich an, warum ich nicht reagiert hätte, als er mich per Funk zurückbeorderte. Wie sollte ich denn ohne Gehör darauf reagieren? Ich hatte nicht gewusst, dass man samstags dem Pförtner mitteilen muss, wie lange man etwa in dem Gebäude zu bleiben beabsichtigt.

Nicht nur mir, auch dem Pförtner war es sehr peinlich. Nachdem er von meiner Taubheit erfahren hatte, wurde er kleinlaut und stammelte unablässig Entschuldigungen vor sich her. Gut, bei ihm ist es geklärt. Was aber ist mit den anderen Menschen, die das Ganze mitbekommen hatten? Diese werden nie erfahren, warum ich nicht reagiert hatte. Vielleicht dachten sie, ich sei eine arrogante Ziege?

Ein weiteres großes Problem, das mir schon in meiner Schulzeit begegnet war, sind die Bedenken vieler Hörender, dass Gehörlose vermeintlich bevorzugt würden. Wir Gehörlose brauchen den Anblick eines Gesichts zum Lippenlesen (egal ob von vorn oder von der Seite). Doch oft wird das so aufgefasst, dass wir nur nach Aufmerksamkeit heischen und uns in den Mittelpunkt drängen wollen. Dass wir aus unserer Behinderung keinen Vorteil schlagen wollen, sondern in manchen Situationen einen Nachteilsausgleich brauchen, muss der Gehörlose immer und immer wieder erklären. Es erfordert eine schier endlose und sehr mühsame Überzeugungsarbeit. Glauben Sie mir, ich weiß, wovon ich spreche. Man sieht uns nichts an. Oft merkt man uns nicht einmal etwas an. Bei uns sieht alles so einfach aus. Wir sind ja so selbstständig. Anders als Menschen mit sichtbaren Behinderungen müssen wir auch noch um unsere Glaubwürdigkeit kämpfen.

Helen Keller, die berühmte taubblinde Schriftstellerin, wurde zu ihrer Zeit gefragt, welchen Sinn sie am meisten vermisse beziehungsweise welchen Sinn sie sich am meisten wünsche. Sie antwortete, dass sie am liebsten hören würde. Sie sagte: »Das Problem der Gehörlosigkeit ist vielschichtiger und tiefgreifender als das der Blindheit. Taubheit ist ein viel größeres Unglück, denn sie bedeutet Abgeschnittensein von einem lebenswichtigen Reiz – dem Klang der Stimme, die Sprache bedeutet, Gedanken in Gang setzt und uns zum Mitglied in der intellektuellen Gemeinschaft der Menschen macht.« Andererseits möchte ich dazu anmerken, dass ein Gehörloser sicherlich einen genauso hohen, wenn nicht sogar höheren Grad der Anpassung und der Fähigkeiten erreichen kann wie ein Blinder. Die Tatsache, dass man einem Menschen die Taubheit nicht ansieht, bewirkt neben den Nachteilen eben auch, dass ein Gehörloser von der Gesellschaft leichter akzeptiert wird als jemand mit einer sichtbaren Behinderung.

Es schmeichelt natürlich der Eitelkeit, wenn man einer Person auf den ersten Blick die Behinderung nicht ansieht. Aber genau das kann dem Betroffenen das Leben so schwer machen! Sieht man einem Menschen sein Handicap sofort an, wird meist darauf reagiert und Hilfe angeboten. Ein Gehörloser sieht ganz normal aus, obwohl sich dahinter eine schwerwiegende Behinderung verbirgt. Offensichtlich wird dies zum Beispiel, wenn die Nacht hereinbricht und es dunkel wird. Dann bin ich nicht nur taub, sondern auch blind. Wenn sich die Gesichter in der Dunkelheit verlieren, kann ich nicht mehr ablesen und mich an keinem Geräusch orientieren. Dann bin ich zweifach behindert.

In manchen Fällen kann man gegensteuern und Abhilfe schaffen. Not macht erfinderisch. Wenn mich Freunde abends besuchen und wir uns auf den Balkon setzen, dann sorge ich mit Kerzen für etwas Licht. Das verleiht dem Abend auch etwas besonders Romantisches.

Ich glaube, es ist selbst für den einfühlsamsten Hörenden kaum möglich, die Bedeutung der Gehörlosigkeit wirklich zu erfassen beziehungsweise das Ausmaß dessen, was diese unsichtbare Behinderung mit sich bringt. Es sind so kleine, scheinbar unbedeutende Dinge im Alltag, die für einen Gehörlosen problematisch werden können. Ein Hörender zum Beispiel nimmt die jeweilige Geräuschkulisse wahr und richtet sich mit der Lautstärke seiner Stimme danach. In der Betriebskantine spricht er lauter, in der Kirche senkt er die Stimme. Es kann auch vorkommen, dass an einem normalerweise lauten Ort auf einmal plötzliche Stille eintritt. Ein Hörender reagiert sofort darauf. Das kann ich als Gehörlose nicht. Es ist immer mit Unsicherheit verbunden, wenn ich die Lautstärke meiner Stimme auf den Geräuschpegel der Umgebung abstimmen muss. Gehe ich zum Beispiel mit Kommilitonen in eine Kneipe, so steigt im Laufe des Abends der Geräuschpegel an und es ist ein ständiges Abstimmen erforderlich. Not macht bekanntlich erfinderisch, und so erfand ich eine Methode, mittels derer es mir auch ohne Gehör gelingt, nicht mit lauter Stimme in stillen Umgebungen peinlich aufzufallen. Ich beobachte die Mimik meiner Gesprächspartner und fange mit meiner normalen Lautstärke an. Ich merke sofort, wenn diese zu leise ist. Sie zwingt den anderen zum »Lauschen«, also nimmt sein Gesicht einen angestrengt konzentrierten Ausdruck an. Ich steigere peu à peu meine Lautstärke, bis das Gesicht des Gegenübers wieder entspannt wirkt. Und diese Lautstärke behalte ich bei. Der gesamte Prozess dauert im Durchschnitt etwa 10 Sekunden und ermöglicht mir die Kompensation des fehlenden Gehörs. Ähnlich verhält es sich umgekehrt: Eine in der Situation unangemessen laute Stimme reduziere ich sofort auf Flüstern. Im Laufe der Jahre habe ich gelernt, in welchen Situationen welche Lautstärke angemessen ist. So flüstere ich hinter der Bühne während einer Vorstellung; wenn ich als Zuschauerin im Theater bin, hebe ich meine Stimme in der Pause über die Normallautstärke hinaus.

Um solche Strategien zu entwickeln, musste ich feinste Antennen für die Reaktionen der Menschen ausbilden. Ein Zucken der Gesichtsmuskeln, ein Lidschlag schneller oder langsamer als gewöhnlich bringt mir wichtige Schlüsselinformationen. Ich höre beispielsweise nicht, wenn ein Sprechender gegen seine Tränen ankämpft, wenn seine Stimme dabei zittert. Jedoch erfasse ich rasch aus der Anspannung der Gesichtsmuskeln den Zustand des Gegenübers, lange bevor sich die Tränen in seinen Augen sammeln.

Es sind aber eben auch diese im Laufe meines Lebens erworbenen Tricks, die mich immer weniger als typisch gehörlos erscheinen lassen. Durch das Kompensieren – was ich wohlgemerkt nur in der Welt der Hörenden lernen konnte – merkt man immer weniger, mit welchen Barrieren ich in Wirklichkeit auch heute noch zu kämpfen habe. Manchmal wird mir die gelungene Kompensation auch zum Nachteil. Ich spreche da von Situationen, in denen Hörende – und sogar Gehörlose! – an meiner Taubheit und deren Konsequenzen zweifeln. Es gibt Situationen, in denen Hörende meinen, das Ganze sei doch gar nicht so schlimm, das sei doch ganz einfach und ich würde das doch ohnehin gut meistern.

Ich erinnere mich noch gut an eine Pause in der Schule. Ich lief vom Pausenhof auf eine Tür zu. Ein Junge aus der Oberstufe (der mir übrigens gut gefiel) pfiff mir hinterher. Ich drehte mich um und lächelte ihn an. Eine Klassenkameradin, die diese Szene aus der Entfernung beobachtet hatte, fragte mich neugierig, warum ich diesen Pfiff gehört hatte. Ich hatte ihn nicht gehört – ich hatte ihn gesehen! Die Tür, auf die ich zugegangen war, bestand nämlich aus Glas, in dem sich alles spiegelte, was hinter mir ablief. So einfach ist das. Und so schwer, es manchen Leuten zu erklären.

An der Universität begleitete mich einmal ein Zivildienstleistender. Ich hatte in dem Moment geradeaus nach vorne geschaut, als er mich von der Seite ansprach. Ich reagierte sofort darauf, indem ich mich ihm zuwandte und nachfragte. »Nee, jetzt hast du doch etwas gehört!«, grinste er.

Auch wenn ich neben einem Menschen gehe und wir beide geradeaus schauen, reagiere ich sofort, wenn er mit mir sprechen möchte. Er fängt an zu sprechen und prompt wende ich mich ihm zu. Nicht weil ich ihn gehört hätte, sondern weil meine Augen auf absolute Wachsamkeit getrimmt sind. Selbst wenn ich nach vorne schaue, registriere ich alles im Augenwinkel, was sich um mich herum abspielt. Im Büro bin ich vertieft in meine Arbeit am Laptop, dennoch bekomme ich alles mit, was sich im Büro sonst noch abspielt. Wir Gehörlose bilden ein größeres Blickfeld aus. Selbst wenn wir scheinbar konzentriert und intensiv auf etwas blicken, in etwas vertieft sind, die Blickwinkel sind bei Gehörlosen erheblich ausgebildet. Wir sind nie ganz abgeschottet. Es ist keine Insel der absoluten Stille, auf der wir gestrandet sind. Nicht immer sehen wir nichts, wenn wir gerade mal nicht hinschauen. Wir sind wachsam. Wir sehen. Wir fühlen. Und wir kompensieren.

Während ich diese Zeilen niederschreibe, sitze ich in der S-Bahn, die mich zu meiner Praktikumsarbeit bringt. Ich schaue auf mein Notizbuch und sehe, wie der Stift meine Worte entlässt. Gleichzeitig habe ich im Augenwinkel das Geschehen um mich herum im Blick, sehe zum Beispiel, ob der Schaffner kommt. Denn sonst würde ich ihn nicht bemerken, wenn er wiederholt auf mich einredet, bis ich zufällig hochblicke. Das kam natürlich auch schon vor.

Gehörlose lernen im Laufe der Zeit, vieles von dem vorauszuahnen, was Hörende in speziellen Situationen sagen könnten. So weiß ich zum Beispiel, dass ich mich nach der Bezahlung an der Kasse nicht allein auf das Einstecken des Wechselgeldes in das Portemonnaie konzentrieren darf. Normalerweise bezahlt man die Ware und dann packt der Verkäufer sie ein. In dieser Situation fragt er, ob man eine Tüte braucht. Oft ist mir diese Frage entgangen, weil ich beschäftigt war, das Wechselgeld in meinen Geldbeutel zu stecken.

Ich kompensiere mein fehlendes Gehör mit visuellem Hören. Ich benutze die Augen, wenn Hörende die Ohren benutzen. Sobald jemand aus meinem Gesichtsfeld verschwindet, existiert keine Kommunikation mehr für mich. Dies scheint etwas zu sein, was ich noch lernen muss. Ich muss die Tatsache verinnerlichen, dass andere Leute hören können, wenn kein Blickkontakt vorhanden ist. Wenn ich im Büro sitze, so steht die Tür meistens offen und ich sehe, wer gerade auf dem Gang vorbeiläuft. Manche Kollegen verweilen kurz und schauen herein, um Hallo zu sagen. Dann gibt es wieder welche, die vorbeilaufen und Hallo rufen, wenn sie schon vorbei sind. Anfangs verfiel ich in meine Gewohnheit, zu denken, dass ich jetzt nichts mehr erwidern könnte. Bis ich einmal mit einem Kollegen im Büro war. Wieder rauschte eine Gestalt vorbei und mein Kollege rief Hallo, obwohl die Person schon längst vorbei war. Aber sie hatte es ja gehört.

Wenn ich etwas hasse, dann ist es Mitleid! Ich will nicht, dass man Mitleid mit mir hat! Dazu besteht kein Grund. Ich habe zweifelsohne mit einem sehr großen Handicap zu kämpfen, doch ich brauche kein Mitleid, das sich doch nur zerstörerisch und negativ auswirkt. Es zieht wie ein Mühlenstein alles nur nach unten. Was ich brauche, ist Verständnis, Mitgefühl, Achtung und Toleranz. Ich denke, Integration bringt nicht nur dem Gehörlosen Vorteile, sondern auch die Hörenden können davon profitieren. Wenn die Kommunikation zwischen Hörenden und Gehörlosen nicht funktioniert (was bei manchen Menschen schlimmstenfalls zu einem vollständigen Abbruch dieser Kommunikation führen kann), so ist es das Ergebnis einer langen Trennung zwischen diesen beiden Welten. Ich denke, auch für meine KlassenkameradInnen und meine KommilitonInnen war es ein Vorteil. »Normale« Leute treffen selten Gehörlose und wissen daher nicht, wie man mit ihnen umgeht oder auf sie reagieren soll. An dieser Stelle möchte ich allen Lesern eindringlich ans Herz legen, Fragen zu stellen! Ich möchte Sie dazu ermutigen, zu fragen und zu kommunizieren. Die wenigsten Behinderten werden Probleme damit haben, über ihr Handicap zu sprechen. Echtes Interesse, Fragen, Kommunikation – all das dient dazu, Hemmschwellen abzubauen. Viele Hemmschwellen ließen sich bereits im Vorfeld vermeiden, wenn man in der Kommunikation offen und ehrlich mit der eigenen Unsicherheit umginge. Selbst ich als Behinderte weiß manchmal nicht, wie ich anderen am besten begegnen soll, wenn sie eine mir fremde Behinderung haben. So kam ich mir früher im Umgang mit Blinden auch oft hilflos und unsicher vor. Ich wusste nicht einmal, ob ich fragen darf. Schließlich wollte ich keinen zu forschen oder gar taktlosen Eindruck erwecken. Bis ich mich dazu überwand und es tat! Und ich merkte, dass auch die blinde Person darüber erleichtert war. Fragen Sie aktiv! Stellen Sie eine Verbindung her! Einen Dialog! Und beide Seiten werden dabei gewinnen.

Meine Taubheit habe ich inzwischen so weit in meine Persönlichkeit integriert, dass ich sie manchmal vollkommen vergesse, wenn ich mich bei jemandem vorstellen muss. In den meisten Fällen stellt sich ein Gehörloser vor und weist gleich darauf hin, dass er taub und auf das Lippenlesen angewiesen ist. Ich vergesse dies immer wieder. Denn meistens funktioniert das Gespräch, ohne dass der Gesprächspartner gleich von meiner Taubheit weiß. In den meisten Fällen erfährt der oder die Fremde erst nach einiger Zeit der Kommunikation von mir, dass ich taub bin und ablesen muss. Dies ist ein weiterer Trick von mir, denn die Reaktionen der Mitmenschen auf mich sind sehr unterschiedlich. Wenn jemand von meiner Taubheit erfährt, bevor er mich richtig kennen gelernt hat, tritt irgendeine Veränderung ein. Von unvoreigenommener Behandlung kann dann keine Rede mehr sein. Ich erlebe es auch immer wieder, dass ich bei einer Kontaktaufnahme die Initiative ergreifen, ein Gespräch in Gang bringen muss, um dem anderen die Scheu oder gar die Furcht zu nehmen. Damit zeige ich, dass ich genau wie der andere ein denkender Mensch bin, der sprechen kann. Der einzige Unterschied zwischen ihm und mir besteht darin, dass seine Ohren besser funktionieren als meine.

In den schlimmsten Fällen werde ich wie ein geistig zurückgebliebenes Kleinkind behandelt, höflich, aber herablassend und überlegen. Und das lässt mich sehr leicht aus der Haut fahren. Ich bin zwar des Hörsinns nicht mächtig, dennoch hatte und habe ich einen meinem Alter adäquaten Wortschatz. Wie oft versuchten mir Hörende Dinge zu erklären, die ich schon lange wusste und die auch altersgemäß waren. Das war schon immer so und passiert auch heute noch allzu oft. Wie demütigend und erniedrigend das ist, wenn in einer Gruppe etwas besprochen und hin und wieder abgebrochen wird, nur um mir Dinge zu erklären, die ich sehr wohl weiß! Wenn ich zum Beispiel gefragt werde, ob ich wüsste, was *Solidarität* sei. Ob ich das weiß? Ich könnte demjenigen die lateinische Ursprungsform mit allen ihren Deklinationsformen nennen. Ich muss mich dann immer sehr zurückhalten, um meiner Metamorphose in eine Hyäne entgegenzuwirken. Muss ich mir denn ständig meinen Scheffelpreis, den ich für die beste Abiturnote im Leistungskurs Deutsch (ein Essay, der dreimal mit der Höchstpunktzahl von 15 Punkten benotet wurde) bekam, um den

Hals hängen, damit man normal mit mir redet? Mit mir, einer erwachsenen Frau im Alter von 27 Jahren, die genauso reden und denken kann wie Hörende! Durch meine Gehörlosigkeit habe ich in keiner Weise meine kognitiven Fähigkeiten, Schlussfolgerungen und Problemlösungsfähigkeiten eingebüßt!

Ich habe mich mit einigen Gehörlosen darüber unterhalten, und auch sie haben manchmal das Gefühl, dass für manche *taub* und *doof* eng miteinander verknüpft sind. Auch ein Gehörloser verfügt über alle Eigenschaften, die wichtig sind, um die Welt zu begreifen. Ich weiß, dass viele Hörende das gar nicht so beabsichtigen, dass es ihnen einfach nur herausrutscht und sie es völlig unbemerkt und automatisch in ihr Verhaltensmuster aufnehmen. Aber ich hoffe, dass sie auch umgekehrt etwas Verständnis dafür aufbringen können, wie verletzend das für einen Gehörlosen sein kann. Es ist ein Anschlag auf seine Würde.

In diesem Zusammenhang fällt mir ein Sketch ein, den ich einmal im Fernsehen sah.

Im Rahmen einer kulturellen Veranstaltung ist ein deutscher Herr bemüht, den neben ihm sitzenden dunkelhäutigen Mann in das Gespräch mit einzubeziehen. Der äußerlichen Aufmachung nach zu schließen (einem über und über mit farbenfrohen Mustern bestickten afrikanischen Gewand), muss der Dunkelhäutige aus der Gegend Afrikas kommen, in der die »Zivilisation« noch nicht viele Spuren hinterlassen hat.

Eine Ansprache wird gehalten, die mit dem Zuprosten endet.

Der deutsche Herr wendet sich dem Afrikaner zu.

»Gluckgluck – gut?«, fragt er.

Der Afrikaner antwortet: »Gluckgluck – gut!«

Das Festmahl wird aufgetragen und alle beginnen zu essen.

Der deutsche Herr fragt den Afrikaner: »Hamham – gut?«

Der Afrikaner erwidert: »Hamham – gut!«

Das Essen ist vorbei, der Organisator der Soiree erhebt sich und kündigt an, dass er einen Ehrengast vorstellen möchte, der viel zur kulturübergreifenden Zusammenarbeit der Firma beigetragen hätte, und würdigt seine Leistungen. Unter Beifall erhebt sich der Afrikaner. In perfektem, fließendem Deutsch hält er eine Dankesrede, die einen wortgewandten und hochintelligenten Menschen offenbart. Der deutsche Herr neben ihm ist grenzenlos erstaunt. Ein wenig schämt er sich auch. Nachdem der Afrikaner seine Rede beendet hat, setzt er sich wieder neben seinen deutschen Sitznachbarn und fragt diesen:

»Blabla – gut?«

Ich erinnere mich, wie eine Frau einmal versuchte, mit mir ein Gespräch zu führen. Sie kam auf mich zu und fragte: »Nach dem Abitur ...«

Ich wartete. Für mich war der Satz nämlich noch offengeblieben.

»Nach dem Abitur ...«, wiederholte die Frau und begleitete die Wörter mit einer fragenden Geste.

Jetzt erst wurde mir klar, dass sie damit ihre Frage bereits fertig formuliert hatte. »Sie meinen, was ich nach dem Abitur machen möchte?«, vergewisserte ich mich. Die Frau nickte eifrig. Auch ihre nächsten Fragen blieben äußerst bruchstückhaft und hätten als Lückentexte bei Rätselaktionen und IQ-Tests eine knifflige Trainingseinheit dargestellt. Irgendwann war mir diese Art der Konversation zu blöd, und ich fragte ganz behutsam, ob sie nicht ganz normal mit mir reden könne. Ich versuchte auch zu erklären. Leider konnte ich nicht vermeiden, dass die Frau beleidigt wegging.

Tja. Dann eben nicht.

Es gibt leider auch Menschen, die zu wissen meinen, wovon sie reden – und dabei keine Ahnung von Gehörlosigkeit haben. Sie haben vorgefasste Meinungen darüber, was Gehörlosigkeit bedeutet und wie der Betroffene damit umzugehen hat – und ich passe nicht in ihr so schlau konstruiertes Schubladensystem. Schon die allererste Voraussetzung – nämlich die Gebärdensprache – erfülle ich ja nicht. Auffallend oft sind diese Leute Sozialberater, Sonder- und Sozialpädagogen. An dieser Stelle möchte ich wieder Helen Keller zitieren: »Viele Leute, die vollkommene Augen haben, sind blind in ihren Wahrnehmungen. Viele Leute, die vollkommene Ohren haben, sind taub für die Regungen der Seele. Gerade diese Leute aber sind es, die sich erkühnen, den Visionen anderer Menschen Schranken vorschreiben zu wollen – anderer Menschen, denen zwar ein Sinn fehlt oder zwei, die aber Willen, Seele, Leidenschaft und Phantasie besitzen.«[2]

Dann wiederum gibt es Menschen, die einen auf eine völlig souveräne Weise ganz normal behandeln. Dies überrascht ganz besonders, wenn diese Leute noch nie mit Gehörlosen zu tun hatten. In dieser Hinsicht lehrte mich Stefan das Staunen. Mit einer ungewöhnlich wachen Auffassungsgabe und Sensibilität erfasste er die für ihn ungewohnte Lage vollkommen. In dieser so vollendeten Form habe ich das bisher nur selten erlebt.

Ich erfuhr von ihm über einen Bekannten, als ich im Studium dringend einen Nachhilfelehrer für Statistik suchte. Stefan wusste bereits vor unserer ersten Nachhilfestunde von meiner Taubheit – ich hatte es ihm per Mail angekündigt. Die Tatsache, dass er mich in einem ungeliebten Fach unterrichten würde, machte ihn mir in meinen Vorstellungen nicht sonderlich sympathisch. Diese Skepsis jedoch verflog sofort, als ich ihm das erste Mal begegnete. Er verlor kein einziges Wort über die ungewöhnliche Situation, sondern wies mir gleich einen Sitzplatz zu. Kaum hatte ich meine Unterlagen ausgepackt, ging es mit Disziplin ans Werk. Es war anstrengend, und ich musste mich sehr konzentrieren, um mitzukommen. Aber es klappte wunderbar. Gerade bei den winzigsten Details merkt man, wie genau das Gegenüber die Situation erfasst. Ich musste zum Beispiel Formeln auf dem Blatt anschauen und gleichzeitig auf seinen Lippen die Erklärungen dazu mitverfolgen.

---

2 Aus *Meine Welt* von Helen Keller, S. 38, Der Grüne Zweig 116, ISBN 3-925817-16-6.

Stefan merkte das. Noch bevor es mir selbst auffiel und ich etwas sagen konnte, zog er das Blatt näher zu sich heran, sodass die Distanz zwischen dem Blatt und seinen Lippen nicht mehr allzu groß war. Sobald ich kurz wegblickte, und sei es nur für den Bruchteil einer Sekunde, stoppte er. Ich spürte nicht den geringsten Hauch von Unsicherheit an ihm. Ich war für ihn Sarah, eine Statistikschülerin. Punkt.

Und so wurde aus dem anfangs gefürchteten Statistiknachhilfelehrer ein Freund.

Sie sind äußerst selten, aber es gibt sie tatsächlich: Momente, in denen ich für meine Taubheit dankbar bin. Ich merke manchmal, dass meine anderen Sinne sehr viel stärker ausgeprägt sind. Dies bedeutet nicht, dass meine übrigen Sinnesorgane überdurchschnittlich funktionieren. Vielleicht habe ich aber gelernt, die mir verbleibenden Sinnesreize geistig besser zu verarbeiten. Während die Glocke des Schweigens mich umschließt, eröffnet sich mir über meine anderen Sinne eine Vielzahl an Empfindungen. Ich kann die Dinge und die Menschen zwar nicht akustisch erfassen, doch mit der Ausbildung meiner anderen Sinne habe ich meine Antennen so weit sensibilisiert, dass ich oft auch Dinge durchschaue, die selbst an manch Hörendem vorbeigehen. Wenn ich bei einer Diskussion den Faden verliere, lehne ich mich einfach etwas zurück und beobachte. Durch Beobachtung erschließt sich einem unglaublich viel. Ich habe gelernt, die volle Funktion meiner Augen, meiner Nase, meines Verstandes, meines Tastsinns, meines sechsten Sinns auszuschöpfen. Dank meiner Taubheit weiß ich nur zu gut, wie wertvoll jeder einzelne Sinn ist. Und was der Verlust eines solchen bedeutet. Meine Taubheit hat mich das Horchen gelehrt.

Im Kino oder allgemein bei Filmen muss ich bei besonders brutalen Szenen wegschauen. Wie froh bin ich da, dabei nichts hören zu müssen!

Ich erinnere mich noch an einen Schulausflug, bei dem die Wanderpfade teilweise so schmal waren, dass wir im Gänsemarsch gehen mussten. Ich konnte mich deshalb nicht mit den anderen unterhalten, denn dazu muss ich neben jemandem gehen, um jeweils das Gesicht zu sehen. Ich konnte ihnen zwar etwas sagen, aber ihre Antworten kamen bei mir nicht an. Dieses erzwungene Schweigen ermöglichte es mir jedoch, die wunderschöne Landschaft zu genießen, die die anderen gar nicht wahrnehmen konnten, weil sie so viel zu reden hatten.

Ich erinnere mich auch an einen Dezemberabend, an dem ich mit meinen Eltern und meinem Freund essen ging. Es war ein uns noch unbekanntes Lokal. Beim Eintreten registrierte ich rechts an der Wand, dass das Lokal bereits einige Auszeichnungen erhalten hatte. Als wir unsere Garderobe ablegten, nahm ich an der Seite eine Anzahl von Papiertüten wahr, zwei verschiedene Arten, und schloss daraus, dass jede Dame und jeder Herr zum Abschied eine solche Tüte bekommt. Wir setzten uns an einen Acht-Personen-Tisch, an den sich später eine Frau mit ihrer Mutter hinzusetzte. Ich bemerkte sofort, dass die Frau schwanger war, obwohl sich ihr Bauch noch nicht deutlich gewölbt hervorhob. Nichts von alldem hatten meine Eltern gesehen. Auch wenn ich mit hörenden Freunden zusammen bin, staune ich immer wieder, was diese alles nicht »sehen«.

Die ständige mentale Wachheit, die für das Lippenlesen nötig ist, bringt mir in der Kommunikation große Vorteile, die über das bloße Sprachverstehen hinausgehen. Das aktive Zuhören und die Bereitschaft, mich in den Gesprächspartner hineinzuversetzen, gehen damit einher. Durch das aktive Mitdenken weiß ich oft schon im Voraus, was der andere sagen wird. Das ergibt sich durch das Denken im Kontext, mit dem ich Wörter zu er ahnen und gleichzeitig mein Gegenüber und dessen Verhalten einzuschätzen versuche. Diese erhöhte Wachsamkeit jedoch, die ich praktisch die ganze Zeit hindurch an den Tag lege, lässt mich insgesamt auch schneller ermüden. Nachteilig ist auch, dass ich bei »uninteressanten Gesprächen« nicht auf Durchzug schalten kann. Ein gewisses Maß an Selbstkontrolle ist für mich daher immer unerlässlich, sobald ich mich in Gesellschaft anderer befinde.

Ein weiterer Vorteil, den Gehörlosigkeit mit sich bringen kann, entsteht durch das Ablesen. Wenn es unverhältnismäßig laut um uns herum ist und Hörende kapitulieren müssen, fange ich an, zu »hören«. Denn ich kann ja ablesen. Es gab schon Situationen, in denen ich unter Hörenden dolmetschen musste, weil es entweder zu laut, zu weit weg oder sonst nicht verständlich war. Mein Vater wollte mir und meiner Mutter einmal etwas durch das Küchenfenster mitteilen. Wir brauchten das Fenster nicht aufzumachen, ich verstand alles, was mein Vater sagte und übersetzte es meiner Mutter. Auf diese Weise kann ich auch Leute verstehen, die weiter weg sind. Das kann manchmal sehr spannend sein, wenn man beispielsweise am Strand oder im Restaurant Leute beobachtet und versteht, worüber sie sich unterhalten. Aber keine Sorge, als Diplompsychologin unterliege ich der Schweigepflicht!

Das Musical *My Fair Lady* erzählt die Geschichte meiner Kindheit. Schon oft habe ich es mir angeschaut. Und obwohl ich die Geschichte fast auswendig kenne, kommen mir jedes Mal die Tränen. Es berührt mich einfach immer wieder von neuem – zu viele Parallelen finde ich zwischen Eliza und mir. Es werden zwei Welten gezeigt, miteinander verglichen, und dem Zuschauer wird vor Augen geführt, was Sprache bedeutet. Jedes Mal, wenn ich den Film sehe, überkommt mich ein tiefes Gefühl der Dankbarkeit, dass ich sprechen lernen durfte. Aber auch der Entwicklungsweg Elizas ist vergleichbar mit meinem. Was bedurfte es harter Arbeit (bei Eliza beschränkte es sich allerdings auf nur drei Monate, bei mir waren es Jahre), bis wir unseren Platz in der Welt einnehmen konnten. Eine Szene geht mir dabei besonders tief unter die Haut. Es ist jene Szene, bei der Eliza nach langer, harter und unermüdlicher Arbeit auf einmal der Durchbruch gelingt. »Es grünt so grün, wenn Spaniens Blüten blühen!«, artikuliert sie fehlerfrei. Die Freude, die aus allen dabei herausbricht, diese Erleichterung, das Erfolgserlebnis – wie gut ich das doch nachvollziehen kann! Jeder Laut, jeder Vokal und jeder Konsonant musste einzeln bezwungen werden, bis er mir fehlerfrei über die Lippen kam. Kaum einer kann sich vorstellen, wie unschätzbar wertvoll und beglückend diese Momente sind. Vielleicht empfindet auch ein Spitzensportler so etwas, wenn er nach jahrelangem, beinhartem Training für seine Mühen belohnt wird, wenn er auf dem Siegerpodest (zum Beispiel bei der Olympiade) der Nationalhymne seines Landes lauscht. Es ist unbeschreiblich. Es ist wie ein Kuss vom Himmel, wie alle Herrlichkeit auf Erden.

Wenn es einen Aspekt meiner Taubheit gibt, den ich als glücklich betrachten könnte, dann die Tatsache, dass ich es nicht anders kenne. Ich muss nicht mit dem Gefühl fertig werden, dass mir etwas genommen wurde, weil ich von Anfang an nichts hatte. Für mich, die ich niemals gehört habe, ist das Gefühl, dass etwas fehlt, reine Abstraktion. Dennoch weiß ich, was mir fehlt, was ich im Vergleich zu Hörenden nicht kann. Ich kann nur etwas wehmütig zuschauen, wenn jemand telefoniert, ich kann mir nur ausmalen, wie es ist, wenn man Menschen anhand ihrer Stimme erkennen und voneinander unterscheiden kann.

Außerdem denke ich, dass ich als Gehörlose bewusster lebe. Ich beobachte mehr und setze mich mehr mit den Dingen auseinander. Eine unbeschwerte Kindheit, wie man sie den meisten hörenden Kindern nachsagt, hatte ich in dem Sinne nicht. Ich hatte mich wegen meiner Behinderung schon viel früher mit mir, meinem Schicksal, meinem Leben auseinandersetzen müssen. Ich hatte immer gemerkt, dass ich anders war. Wie diese Andersartigkeit aber zu begreifen ist, lernte ich erst mit der Zeit. Als Gleichaltrige mit der Pubertät eine Zeit durchmachten, in der sie auf der Suche nach sich selbst, nach ihrer Identität, nach ihrem eigenen Ich waren, hatte ich diese Sinnsuche bereits hinter mir.

»Hadern Sie manchmal mit Ihrer Taubheit?« – »Stellen Sie sich manchmal vor, wie es wäre, wenn Sie hören könnten?« – »Fragen

Sie sich manchmal, warum es ausgerechnet Sie hat treffen müssen?« – Fragen, die mir häufig gestellt werden.

Gewiss, früher gingen mir diese Fragen selbst durch den Kopf. Warum ausgerechnet ich? Wenn ich aber heute darüber nachdenke, so bin ich fest davon überzeugt, dass es mir als Lebensaufgabe bestimmt ist. Wenn man sich die ersten Monate meines Lebens vor Augen führt, sieht man, dass die Chance zu hören, zweimal vergeben wurde.

Das erste Mal bei meiner Geburt.

Das zweite Mal im Alter von fünf Monaten. Die Gehörlosigkeit wurde nicht erkannt. Zu diesem Zeitpunkt war die Gehirnreifung noch aktiv, man hätte mit Training und Hörhilfen die Hörnerven stimulieren können.

Zweimal entschied sich mein Schicksal dagegen, mich hören zu lassen. Das ist einmal zu viel, um einer verlorenen Möglichkeit nachzutrauern. Warum also ausgerechnet ich? Es sollte offensichtlich so sein. In dieser Hinsicht kenne ich keinen Groll und keine Bitterkeit. Ich habe auch nicht das Gefühl, vom Schicksal ungerecht behandelt worden zu sein. Das Gefühl der Ungerechtigkeit erlebe ich höchstens im Umgang mit einigen Menschen. Diese positive Grundeinstellung, das Leben so anzunehmen, wie es ist, zu ihm Ja zu sagen, ist für mich eine der natürlichsten Sachen der Welt. Warum sollte ich mich auch gegen eine unwiderrufliche Gegebenheit auflehnen? Gewiss mag das Unglück, taub zu sein, unermesslich sein. Dennoch bin ich nicht wirklich unglücklich gewesen. Meine Gehörlosigkeit beraubt mich nicht der Dinge, auf die es im Leben wirklich ankommt: zum Beispiel Freundschaft, Vorstellungskraft, Hilfsbereitschaft und Mitgefühl. Mit dieser Erkenntnis kann ich mein Schicksal mit Würde tragen. Die Schärfe unserer Wahrnehmung der Welt beruht nicht darauf, wie gut wir hören oder wie gut wir sehen, sondern vielmehr darauf, wie gut wir fühlen. Schon Diderot erkannte die Bedeutung des Gefühls: »Ich fand, dass von allen Sinnen das Gesicht der oberflächlichste war, das Gehör der stolzeste, der Geruch der wollüstigste, der Geschmack der abergläubigste und unbeständigste, das Gefühl der tiefste und philosophischste.«

Vergleichen wir uns mit anderen Menschen, so nehmen wir fast immer nur solche wahr, die besser, klüger, schneller, reicher, glücklicher sind als wir. Aber es gibt mindestens genauso viele, die ein härteres und schwierigeres Los gezogen haben, als es das meine war.

Taubstumm? Wie hartnäckig sich dieses Wort doch in unserem Sprachgebrauch hält! Gehörlose werden oft als taubstumm bezeichnet. Auch ich, die ich spreche. Ich bin doch gar nicht stumm! Ich bediene mich der gesprochenen Sprache. Ich artikuliere meine Bedürfnisse, Wünsche, Gedanken und Ideen. Ich habe eine mündliche Abiturprüfung in Französisch abgelegt. Ebenso in Latein und in anderen Fächern, später auch im Studium. Ich unterhalte mich auf Deutsch und Englisch. Ich lese, verstehe und schreibe Russisch. Und dennoch gelte ich als »taubstumm«. Wie gedankenlos dieses Wort benutzt wird, zeigte sich, als eine Logopädin mich einer Frau vorstellte: »Das ist Sarah Neef. Sie ist taubstumm.« Sogar eine Logopädin, mit deren Hilfe ich die kleinsten Unebenheiten meiner Sprache bearbeite, mit der ich mich über vieles unterhalten habe und die mich bei öffentlichen Reden erlebt hat, bezeichnet mich als taubstumm! Ich nehme es ihr nicht etwa übel, mich verletzt es auch nicht. Es versetzt mich nur jedes Mal in grenzenloses Erstaunen.

Ich bin der Meinung, dieses Wort gehört längst zu den antiquierten und verstaubten Wortbeständen. Nicht einmal Gehörlose, die sich ausschließlich der Gebärdensprache bedienen, sind meiner Meinung nach taubstumm. Auch sie sind der Worte nicht beraubt. Sie haben ihre eigene Sprache, aber sie sind niemals stumm. Viele Gehörlose bedienen sich sogar der Gebärdensprache und begleiten sie mit artikulierter Sprache.

Das Weihnachtslied »Süßer die Glocken nie klingen« und der bekannte Refrain »Hör wie der Wind weht, Liebes; hör wie der Wind weht ...« appellieren an unsere Besinnung auf die Töne und Geräusche. Das sind Dinge, die lediglich meiner Fantasie und Imagination überlassen bleiben werden. Im Laufe meines Lebens habe ich durch Beobachtungen verschiedene Arten von Geräuschen identifiziert. Ich habe jedes Wort begreifen gelernt, das sich auf das Hören bezieht. Ich weiß, dass Pochen sich anders anhört als Rascheln, und in meinem Kopf erzeuge ich dann den entsprechenden Ton. Genauso kann ich vielfältige Höreindrücke differenzieren wie etwa Knistern, Rascheln, Knacken, Rauschen, Knirschen, Quietschen und so weiter. Die Klänge sind in mir, ich »höre« sie mit meiner Vorstellungskraft. Ich kann mir die einzelnen Höreindrücke ausmalen. Ich kann mir beispielsweise gut vorstellen, dass sich ein brechender Ast anders anhört (kürzer, trockener) als das Quietschen der Kreide an der Tafel (schrill, unangenehm, langgezogener). Dies und welche Wörter in welchen Situationen verwendet werden, hat mich auch das Lesen gelehrt. Dennoch konnte ich diese Dinge nur aus einem gewissen Abstand heraus erfahren. Hin und wieder erscheint mir dann die Welt rätselhaft, manchmal sogar etwas fremd. Und jedes Jahr zur Weihnachtszeit frage ich mich, wie sich süß klingende Glocken wohl tatsächlich anhören mögen.

## Kapitel 9

# Im Wirbelsturm des Lebens

Up from the grains of sand and dirt I came,
My heart pure and innocent,
To live in this world.
This world with the power of destruction,
Of joy and sadness,
Of love and hate,
Of the selfish and the giving.
The evils will try to destroy my soul,
This I know.
But I shall go through my life
In the midst of the crowd
Of the loving and the hating,
Of the evil and the good,
Of the selfish and the giving.
I shall join the whirlwind of life,
Whirling on and on
Never ending
Until I am once again
But a grain of dust,
Floating freely,
With no tears and no sorrows.

*(An Indian wisdom)*

In der Schule fing ich endlich an, mich zu wehren. Ich hasste die sogenannten Monatsfeiern, die in Waldorfschulen Tradition haben.
Dazu versammelten sich alle Schüler und Lehrer der ganzen Schule
im Festsaal und möglichst viele sollten etwas zum Programm bei-
tragen. Manche musizierten auf der Bühne, andere sprachen ein
Gedicht, Lehrer erzählten Geschichten. Es gab eine besondere Auf-
teilung der Sitzplätze: Die Erstklässler saßen ganz vorne, gefolgt

von den Zweit- und Drittklässlern. Gewöhnlich wuchs die Entfernung zur Bühne mit steigendem Klassenalter, die Oberstufenschüler saßen ganz weit hinten oder auf der Empore.

Ich erinnere mich noch gut, dass ich als stolze Erstklässlerin ehrfürchtig zu den »Großen« nach hinten sah und mir wünschte, ich würde bald auch zu denen gehören. Wie konnte ich damals auch ahnen, dass mit dem Klassenalter auch meine Schwierigkeiten größer werden sollten! Je weiter der Abstand von der Bühne von Jahr zu Jahr wurde, desto mehr Schwierigkeiten hatte ich beim Lippenlesen. Und desto unerträglicher wurden die Monatsfeiern.

Ich habe bereits versucht, Ihnen eine ungefähre Idee vom Prozess des Lippenlesens zu vermitteln. Die Aufmerksamkeit eines lippenlesenden Gehörlosen konzentriert sich auf die Mundpartie des Gesprächspartners. Selbst im Idealfall sind lediglich 30 Prozent des Gesprochenen sichtbar. Dazu ist es prinzipiell egal, ob man den Sprecher von der Seite sieht oder von vorne. Hauptsache, man sieht den Mund. Jetzt stellen Sie sich bitte vor, wie das Ganze an Erschwernis zunimmt, wenn Sie mehrere Meter vom Sprecher entfernt sitzen. Mit wachsender Entfernung wird sein Mund kleiner, das lippenlesende Auge verliert die scharfen Umrisse und kann die einzelnen, kaum merklichen Zungenbewegungen, die zum Beispiel beim /l/ auftreten, nicht mehr unterscheiden.

Leider ließ sich zu diesem Problem kein konstruktives Gespräch mit meinen Lehrern führen. Sie beharrten starr auf den festgeschriebenen Regeln, nach denen Monatsfeiern in der Schulordnung vorgesehen waren. Alles musste sich dem unterordnen. Ich hoffe, dass in dieser Waldorfschule heute ein neuer, frischerer Geist herrscht. Im Prinzip finde ich die Grundgedanken von Rudolf Steiner gut. Diese werden jedoch leider viel zu häufig regelrecht »versteinert«. Vieles war so unflexibel. Wie eben auch die Monatsfeiern.

Ich fragte, ob ich statt der Monatsfeiern im Klassenzimmer einen Aufsatz oder eine Übung schreiben könnte, einfach, um die Zeit sinnvoll zu nutzen. Das wurde abgelehnt.

Ich fragte, ob ich dann vorne sitzen dürfe, damit ich besser ablesen könne. Auch das wurde abgelehnt.

Ich fragte, ob ich dann die Rede einiger Leute auf Tonband aufnehmen dürfe, damit meine Mutter zu Hause das Wichtigste abhören und mir mitteilen könne. Nur ein einziges Mal wurde aufgenommen. Ansonsten wurde abgelehnt: Es schränke die Redner in ihrer Freiheit ein.

Ich fragte die Lehrer um Rat, da sie doch alle meine Vorschläge abgelehnt hatten. Da sagte ein Lehrer, er werde für mich mitschreiben. Er tat es natürlich nicht.

Die mittlerweile zwanzig Meter Entfernung machten das Ablesen unmöglich. Einmal nahm ich meine Vokabelkärtchen mit, um mit dem Lernen von Vokabeln die Zeit zu überbrücken. Da nahm mir ein Lehrer diese Kärtchen weg, und ich habe sie nicht mehr wiederbekommen. Die Monatsfeiern musste ich weiterhin absitzen.

Ich verstand diese Unflexibilität einfach nicht. Der schwerhörige (!) Schüler, der ebenfalls die Waldorfschule besuchte, wurde von ganzen Unterrichtsstunden befreit. Aber bei mir war nicht einmal die Befreiung von den Monatsfeiern möglich, die ich nur teilnahmslos absitzen konnte.

Aus heutiger Sicht verstehe ich aber auch nicht mehr, warum ich mich dem so viele Jahre fügte. Erst viel später, kurz nach dem Latinum in der elften Klasse etwa, machte ich nicht mehr mit. Ich erkannte, dass ich mich wehren musste.

Wieder war ein Vortrag angesagt – ich glaube, von einem Wissenschaftler –, der über eine Stunde gehen sollte. Ich bat meinen Lehrer, mich offiziell davon zu befreien. Ich schlug sogar vor, in dieser Zeit einen Aufsatz zu schreiben. Auch diesmal weigerte er sich einzugestehen, dass ich diese Zeit nur unnötig vergeuden würde. Ich musste mitkommen.

Wieder dehnten sich die Minuten endlos. Meine Gedanken schweiften ab, und ich versuchte, die Zeit mit Tagträumen zu überbrücken. Ich träumte vom Tanz, dem Theater, von den Aufführungen, die am Wochenende bevorstanden. Im Geiste ging ich noch mal alle Schrittfolgen durch.

Ich kehrte in die Wirklichkeit zurück, schielte auf meine Uhr und stöhnte innerlich laut auf. Es waren gerade einmal zehn Minuten vergangen. Ich drehte meinen Kopf und ließ meinen Blick über die Lehrer und die Schüler schweifen.

Plötzlich überkam mich eine unbeschreibliche Wut. Es reichte mir jetzt! Alle anderen Anwesenden konnten den Worten folgen. Warum musste ich dasitzen, nur um der Regel willen, ohne dass ich irgendetwas mitbekam, ohne dass man eine Alternative hätte finden können? Das empfand ich als reine Schikane!

Auf einmal wurde ich ruhig. Ich stand auf und schritt mit erhobenem Kopf durch den Festsaal. Ungläubige Augenpaare richteten sich auf mich, ich sah, wie einige Lehrer überrascht zu mir blickten. Aufsässigkeit war das Letzte, was die Lehrer von mir erwartet hätten. Ich verließ den Saal und schloss die Tür leise hinter mir.

Seit diesem Zwischenfall hatten sie offenbar begriffen, die Lehrer! Seitdem fragte ich auch nicht mehr um offizielle Erlaubnis, fernzubleiben, wenn eine Monatsfeier stattfand. Ich kam einfach nicht mehr mit. Wenn sich die Klasse nach der Schulstunde für die Monatsfeier aufstellte, räumte ich meine Schulsachen ein und ging nach Hause. Es war seitdem kein Thema mehr. Es war ein unausgesprochenes Abkommen zwischen der Schule und mir, dass sie mich nicht mehr zu unnötigem Absitzen von Zeit zwingen würden. Sie hatten verbissen versucht, mich in die Klassengemeinschaft hineinzupferchen. Aber ich glaube, viele Klassenkameraden hätten eine Freistellung durchaus verstanden. Man hätte es ihnen erklären können und sie auf diese Weise für eine Behinderung oder Andersartigkeit sensibilisieren können. So hätte viel Leid und viel Unverständnis vermieden werden können.

Natürlich gab es auch sehr gute Lehrer, die hilfsbereit und bemüht waren, mir entgegenzukommen – die berühmten Ausnahmen von der Regel.

Bei meinem Deutschlehrer hatte ich mehr als nur Glück. Er unterrichtete wirklich mit dem Herzen und hat einen großen Einfluss auf mich ausgeübt. Er vermittelte uns das Handwerkszeug, das wir brauchten, aber er respektierte auch abweichende Meinungen. Herr Reiners war ein brillanter Lehrer, der es ausgezeichnet verstand, meine Kreativität und die Freude am Aufsatzschreiben zu fördern. Er war sehr, sehr kritisch, doch genau das fand ich absolut wichtig. Sein Unterricht war organisiert, strukturiert und hatte das Ziel, jeden Schüler da abzuholen, wo er in seiner Leistungsfähigkeit stand und das Beste aus ihm herauszuholen. In seine Stunden ging ich sehr gerne – Deutsch und Geschichte wurden meine Lieblingsfächer. Der Unterricht begeisterte und motivierte mich, zusätzliche Literatur zu lesen, die zwar im Unterricht nicht gefordert wurde, aber Parallelen zum behandelten Lernstoff aufwies. Ziemlich schnell war klar, dass ich Deutsch als Leistungsfach beim Abitur wählen würde. Für eine Sache werde ich Herrn Reiners mein ganzes Leben lang ganz besonders dankbar sein. In einem Aufsatz mussten wir einmal unseren Abend bildlich mit vielen Metaphern und Veranschaulichungen beschreiben. Ich beschrieb, wie der Schnee, durch den ich auf dem Weg ins Opernhaus stiefelte, im Schein der Straßenlampe funkelte. Ich beschrieb die Bäume, deren Äste sich in bizarrer Schönheit unter der Last des Schnees und der Eiszapfen leicht neigten. Ich schrieb, wie die Eiskristalle in ihren vielfältigsten Formen die Straßenlampen umrankten. Ich schrieb und schrieb.

Meine ganze Vorstellungskraft bündelte ich in diesen Aufsatz. Es ist selten, dass mir ein eigener Aufsatz gefällt, aber mit diesem war ich ganz zufrieden. Ich war sogar stolz darauf und freute mich insgeheim schon auf ein Lob, als ich ihn zur Korrektur abgeben musste. Nachdem Herr Reiners ihn durchgelesen hatte, meinte er: »Sie haben nicht alle Sinne hinzugezogen. Ich bin mir sicher, Sie haben eine Vorstellung von Tönen, von Geräuschen.« Als Beispiel wies er darauf hin, dass der Schnee unter den Füßen knirschen kann. In der Tat habe ich so ein Geräusch noch niemals gehört, doch ich kenne diesen Ausdruck und kann mir vorstellen, wie es sich anhört, wenn der Schnee unter den Füßen nachgibt. Ich war fasziniert! Mir als Gehörloser sagt er so etwas! Herr Reiners hat mir damit ein wunderbares Geschenk gemacht, denn es zeigte großes Vertrauen in meine Fähigkeiten. Tatsächlich hatte ich damit etwas Wichtiges vergessen. Und ich fand es großartig, dass Herr Reiners mich auf diesen Punkt aufmerksam gemacht hatte. Für ihn war ich nicht die arme gehörlose Sarah, die so etwas doch nicht kann. Er wusste, dass ich mir auch diese Tür aufschließen konnte, wenn ich nur wollte. Es war nur eine Empfehlung, doch ich nahm sie dankbar an.

Als Herr Reiners uns in der 12. Klasse in Geschichte abgab, war ich sehr traurig. Mit dem neuen Geschichtslehrer kam ich nicht zurecht. Meine anfänglichen Bestnoten, die Einser samt Pluspunkten, rutschten auf die Durchschnittsnote 3 herunter.

In dieser Zeit, während der zwölften Klasse, machte ich meinen Führerschein.

»Wie? Sie können Auto fahren?«, werde ich häufig gefragt. »Äh ... Sie sind doch gehörlos, ist das denn kein Problem beim Autofahren?« Eine Frage, die mich jedes Mal in Erstaunen versetzt, die jedoch sehr weit verbreitet zu sein scheint. Fast jedes Mal, wenn ich jemanden kennen lerne, kommt diese Frage.

Autofahren bedeutet nichts anderes als das Steuern eines Automobils und die Kontrolle über den Fahrzeugbetrieb. Damit handelt es sich um eine hauptsächlich visuell ausgerichtete Tätigkeit. Die Straße, auf der wir fahren, müssen wir mit unseren Augen absuchen. Die Verkehrszeichen wie Schilder und Ampeln nehmen wir mit Blicken wahr. Ich kann nicht ganz nachvollziehen, warum es für Hörende ein solches Rätsel darstellt, wie sich Gehörlose sicher im Straßenverkehr bewegen können. Im Gegenteil! Oft meistern sie schwierige Verkehrssituationen besser als Hörende, weil sie weniger abgelenkt werden. In Amerika bieten Fahrzeugversicherungen sogar einen speziellen Tarif für Gehörlose an, der deutlich günstiger ist als der für Normalhörende. Uns fehlt der Gehörsinn, doch unsere Augen sind auf verstärkte Beobachtung getrimmt, und wir reagieren schnell auf wahrgenommene Reize. Der Verlust eines Sinnes zwingt den Betroffenen, das Defizit auszugleichen. Nicht nur das erweiterte Sehfeld spielt hier eine Rolle, sondern auch das aktive Mit- und Vorausdenken, um neue oder alltägliche Situationen zu erfassen. Allerdings erhielt ich die Zulassung zur Fahrprüfung erst nach Vorlage eines Gutachtens vom Hausarzt, dass ich trotz meiner Taubheit ansonsten geistig wie auch körperlich voll leistungsfähig bin.

Da ein gehörloser Fahrzeuglenker sich nicht mit seinem Beifahrer unterhalten kann (zum Lippenlesen müsste er sich dem Beifahrer zuwenden), befolgt er unwillkürlich eine der wichtigsten Verkehrsregeln: sich nicht ablenken zu lassen. Mit meinem Fahrlehrer vereinbarte ich Zeichen, mit denen er mich während des Fahrens begleitete und die ich im Augenwinkel wahrnahm. Links. Rechts. Finger am Spiegel hieß: die Spiegel mehr beachten. Geste nach unten: langsamer fahren. Kreisende Hand: schneller, flotter fahren. Zur Faust geschlossene Hand, die Finger dann rasch gespreizt: Scheinwerfer an. Gab es etwas, was die Kapazität der Zeichen überstieg, deutete er mir an, rechts heranzufahren und anzuhalten, damit er mit mir reden konnte. Er war hörend und sehr sensibilisiert für den Umgang mit Gehörlosen. Die Fahrstunden mit ihm waren lustig und ich freute mich immer darauf.

»Aber was ist denn, wenn jemand hupt?«, bohren viele ungläubig nach. Na, wenn schon? Dann ist es ja gut, wenn mich das nicht aus der Ruhe bringt.

»Und wenn ein Krankenwagen oder die Polizei kommt mit Tatütata?« Nun, das Martinshorn kann ich wohl nicht hören, aber ich sehe die Einsatzlichter. Ich sehe, wenn die Autos um mich herum auf einmal bemüht sind, sich seitlich zu halten, um einen Mittelweg freizumachen, und ich gehe nicht davon aus, dass sie dies meinetwegen tun. »Und sonst? Ich meine, wenn da ein Unfall ist ...« Tja, wenn man dann etwas hört, wird es ja wohl schon zu spät sein.

Eines Tages erhielt ich von einem gehörlosen Bekannten einen Brief. Ich war überrascht, als ich sein Schreiben aus dem Briefkasten zog. Wir hatten uns vor langer Zeit, im Kleinkindalter, bei den Kursen von Susann Schmid-Giovannini kennen gelernt. Ihm schwebte ein Förderverein für lautsprachlich kommunizierende Gehörlose vor, für dessen Gründung er weitere Mitstreiter suchte. Begeistert von dieser Idee sagte ich ihm meine Unterstützung sofort zu. Wir trafen uns zur ersten Besprechung mit anderen Gleichgesinnten – alle ebenfalls hörgeschädigt und lautsprachlich kommunizierend. Nach fünf Arbeitstreffen gründeten wir den LKHD e. V. (Lautsprachlich Kommunizierende Hörgeschädigte Deutschlands e. V.), in Anlehnung an das Schweizer Vorbild LKH Schweiz. Es gibt zwar schon viele Gemeinschaften, Ligen und Organisationen für Hörgeschädigte in Deutschland, diese werden aber meistens von Eltern und/oder Fachleuten geführt. Bislang hatte es noch keine deutsche Vereinigung für lautsprachlich kommunizierende Hörgeschädigte gegeben, die Betroffene aus eigener Initiative auf die Beine gestellt hatten und von der sie sich vertreten fühlten. Es mangelt leider noch zu sehr an der öffentlichen Präsenz Hörgeschädigter, die sich für den lautsprachlichen Weg einsetzen. Dabei sollte unser Verein weniger eine Selbsthilfegruppe als vielmehr ein Förderverein sein. Er will das grundsätzliche Menschenrecht vertreten, dass hörgeschädigte Kinder, unabhängig von ihrem Hörverlust, das Recht auf die Chance haben, ihre Fähigkeit zum Hören zu entwickeln und lautsprachliche Kommunikation innerhalb ihrer Familie und der Gemeinschaft zu benutzen. Das Hauptanliegen ist die Förderung der lautsprachlichen Kommunikation, um die Integration Hörgeschädigter in die hörende Mehrheitsgesellschaft zu ermöglichen beziehungsweise zu erleichtern. Damit sollen Unabhängigkeit und die Chance auf zahlreiche Entfaltungsmöglichkeiten gewährleistet werden. Die Themen Gebärdensprache und lautsprachbegleitende Gebärden (LBG) wurden in unserer Vereinsarbeit ganz bewusst ausgeklammert. Sie werden bereits von anderen Vereinen zur Genüge vertreten. Darüber hinaus bezweckten wir den Erfahrungs- und Gedankenaustausch der lautsprachlich kommunizierenden Hörgeschädigten untereinander bei Freizeitangeboten und Informationsveranstaltungen. Ich war nicht nur Gründungsmitglied dieses Vereines, ich wirkte auch vier Jahre lang ehrenamtlich als Leiterin des Ressorts Öffentlichkeitsarbeit mit.

Zu etwa diesem Zeitpunkt erhielt ich eine Nachricht von der Hermann-Haake-Kunststiftung in Stuttgart. Zwei Musiker, Ekkehard Hessenbruch und Tobias Rückert, seien auf der Suche nach einer Tänzerin, die ihre Musik »sichtbar« machen könne. Das klang spannend! Ich lud Ekkehard zu mir ein. Er reiste als Musiker seit Jahrzehnten durch viele Länder Europas sowie nach Japan, Südamerika und Neuseeland und hatte eine Musikschule gegründet. Er brachte sein Cello mit und spielte mir die Sonate 1915 von Debussy vor. Wir unterhielten uns über die Musik und ihre Aussagekraft, und ziemlich schnell war uns beiden klar, dass wir uns eine Zusammenarbeit vorstellen können. Kurz darauf wurde ich dem zweiten Musiker, dem Pianisten Tobias, vorgestellt. Wie Ekke war er als Solist und Kammermusiker mehrfach preisgekrönt. Wir suchten zwei Stücke aus: Die Sonate 1915 von Debussy und »Meditation« (aus der Oper Thaïs) von Jules Massenet.

Wir hatten nur vier Proben. Wir arbeiteten intensiv, en bloc, und es entstand ein schönes, tiefsinniges und sehr ernstes Stück zur Musik von Debussy. Ich tanzte einen Pierrot, der das Spiegelbild des Mondes im Wasser sieht und sich unsterblich in das Gestirn verliebt, welches für ihn jedoch unerreichbar ist. Liebe, Verzweiflung, Hoffnung und Sehnsucht kennzeichneten das dramatische Stück, bei dem mir auch meine pantomimischen Grundlagen dienlich waren.

Unsere Stücke wurden im Schloss Monrepos in Ludwigsburg

uraufgeführt. Wir brauchten keine Bühnenbilder, die Kulisse des Schlosses an sich war traumhaft schön.

Im Stück *Die Marionette* war ich mehr Pantomimin als Tänzerin. Mit dem Versuch, sich von den Fäden zu befreien, an denen sie hängt, starb die Marionette. Dann, als sie leblos auf dem Boden lag, setzte eine geheimnisvolle, sphärische Musik ein, und nach einer Weile zog es die Marionette wieder hoch. Ich war dabei mit dem Rücken zum Publikum gewandt und bewegte mich in Zeitlupe, um mit diesem Kontrast das Jenseits darzustellen. Ganz allmählich richtete sich die Marionette wieder auf, öffnete langsam die Flügeltür des Schlosses und trat auf den Balkon, hinter dem sich ein See und dichter Wald erstreckten. Der Balkon war direkt vor den Zuschauern, sodass diese alles miterleben konnten. Im Zeitlupentempo hob die Marionette die Arme gen Himmel, der sanfte Wind spielte mit dem Kostüm an ihrem Körper. So stand sie noch eine Weile da, während die Musik sich eindringlich und sphärisch zugleich zu ihrem Höhepunkt steigerte, um dann sanft und ruhig auszuklingen.

Für mich war diese Aufführung ein ganz besonderes Erlebnis, und sie hob sich ab von allem, was ich bisher gemacht hatte. Niemals zuvor hatte ich mich so intensiv mit Musikern über ein Musikstück ausgetauscht. Durch die Diskussion über das Musikstück und unsere jeweils eigenen, teilweise unterschiedlichen Interpretationen war dieses Werk entstanden. Es war faszinierend. Bevor wir uns verabschiedeten, vereinbarten wir, dass wir das Stück nach meinem Abitur zu einem abendfüllenden Programm erweitern würden. Wir alle freuten uns sehr darauf.

Ich fing an, nun meinerseits Seminare und Workshops zu geben. Je nach Auftrag unterrichtete ich Kinder und Erwachsene in Pantomime, tänzerischen Grundlagen oder auch in selbstbewusstem, überzeugendem Auftreten und Körpersprache. Diese Seminare gestalteten sich jedes Mal sehr spannend, da sie teilweise aus der Interaktion mit den Teilnehmern entstanden. Nach meinem Studium werde ich ganz sicher mein Repertoire an Seminaren erweitern.

Nun hatte ich mich endlich einigermaßen aus dem Tal befreit, schon kam die 12. Klasse und mit ihr das zweite Klassenspiel. Jedes Mal, wenn ich daran dachte oder auf dem Pausenhof darüber gesprochen wurde, stockte mir das Blut in den Adern, und ich hielt die Luft an. Meine Mutter redete drängend auf die Lehrer ein und verwies auf die Fehler, die beim ersten Klassenspiel unterlaufen waren. Sie hoffte, dass man ihr wenigstens jetzt Gehör schenken würde. Ich habe viele Stunden damit verbracht, mir selbst gut zuzureden, um nicht wieder in ein Loch zu fallen.

Zu meiner Überraschung bekam ich zwei Rollen: eine mittelgroße und eine kleine. Und kaum war die Rollenverteilung über die Bühne, ging wieder das Gerede unter meinen KlassenkameradInnen los: Ich hätte hintenrum mit den Lehrern ausgemacht, dass ich eine Rolle bekomme. Denn normalerweise hätte ich keine Rolle bekommen dürfen, denn meine Sprache würde dafür sorgen, dass kein Zuschauer mich verstehen und dann »abhängen« würde. Und dann war wieder alles umsonst. Diese Befürchtung wurde zum allgemeinen Pausengesprächsthema. Wie gut, dass ich mich seelisch gut gewappnet hatte. Ich hätte mir nur sehr gewünscht, dass die Lehrer diesem Gezeter klar und deutlich ein Ende gesetzt hätten.

Ich habe diese Zeit relativ gut überstanden. Vor meine Seele schob ich einen Riegel, sodass von außen nicht viel eindringen konnte. Ich war so froh, als sich allmählich das Ende der Klassenspiel-Geschichte abzeichnete. Die Aufführung kam. Und damit mein Auftritt.

Während ich noch auf mein Stichwort wartete, atmete ich ein paarmal durch, konzentrierte mich ganz und gar auf meine kleine Rolle als Mond. Diesmal würde nichts schiefgehen. Ich würde den ungefähr fünfminütigen Part hinter mich bringen und dann ganz schnell nach Hause gehen. Ich hoffte, dass es bald vorbei wäre. Die Bühne verdunkelte sich, die Spieler nahmen ihre Positionen ein und ich rannte zum hinteren Ende der Bühne, um dort auf den Wagen zu steigen. Als ich dort ankam, erstarrte ich. Der Wagen war kaputt, ein Lehrer stand hilflos daneben und machte mir ein Zeichen, dass ich ohne Wagen aus dem Stegreif improvisieren müsse. Improvisieren ist eine Kunst, die jeder Bühnenkünstler beherrschen muss. Und sie kann durchaus auch Spaß bereiten, doch diesmal war es problematisch, aus der Situation noch das Beste zu machen. Kaum hatte ich realisiert, was passiert war, als das Licht auf der Bühne auch schon anging und ich sogleich reagieren musste. Ich konnte nun nicht mehr als Mond mithilfe des Wagens über die Bühne schweben. Schlimmer noch: Die Jungs, die in dieser Szene als Bäume verkleidet auf der Bühne standen, waren alle größer als ich, sodass ich hinter den Bäumen nur noch zwischen den Lücken zu sehen war. Ich hatte keine Möglichkeit, nach vorne zu gehen, um so meine kleine Statur zu kompensieren und mit mehr Ausdruck zur Geltung bringen zu können. Eine Stoffbahn war zwischen mir und den Bäumen gespannt und reichte mir fast bis zur Hüfte. Sie hatte eigentlich verhindern sollen, dass man den Wagen sah, auf dem ich fuhr. Mein Kleid war zu lang und zu weit, um einfach spielerisch über die Stoffbahn zu klettern. »Tu nichts, bei dem du dir nicht sicher bist, dass es auch wirklich gelingt!«, lautet die strikte Regel beim Improvisieren auf der Bühne. Ich versuchte zwar, das Beste aus der Situation zu machen und bewegte mich ganz weit hinten (was wäre mir auch anderes übrig geblieben?), doch die Szene war im Eimer. Ich war wütend! Dass der Wagen, den ich zwei oder drei Stunden vor der Vorstellung selbst kontrolliert hatte, in der dazwischenliegenden Zeit von alleine kaputtgegangen sein sollte, warf glücklicherweise nicht nur bei mir Fragen auf. Noch lange nach der Vorstellung war es ein Thema, das die Runde machte. Der Lehrer, der hilflos danebengestanden hatte, sagte mir hinterher, dass er das nicht verstehen könne.

Nachdem sich meine Wut etwas gelegt hatte, überfiel mich eine noch nie gekannte Lethargie. Mir war es egal, was »die« noch mit mir machen würden. Hauptsache, ich hatte es überstanden. Ich wollte nur noch heim und die Klassenspiele vergessen, verdrängen, so gut es ging. Jetzt wollte ich mich nur noch auf mein Abitur konzentrieren. Noch ein Jahr, dachte ich sehnsüchtig, und dann würde ich der Schule für immer den Rücken kehren können. Noch ein Jahr – wie das auf der Zunge zerging! Es wurde allerdings noch ein hartes Jahr, das seinen Tribut forderte. Und bei manchen Dingen denke ich im Nachhinein, dass sie anders hätten laufen können.

Ich ähnelte einer hölzernen »Puppe in der Puppe« – einer *Matrjoschka*, wie man sie auf Russisch nennt. Ging ich in die Schule, stülpte ich mir die äußere Hülle dieser Holzpuppe über. In der Schule war ich ein anderer Mensch, eine andere Sarah. Gleichgültig allen Widerwärtigkeiten und Frustrationen gegenüber schloss ich mich innerhalb dieser Schale ein. In der Schule wirkte ich introvertiert und konzentrierte mich auf den Lernstoff. Diesen seelischen Schutz sollte ich tatsächlich noch brauchen.

In der 13. Klasse spitzten sich die Ereignisse zu. Es wurde immer deutlicher, wer mir wohlgesinnt war und wer nicht. Ich erinnere mich noch an eine Mathematikstunde. In der Zeitung stand etwas über unsere Mathelehrerin, und stolz las sie der Klasse den Artikel vor. Es muss ein interessanter Artikel gewesen sein. Manche Schüler hatten die Münder offen und gelegentlich brach die Klasse in Gelächter aus. Ich verstand natürlich kein Wort von dem, was die Lehrerin vorlas. Als sie fertig gelesen hatte, hob ich den Finger und bat sie, ob ich den Artikel doch bitte kurz lesen dürfte. Vor der ganzen Klasse verweigerte sie mir dies und ließ den Artikel rasch in ihrem Rucksack verschwinden. Nein, ich dürfte das nicht lesen. Sie wolle das nicht.

Es war eine sehr seltsame Situation, die auch vielen Mitschülern auffiel. Wieder wurde offensichtlich: Man kann mich aufgrund meiner Behinderung leicht ausschließen. Ich habe einigen Freunden davon erzählt. Unabhängig voneinander kommentierten sie diese Situation mit einem einzigen Wort. Dieses Wort hatte ich selbst in diesem Zusammenhang bisher niemals ausgesprochen. Aber in meinem Innersten weiß ich, dass es stimmt: Es war Diskriminierung.

Wenn eine Lehrperson ein solches Verhalten zeigt, macht sie es legitim. Kein Wunder, dass auch Schüler diese Verhaltensweise übernahmen. War es bisher so, dass ich gelegentlich Mitschriften kopieren durfte, so durfte ich es auf einmal gar nicht mehr. Man wolle es nicht.

Auch sonst schien man mir zeigen zu wollen, wer hier auf wen angewiesen war. Ich hatte Biologie und Musik als Hospitationsfächer beim Abitur gewählt. Dies bedeutete, dass man in diesen Fächern mehrere Klausuren schreiben musste. Der Durchschnitt ergab die Abiturnote für das jeweilige Fach. Ich bat meinen Musiklehrer, mir die Termine der Klausuren zu nennen, damit sie mir nicht etwa aufgrund meiner Taubheit entgingen. Er versprach mir, dass er dafür sorgen würde. Die ersten Klausuren liefen gut. Ich fragte meinen Musiklehrer nach dem nächsten Termin. Der stünde noch nicht fest, aber er würde mir Bescheid geben – ganz sicher. Ich wartete. Lange Zeit verstrich, und ich wurde unruhig. Frag doch einfach mal nach, dachte ich mir und tat es. Mein Schock hätte nicht größer sein können, als ich erfuhr, dass die nächste Klausur bereits in vier Tagen geschrieben werden sollte. Mein Musiklehrer hatte dies bereits vor fünf Wochen, also vor den Ferien, angekündigt und vergessen, es mir zu sagen. Die anderen hatten in Musik fünf Wochen Vorbereitungszeit, und mir blieben nur noch drei Tage! Innerhalb von drei Tagen kann man nicht mehr das kompensieren und aufholen, was andere sich in fünf Wochen angeeignet haben. Schon gar nicht als Gehörlose im Fach Musik. Wie froh war ich, dass ich dennoch eine sehr gute Note schrieb.

Ich erinnere mich noch gut an eine Klassenfahrt nach München. Auf dem Weg dahin beschlossen die Lehrer und meine Klasse, ins Kino zu gehen, um sich den Film *Der Pferdeflüsterer* anzuschauen.

Dem Kinoprogramm entnahm ich, dass er ohne Untertitel gezeigt wurde. Und es war ein Film mit Überlänge, 162 Minuten. Ich schlug vor, dass wir an der Kinokasse fragen, wann ungefähr der Film zu Ende sei, und dass ich dann vor dem Kino warten würde. In der Zwischenzeit könnte ich München etwas auskundschaften. Wir waren damals schon volljährig, also hatten die Lehrer keine Aufsichtspflicht mehr. Dennoch war die Antwort:»Nein, Sarah, Sie kommen mit, wenn alle anderen auch ins Kino gehen. Und Sie haben doch auch etwas vom Film. Sie können sich die Bilder doch anschauen. Zum Beispiel die schönen Landschaften.« Ich weiß nicht, ob sich ein Hörender vorstellen kann, wie lange sich ein Film (noch dazu mit Überlänge) zieht, wenn man kein einziges Wort verstehen kann. Wer das nicht nachvollziehen kann, der möge sich bitte mit Ohropax die Ohren fest verstopfen, den Ton vom Fernseher ausschalten und sich dann einen ganzen Film mit Überlänge und ohne Untertitel (und ohne Zappen!) so anschauen. Da flackern Bilder, Paare reden miteinander, und Sie rätseln, worüber diese gerade sprechen. Ich bin mir sicher, dass Sie allerspätestens nach einer halben Stunde unruhig im Fernsehsessel herumrutschen, Ihre Blicke vom Fernseher wegschweifen und Sie sich langweilen. Auch die »schönen Landschaften« verlieren irgendwann ihren Reiz. Generell wäre es für Hörende sicher eine interessante Erfahrung, beim Fernsehen einmal den Ton abzuschalten und zu versuchen abzulesen. Dies könnte Ihnen einen kleinen Einblick in die Welt der Stille geben, in der man sich rein visuell orientieren muss. Wenn Sie sich den Film *Der Pferdeflüsterer* in seiner vollen Länge ohne Ton angeschaut haben, ohne auch nur die geringste Langeweile verspürt zu haben, dann schreiben Sie mir bitte.

Nur einem glücklichen Zufall verdanke ich, dass mir die drei Stunden Langeweile im Kino erspart blieben. Der Tagesplan wurde kurzfristig geändert und der Kinobesuch fiel aus.

Völlig leer ging ich auch in gewissen Chemieunterrichtsstunden aus, die in völligem Dunkel stattfanden, weil der Lehrer Dias zeigte. Die

Bilder konnte ich nicht zuordnen. Irgendwelche Moleküle und chemische Botenstoffe – da ich die dazugehörigen Erklärungen nicht ablesen konnte, werde ich nie wissen, was sie zeigten. Mein Interesse an Chemie sank rapide. Und trotzdem blieb ich gewissenhaft.

Eines Samstagmorgens (wir hatten jeden Samstag bis mittags Schule) wachte ich auf. Ich hatte Kopfschmerzen, und es war einer jener Morgen, an denen man wirklich überhaupt keine Lust verspürt, aufzustehen und in die Schule zu gehen. Ich überlegte sogar kurz, ob ich nicht ausnahmsweise zu Hause bleiben sollte. Nein! Ich überwand mich und trottete in die Schule. Die Tür unseres Klassenzimmers war verschlossen, und so setzte ich mich auf die Steinstufen davor und sehnte mich seufzend in mein wohlig warmes Bett zurück. Ich wartete und wartete. Der Zeiger meiner Uhr rückte auf 8 Uhr (Schulbeginn), und immer noch war keine Menschenseele zu sehen. Entweder haben alle verschlafen oder keiner hat Lust zu kommen, dachte ich nur, während ich mein Chemieheft aus dem Schulranzen zog, um noch mal die Hausaufgaben zu überfliegen. Mittlerweile war es Viertel nach acht und niemand war da. Ich ging in das Lehrerzimmer, um dort nachzufragen. Mein Chemielehrer war auch nicht da, und so rief ihn ein Lehrer zu Hause an. Danach sagte er etwas verlegen zu mir. »Ihr Chemielehrer hat Ihnen gestern gesagt, dass Sie alle heute frei haben. Es täte ihm leid, dass Sie das nicht mitbekommen haben.« Wie auch, in diesem Dunkel?

Diese Situation, dass Stunden ausfielen, ohne dass ich davon etwas mitbekommen hätte, kam leider mehrmals vor – in verschiedenen Fächern, bei verschiedenen Lehrern. Das war immer sehr ärgerlich. Allerdings stellt dies eine für Gehörlosigkeit typische Situation dar, die Hörende wohl nicht immer bemerken können, selbst wenn sie Lehrer sind. Ich würde also den Lehrern in dieser Hinsicht keinesfalls Vorwürfe machen.

Umso mehr schätzte ich die wenigen Lehrer, die meine Situation wirklich verstanden und großes Engagement zeigten. Neben meinem Deutschlehrer bekam ich eine hochkarätige Französischlehrerin, die mich sehr förderte. Frau Borg war bewusst, dass ich mir diese schwierige Sprache, die ich innerhalb von viereinhalb Jahren für die mündliche Prüfung lernen musste, nur mit einer zusätzlichen Förderung aneignen konnte. Gerade die Aussprache des Französischen ist für einen Gehörlosen sehr schwer. So wunderschön die Sprache auch sein mag, so schwer ist sie zu lernen. Die vielen verschiedenen Nasallaute werden hinten im Gaumen gebildet und sind für einen Lippenleser daher nicht unterscheidbar. Es stellte zum einen eine beträchtliche Schwierigkeit dar, diese Laute zum korrekten Ablesen zu unterscheiden. Zum anderen musste ich diese Unterschiede erkennen, um sie für das eigene Sprechen verwenden zu können. In größeren Abständen übte meine Französischlehrerin geduldig in Einzelstunden mit mir, was sie auch bei einigen hörenden Schülern tat. Sie war eine strenge, aber sehr warmherzige, feinfühlige und kluge Frau. Meine Dankbarkeit für ihr Engagement lässt sich kaum in Worte fassen. Sie besprach mit mir auch den Unterrichtsstoff, da es mir oft schwerfiel, in dieser neuen Sprache gleich die ganzen Gruppendiskussionen der Klasse mitzuverfolgen. Sie ließ mich damit teilhaben an der französischen Sprache. Ich liebe diesen melodischen Klang, den ich mir vorstelle. Wenn ich Französisch spreche, verfalle ich automatisch in einen klangvollen Rhythmus.

In der 13. Klasse bekam ich auch eine wunderbare Kunstlehrerin. Es war nicht nur Begeisterung und Liebe zur Kunst, es war auch eine große Herzlichkeit, die Frau Vossenkuhl ausstrahlte. Sie nahm sich Zeit für mich, um meine Fragen zu beantworten, las meine Zusammenfassungen und korrigierte sie sorgfältig. Sie ist fachlich sehr kompetent und besaß das Einfühlungsvermögen, zu erkennen, dass ich den Boden unter den Füßen verlor. Sie merkte, dass ich im Unterricht nichts mitbekam, wenn Bilder besprochen wurden. So lud sie mich zu sich nach Hause ein und erklärte mir das im Unterricht Besprochene. Ich habe viel von ihr über die Kunst gelernt. Sie ist eine großartige und hilfsbereite

Frau, und ich denke heute noch mit Wärme und Dankbarkeit an sie zurück.

Über meinen Auftritt im Schloss Monrepos, der von der Hermann-Haake-Kunststiftung gefördert worden war, las ein Reporter in der Zeitung. Per Fax nahm er Kontakt mit mir auf. Er wollte einen kurzen, etwa zweiminütigen Filmbeitrag über mich für das Frühstücksfernsehen von RTL drehen. Ich traf mich mit ihm, teilte ihm jedoch gleich mit, dass ich mitten in meinen Abiturvorbereitungen stecke, und lehnte das Projekt wegen meiner Prüfungen ab. Doch Claus Hanischdörfer gab nicht auf. Ich muss wohl so vom Tanzen geschwärmt haben, denn wenige Tage später erhielt ich von ihm wieder eine Nachricht. Er wolle nicht mehr – wie ursprünglich geplant – einen Beitrag für das Frühstücksfernsehen drehen. Er wolle eine richtige Reportage daraus machen, einen einstündigen Dokumentarfilm! Ich sagte ihm schließlich zu, eine Unterrichtsstunde und sogar eine mündliche Prüfung filmen zu lassen. Das Tanzen und alle weiteren Szenen würden nach dem Abitur gedreht werden.

Und so fing die Arbeit an diesem Dokumentarfilm an, von zwei beeindruckenden Regisseuren und Filmemachern: Claus Hanischdörfer und Joachim Bihrer. Als ich diesem Filmprojekt zustimmte, ahnte ich noch nicht, wie das mein Leben auf den Kopf stellen sollte.

Das Filmteam begleitete mich in die Schule und war bei einer Unterrichtsstunde dabei. Wie ich befürchtet hatte, stießen wir in der Schule auf enormen Widerstand, wenn nicht gar Anfeindungen.

Mit dem Filmteam kam ich am vereinbarten Tag in die Schule. Der Termin war gemeinsam mit der Schule, dem Filmteam und mir vereinbart worden. In der Schule angekommen, erfuhr ich zufällig, dass die Unterrichtsstunde in einem anderen Raum stattfinden sollte. Ich wusste jedoch nicht, in welchem. Also ging ich zum Lehrerzimmer, um dort nachzufragen.

Ich klopfte an. Eine Lehrerin öffnete. Ich fragte sie, ob unsere Kunstlehrerin schon da sei, damit ich sie nach der Raumänderung fragen könne. Rasch schloss sich die Türe vor meiner Nase, und kurze Zeit später erschien ein Lehrer. Mit hochrotem Kopf schnaubte er das Filmteam an, sie hätten hier nichts zu suchen. Diese Szene war mir so peinlich vor dem Kamerateam. Mir tat vor allem Claus leid – er konnte wirklich nichts dafür. Aber er meisterte diese Situation souverän. Er verhandelte lange und beschwichtigte den Lehrer. Und so durften wir doch noch filmen.

Ich hatte das Gefühl, dass wir mit dem Kamerateam in der Schule alle aufgescheucht hatten. Wie nervös auf einmal alle waren! Und dann kamen die Vorwürfe: Meine Eltern hätten das Fernsehteam nur angeheuert, um die Schule anklagend vorzuführen und an den Pranger zu stellen. Ich hätte dies gerne einfach als völligen Unsinn abgetan. Aber dazu waren die Verleumdungen zu maßlos und geradezu unverschämt. Warum waren alle auf einmal so aufgeregt? Jahrelang hatten mich viele drangsaliert, und jetzt – als es nur um einen Dokumentarfilm über mich und meine Person ging – vermuteten sie, dass der Film einzig und allein dazu dienen sollte, den Spieß umzudrehen. Das grenzte schon an Paranoia. Freunde, die das mitbekamen, sagten zu mir: »Hätten sie ein gutes Gewissen, wären sie jetzt nicht so nervös.« Eine Lehrperson bot mir sogar an, extra für das Fernsehen ein kleines Klassenspiel aufführen zu lassen. Diesmal bekäme ich dann die Hauptrolle.

Jetzt schien meine Sprache also plötzlich doch gut genug zu sein.

Das war schon interessant!


Zweifellos bedeutete es für die Dreharbeiten einen Höhepunkt und für mich eine Extraportion Adrenalin, als wir beschlossen, auch meine letzte mündliche Abiturprüfung, die in Französisch, zu filmen. Sowohl meine Französischlehrerin als auch das Oberschulamt zeigten sich damit einverstanden. Leider musste aus Zeitgründen auf diese Szene im fertigen Film verzichtet werden.

Für meine beiden mündlichen Abiturprüfungen, sowohl in Kunst als auch in Französisch, erhielt ich die Höchstzahl von 15 Punkten.

Ich jubelte! Damit hatte ich den Numerus clausus[1] für das Studium der Psychologie geschafft!

Ich spürte förmlich, wie sich die ganze Anspannung in mir löste. Wie ein gefüllter Sandsack mit einem winzigen Loch, aus dem der Sand allmählich, aber beständig herausrieselte, merkte ich, wie meine physischen und psychischen Kräfte schwanden. Wie erschöpft ich war! Ich fuhr schnurstracks nach Hause und schlief fast 24 Stunden lang durch. Als ich aufwachte, konnte ich mein Glück kaum fassen. Nie wieder Schule! Endlich war ich frei von dieser Schule, in der ich nie akzeptiert worden war.

Einen unschönen Abschluss fanden die Jahre der Ausgeschlossenheit, des Ausgegrenztseins noch einmal im Abischerz unserer Klasse. Ich hatte mich schon seit Jahren auf diesen Abischerz gefreut – jeder Schüler freut sich von Jahr zu Jahr von neuem auf den Moment, da sich die Abschlussklassen mit dem Abischerz triumphal von der Schule verabschieden. Dass ein Beitrag von mir dazu nicht erwünscht war, wusste ich schon. Aber ich hatte nicht gedacht, dass man mich gänzlich davon ausschließen würde. Ich erfuhr erst von dem Abischerz, als er schon vorbei war. Mir wurde dann lebhaft geschildert, wie lustig er gewesen wäre. Wie die Abiturienten mit den Lehrern Fußball gespielt hätten. Egal! Das Kapitel Schulzeit war vorbei. Es folgte nur noch eine kleine Zeremonie, die die Schule anlässlich der scheidenden Abiturienten organisierte und in der die Abiturzeugnisse ausgehändigt wurden.

Mit dem Kcamerateam ging ich in die Schule, um mein Abiturzeugnis abzuholen. Es war eigenartig. Die Lehrer schauten mich

---

1 Für manche Fächer wird nur eine »beschränkte Zahl« (Numerus clausus) von Studenten zugelassen. Voraussetzung für das von mir angestrebte Studienfach Psychologie war zu diesem Zeitpunkt ein Abiturnotendurchschnitt von 1,8.

vielsagend an. Ich spürte, dass irgendetwas im Gange war. Auch meine Mutter tat geheimnisvoll – sie wusste etwas, wovon ich nicht wissen durfte. Rasch vergaß ich diese Geheimnistuerei, als ich auf meine Klassenkameradinnen traf. Simone sah wunderschön aus, alle waren festlich angezogen, und auch Miri strahlte mit mir um die Wette. Wie waren wir glücklich und erleichtert, dass die Schulglocke jetzt ein letztes Mal für uns läuten sollte! Die Aufbruchsstimmung war fast greifbar. Wir alle wussten, dass unser Leben erst jetzt richtig anfangen würde. Als wir unsere Plätze einnahmen, registrierten wir vorne einen Tisch mit drei Geschenken. Ich spekulierte, dass diese Geschenke für einige Lehrer seien, und fragte mich, welche drei es wohl sein würden. Auf einmal machte ein Gerücht die Runde, dass eine Preisverleihung stattfinden würde. Im Raum breitete sich eine kribbelige Unruhe aus, als alle Abiturienten und ihre Familien ihre Plätze eingenommen hatten. Eine Lehrerin hieß alle willkommen und eröffnete die Zeremonie, indem sie verkündete, dass ein Abiturient für herausragende Leistungen ausgezeichnet würde. Die Spannung wuchs und ließ mit Sicherheit viele Spekulationen, Hoffnungen, Wünsche aufkeimen, bis die Lehrerin einen Namen nannte.

Ich erblasste und fühlte mein Herz einen Schlag lang aussetzen.
　　Es war mein Name.

# Kapitel 10

# Dem Himmel so nah

UNMÖGLICH IST NICHTS
Unmöglich ist ein Wort,
mit dem Menschen um sich werfen,
für die es einfacher ist,
die Welt so zu akzeptieren, wie sie ist,
statt das Risiko einzugehen, sie zu verändern.
Unmöglich ist keine Tatsache, sondern eine Meinung.
Unmöglich ist keine Feststellung.
Es ist eine Herausforderung.
Unmöglich ist Potenzial.
Unmöglich ist vergänglich.

*Adidas-Markenkampagne 2004*
*»Impossible is Nothing«*

Diese Situation war so großartig für mich, dass ich völlig überwältigt war und nicht ganz in der Wirklichkeit. So wie ein Vogel seine Flügel ausbreitet und durch die Lüfte schweift, so schwebte ich über dem Raum und beobachtete durch einen Nebel das Ereignis, das sich im Eschensaal der Schule abspielte. Es war das Auge meiner Seele, das die Situation registrierte, die wie ein Film unauslöschlich in mir gespeichert ist. Auch heute noch kann ich die innere Kamera beliebig schwenken und sehe alles wieder haargenau vor mir. Größtenteils könnte ich heute noch sagen, wer neben wem saß, wie die entsprechenden Personen gekleidet waren, sogar welchen Schmuck oder Frisur manche trugen.

Auch wenn ich die ganze Situation aus meiner Perspektive heute noch im Kopf habe, so kann ich mich doch nicht erinnern, was ich selbst tat. Nur dank des Filmmaterials, das ich nach der Entstehung des Dokumentarfilms bekommen habe, kann ich auch meine Rede weitgehend rekonstruieren.

Völlig überrascht von dieser wirklich unerwarteten Ehrung, stammelte ich einige Sätze zusammen. »Dieser Tag bedeutet für mich etwas ganz Besonderes. Es ist nicht nur das Abitur, das ich glücklicherweise bestanden habe, sondern auch der Beweis dafür, dass jeder Mensch trotz eines scheinbar unüberwindbaren Handicaps das erreichen kann, was er sich vornimmt.«

Ich war völlig baff, perplex, verwirrt und erfasste viel zu langsam, was da alles passierte. Gleichzeitig erlebte ich einen der glückseligsten Momente meines Lebens – ein Augenblick, in dem mein Herz über jeden Wunsch erhaben war. Ein Gefühl, dem ich kaum gewachsen war. Mein Gesicht glühte dermaßen, dass man Feuer daraus hätte schlagen können.

Ich blickte über die Leute hin. Viele davon hatten mir die Schulzeit vergällt, an die ich keine wirklich glücklichen Erinnerungen habe. Sicher ist es wahr, dass viele gern mit einem Hauch wehmütiger Nostalgie an die eigene Schulzeit zurückdenken, doch das wird bei mir nicht der Fall sein. Die Abgründe der Enttäuschungen, Demütigungen und Selbstzweifel, in die ich während dieser Zeit immer wieder stürzte, haben sie meiner Erinnerung als dunkles Kapitel für immer eingebrannt. Ich war überglücklich an diesem Tag, der Schule endgültig den Rücken kehren zu können. Hatte ich noch wenige Minuten zuvor gerätselt, welche drei Leute denn ein Geschenk bekommen würden, so hielt ich jetzt auf einmal alle drei Geschenke selbst in der Hand. Der ganze Tisch war abgeräumt. Es waren zwei Auszeichnungen: Aufgrund meiner Deutschkenntnisse wurde mir der Scheffelpreis der Literarischen Gesellschaft (Scheffelbund Karlsruhe) verliehen. Ich erhielt dazu nicht nur eine Urkunde, sondern auch ein Buch und eine fünfjährige Mitgliedschaft in der Literarischen Gesellschaft. Mit dem zweiten Preis wurde mir eine Anerkennung der Stiftung Humanismus Heute zuteil, die meine Leistungen im Latinum mit einer Urkunde und einem Buchpreis auszeichnete.

Heute noch sehe ich mir gerne die mittlerweile eingerahmten Trophäen an. Sie erfüllen mich mit Stolz und Genugtuung. Sie halten mich aber nicht davon ab, weiterhin nach vorne zu schauen. Viele sagen mir: »Du hast schon so viel erreicht. Was willst du noch?« Meine Antwort lautet: »Mehr!« Ein bekannter Spruch mahnt: »Wer sich auf seinen Lorbeeren ausruht, trägt sie an der falschen Stelle.«

Wenn ich stehen bleibe, fehlt mir etwas.

Wenn ich ein Traumziel erreicht habe, suche ich mir gleich ein neues. Ich brauche Herausforderungen, denen ich mich stellen kann, an denen ich wachsen kann. An denen ich mich emporranken kann. Mir ist dabei sehr wohl bewusst, dass nicht alle Menschen klar anvisierte Ziele verfolgen. Viele Jugendliche überlegen sehr, sehr lange, was sie aus ihrem Leben machen sollen – manche finden es nie heraus. Das finde ich schade, führt diese Ungewissheit doch zu einer Verwässerung aller Ambitionen. Ambitionen sind die treibende Kraft im Leben, um dem Leben Richtung und Ziel zu geben. Die damit in Zusammenhang gebrachten Begriffe *Streben* und *Ehrgeiz* haben leider oft einen negativen Beigeschmack, als wären sie ein peinlicher Makel. Sie werden meistens mit einem abwertenden Attribut gebraucht. Alles Lebendige in Fauna und Flora strebt in eine Richtung empor. Pflanzen zum Beispiel können wachsen, weil sie eine Richtung haben, die Sonne, der sie entgegenstreben. Selbst eine Seeanemone, die man kopfüber in ein Rohr steckt, wendet sich nach wenigen Stunden wieder dem Licht zu. Selbst Bäche und Flüsse plätschern munter in eine Richtung mit dem Ziel, in den Ozean zu münden. Streben bedeutet nicht, Ruhm, Reichtum und Macht zu erlangen. Streben kann ein kleineres Ziel verfolgen mit dem Wunsch, sich selbst zu verwirklichen – sei es im Alltag, im täglichen Füreinanderdasein, im Zwischenmenschlichen, selbst in der Einsamkeit. Überall da, wo man sich selbst akzeptiert und seine Schwächen und Stärken kennt. Ich habe meine Taubheit als eine »Schwäche« angenommen, und mit diesem Wissen kann ich sie zu einer Stärke umwandeln. Was ich nicht verstecke, wird mir nicht zum Stolperstein – es macht mich frei. Es gibt Menschen, die leben für etwas Bestimmtes; beispielsweise Sportler, die ihre körperliche Leistung in jahrelanger harter Arbeit zur Perfektion bringen. Es gibt Schriftsteller, die jahrelang unbeirrbar an einem einzigen Werk schreiben, um ihre Botschaft zu vermitteln. Sänger, deren Lebensinhalt es ist, unermüdlich an ihrer Stimme zu arbeiten. Solche Menschen haben ein Hauptziel, für das sie sich einsetzen und dem sie beinahe alles andere unterordnen. Ich gehöre nicht zu denen, da ich nicht nur einem einzigen Ziel entgegenstrebe. Mein Streben gilt dem Leben selbst, seiner Vielfalt und seinen unzähligen, täglichen Herausforderungen. Ich habe viele Visionen und plane weit voraus. Das erleichtert mir das Leben. Ich unterteile in Etappen und Zwischenstufen – so fällt es mir leichter, mich auf den nächsten Meilenstein zu konzentrieren.

Ich durfte in meinem Leben bereits viele außergewöhnliche Momente erleben. Ich hatte unvergessliche Begegnungen mit bewundernswerten Menschen. Meistens verblassen die Erinnerungen mit der Zeit, selbst die intensivsten und kostbarsten verlieren ihre Umrisse. Eine Begegnung jedoch – so kurz sie auch war – hat sich für immer in meine Erinnerung und in mein Herz eingeprägt. Ich war mit meinen Eltern im Urlaub auf Teneriffa – ich war ungefähr zehn Jahre alt –, als wir einer etwa fünfzigjährigen Frau begegneten. Sie wohnte mit ihrem Mann in demselben Hotel wie wir. Sie war gezeichnet von einer schweren Krankheit. Irgendwie ergab sich ein Gespräch mit ihr, und ich erfuhr, dass diese Frau seit ihrer Jugend an multipler Sklerose litt. Sie erzählte, dass sie diese Diagnose mit 17 Jahren bekommen hatte und ihr die Ärzte damals nur noch wenige Monate zum Leben gaben. Sie hätte damals aber noch so viele Pläne in ihrem so jungen Leben gehabt. Sie heiratete ihre große Liebe und bekam sogar ein Kind. Diese Lebensfreude und -energie hatten ihr dabei geholfen, dem Schicksal Einhalt zu gebieten. Jetzt aber, im Alter von 50 Jahren, hatte ihre unheilbare Krankheit sie wieder eingeholt. Und dieses Mal spürte sie instinktiv, dass das Schicksal sie endgültig ereilt hatte. Wie ich diese Frau bewunderte! Sie war ein kraftvolles, starkes Wesen, sie hatte sich nicht dem Schicksal gebeugt, als Ärzte bereits keine Hoffnung mehr sahen. Und sie hatte viele Jahre gelebt, intensiv und kämpfend. Zum Abschied sagte sie zu mir: »Niemals aufgeben, Sarah! Niemals aufgeben! Jedes Schicksal ist eine Herausforderung. Du hast viel Kraft in dir. Niemals aufgeben!« Ich weiß nicht, was aus ihr geworden ist, ob sie überhaupt noch in dieser Welt ist. Aber die Erinnerung an ihre Worte, diese Begegnung, diese Frau bewahre ich bis heute in meinem Herzen.

Auch in der Literatur finden sich Biografien von Kämpfernaturen. Der Radprofi Lance Armstrong musste den Krebs überwinden, seine Überlebenschance war äußerst gering. Gerade mal 3 Prozent. Und dennoch schaffte er es. Er gab sich selbst nicht auf.

Der Boxer Bubi Scholz und der Startenor José Carreras wie auch Charlie Chaplin sind nur weitere Beispiele dafür, dass der Glaube an sich selbst Flügel verleihen kann. Der Glaube an das scheinbar Unmögliche und eiserner Wille verleihen ungeahnte Kräfte, die auch herbe Rückschläge ertragen lassen.

Ein weiterer Mensch, der mich in meinem Glauben an die eigene Kraft stets bestärkt hat, ist meine Mutter. Sie ist der ruhende Pol in meinem Leben, ihr kann ich alle meine Hoffnungen, Ängste, Wünsche, Probleme anvertrauen. Sie ist immer für mich da und wird es niemals leid, sich anzuhören, was mich beschäftigt. »Zu jedem Problem gibt es eine Lösung!«, pflegt sie oft und sehr bestimmt zu sagen. Sie ist es, die mir immer einen Fingerzeig gibt, mir eine Lichtung zeigt, wenn ich verzage und mir alles so unlösbar erscheint.

In der Schule wurde ich gehänselt und erniedrigt wegen meiner Sprache. Und jetzt empfing ich Auszeichnungen für meine Leistungen im Leistungskurs Deutsch und für das Latinum. Es war ein weiter Weg bis dahin, mit Rückschlägen und Zweifeln. Umso süßer war nun das Erfolgserlebnis! Umso unbegreiflicher der Augenblick! Die Rechnung für die Demütigungen und seelischen Wunden in Bezug auf meine Sprache – sie war beglichen.

Dennoch schaue ich weiter nach vorne. Die Auszeichnungen sind toll! Sie schmeicheln mir. Aber sie stehen für vergangene Leistungen.

# Kapitel 11

# Tanzen ist nicht alles

Ich lerne sehen. Ich weiß nicht, woran
es liegt, es geht alles tiefer in mich ein
und bleibt nicht an der Stelle stehen,
wo es sonst immer zu Ende war. Ich
habe ein Inneres, von dem ich nicht
wusste. Alles geht jetzt dorthin. Ich
weiß nicht, was dort geschieht.[1]

*Rainer Maria Rilke*
*(1875–1926, österreichischer Autor)*

Ich war glücklich. In der Schule hatte ich mehr erreicht, als ich mir
hätte träumen lassen. Nun hatte ich aber immer mehr das Bedürfnis, einmal innezuhalten, um mich zu erholen, um aufzutanken.
Ich entschied mich für ein Freijahr, das der Selbstbesinnung dienen sollte, bevor mein Studium der Psychologie begann. Ich wollte
in diesem freien Jahr die Prüfung für das Cambridge Certificate
of Advanced English ablegen und mich endlich wieder mehr dem
Bühnentanz widmen. Das Tanzen hatte mir während der Abiturvorbereitungen so sehr gefehlt! Ein Jahr zuvor dachte ich bei dem
Gedanken an dieses freie Jahr, dass ich wahrscheinlich mit all der
Freiheit gar nichts würde anfangen können.

Aber in diesem Jahr ereignete sich so vieles.

Mit meinen beiden Musikern, Ekkehard und Tobias, traf ich mich
zu einer Planung, und wir einigten uns rasch darauf, dass wir
unser Repertoire erweitern und mit einem kompletten Programm
auf Tournee gehen wollten. Wir planten für dieses Jahr ein musi-

---

1 Aus: Rainer Maria Rilke, *Die Aufzeichnungen des Malte Laurids Brigge*, Fankfurt am
Main 1982, S. 10.

kalisches Tanztheater: *Die Liebe zum Mond* mit Stücken von Mendelssohn, Chopin und Debussy. Ich konnte es kaum erwarten! Endlich wieder tanzen zu können, bedeutete für mich fast so etwas wie heimzukehren. Wenn ich daran dachte, atmete ich wieder den Geruch des Theaters! Ich spürte die Hitze der grellen Scheinwerfer! Ich verspürte die Aufregung, das Lampenfieber, als hätte man einen Löffel voller hyperaktiver Ameisen verschluckt. Und ich freute mich auch sehr auf die Zusammenarbeit mit den Musikern, mit denen ich im Schloss Monrepos zum ersten Mal aufgetreten war.

Es bereitete mir viel Freude, mit dem Kamerateam zu arbeiten, das mich auch bei den Vorbereitungen des Tanztheaters begleitete. Manchmal hatte ich schon fast das Gefühl, dass wir uns zu gut verstanden. Ich unterhielt mich gerne mit ihnen, dennoch musste ich mir des Öfteren vergegenwärtigen, dass dies eben auch Journalisten sind. Ich bin eigentlich nur bis zu einem gewissen Maße zugänglich. Die öffentliche Person ist das eine, der Privatmensch etwas ganz anderes. Beruflich brachte mir dieses distanzierte Verhalten Vorteile. Aber wie ist es bei einem Dokumentarfilm? Der lebt von vielen Erzählungen aus dem eigenen Leben, aus der Kindheit. Gerne erzählte ich von mir, dennoch gab es immer wieder Punkte, an denen ich nicht bereit war, meine Grenze zu überschreiten. Ein Beispiel waren die Erlebnisse während meiner Schulzeit. Ich wollte in den Interviews damals nichts darüber erzählen. Zum einen hatte ich das Ganze zu diesem Zeitpunkt noch nicht verarbeitet, und zum anderen wollte ich den Dokumentarfilm damit nicht trüben. Zu schön war das Ganze. Erst fünf Jahre später sollte ich in einem Interview erste Andeutungen machen.

Die Musiker, Ekke und Tobias, sagten sofort zu, als ich fragte, ob das Filmteam uns auf der Tournee und bei den Proben begleiten dürfe. Es schien alles perfekt.

Und dann überschlugen sich die Ereignisse. Tobias kündigte

an, dass wir unsere geplante Tournee auf das nächste Jahr verschieben müssten. Er wollte kurzfristig mit seiner Verlobten eine Weltreise machen. Ich war geschockt von der plötzlichen Absage und wusste, dass sie ein Schleppnetz an Problemen nach sich zöge, zumal die Tournee als Grundlage des Filmes galt.

Die Filmemacher Claus und Jochen reagierten entsetzt – zu Recht. Es war noch keine einzige Tanzszene im Kasten, und die Proben fielen natürlich auch ins Wasser. Ich versuchte, mit Ekke und Tobias zu verhandeln, und fand mich damit in einer unangenehmen Position wieder. Ich saß zwischen den Stühlen. Beide Seiten bedrängten mich. Schließlich konnte ich Ekke und Tobias überreden. Die Premiere konnte auf den November 2001 festgelegt werden. Da diese Aufführung jedoch aus dem Rahmen unserer Tournee fiel, waren sie nicht bereit, umsonst aufzutreten. Die Musiker verlangten Gage. Dazu musste Claus mit dem Filmproduzenten verhandeln. Verhandeln, warten, nachfragen, warten, Zusage bekommen, einen weiteren Knackpunkt finden, erneut verhandeln, wieder warten ... All dies kennzeichnete die nächsten Tage.

Die Premiere in Heilbronn wurde ein voller Erfolg. Mehrere Film- und Videokameras waren simultan im Einsatz und schwirrten ständig um mich herum. Dieser Abend stellte einen besonders schönen Höhepunkt in meiner Tanzkarriere dar.

Nachdem mich das Kamerateam ein halbes Jahr lang begleitet hatte, ging es an den Schnitt. Ich war natürlich sehr gespannt auf den Film. Als ich ihn dann endlich gesehen hatte, zeigte ich mich zunächst etwas skeptisch. Aber wie sollte es auch anders sein? Als Protagonistin bin ich nicht objektiv genug. Noch dazu bin ich Perfektionistin. Viele Situationen, die mit der Kamera festgehalten worden waren, wie etwa meine mündliche Französischprüfung oder ein Beisammensein im Kreis meiner Freunde, mussten aus Zeitgründen weggeschnitten werden. Der Film war sehr stark auf mich als Tänzerin ausgerichtet. So sehe ich mich ja auch – der Tanz nahm einen sehr großen Platz in meinem Leben ein. Und dennoch teilte ich meine Bedenken mit, dass der Film nicht alle Facetten meines Lebens einfing. Insgesamt ist der Film aber sehr einfühlsam aufgebaut und gibt ein gutes Bild über Tanz und Gehörlosigkeit.

Währenddessen hatte ich mich mittels einiger Englischunterrichtsstunden auf die Prüfung für das Cambridge Certificate of Advanced English vorbereitet. Die Prüfung bestand aus fünf Teilen. Im Teil Leseverständnis wird überprüft, inwieweit literarische und Sachtexte aus Büchern, Zeitungen und Magazinen verstanden werden. Hier muss man sowohl die wesentliche Aussage als auch Einzelheiten des vorgegebenen Textes verstehen, diesen interpretieren und die Intention des Autors benennen. Im zweiten Teil wird der schriftliche Ausdruck geprüft. Dazu müssen zwei Texte mit allgemeinem Inhalt verfasst werden. Das können sachbezogene Briefe, Artikel, Berichte, Aufsätze oder kritische Stellungnahmen zu unterschiedlichsten Themenbereichen sein. Im dritten Teil (Strukturen und Wortschatz) muss die Beherrschung der Sprachstrukturen und des Wortschatzes mittels Lückentexten, Fehlerkorrektur, Wortbildung und Registerumformung nachgewiesen werden. Der mündliche Prüfungsteil überprüft die Ausdrucksfähigkeit in unterschiedlichen Situationen.

Besonders problematisch war der fünfte Prüfungsteil zum Schwerpunkt Hörverständnis. Hier soll der Prüfling nachweisen, inwieweit er gesprochenes Englisch inhaltlich genau und differenziert verstehen kann. Da die Hörtexte vom Tonband abgespielt wurden, musste ich auf diesen Prüfungsteil verzichten, er war für mich nicht möglich.

Das wurmte mich! Die gesamte Prüfung verlief erheblich besser, als ich gehofft hatte. Nicht ohne Stolz nahm ich zur Kenntnis, dass ich in zwei Teilen sogar die Note *exceptional* bekommen hatte, auch im Mündlichen. Das machte mich glücklich.

Doch der letzte Satz im Zertifikat schmälerte mein Erfolgserlebnis: »The candidate was granted exemption from one or more parts of the examination. For further information please call ...«

»Es reicht doch ohne weiteres, wenn Sie ein Zertifikat mit diesem Vermerk haben, dass Sie von einem Teil befreit waren. Es ist toll, dass Sie trotz Ihrer Gehörlosigkeit so etwas überhaupt in der Tasche haben«, hatte man mir gesagt. Diese Worte klangen mir noch lange nach, als ich aus dem Fenster blickte. Wie um meine innere Stimmung zu unterstreichen, hatte sich das Wetter gewandelt. Obwohl es noch Sommer war, spannte sich der Himmel wie ein graues Leinentuch über die Stadt, und der nahende Regen war förmlich zu riechen. Es war ein trostloser Anblick.

Natürlich sehe ich es ein: Von fünf Prüfungsteilen konnte ich nur an vier teilnehmen. Der Teil Hörverständnis, vom Tonband abgespielt, wäre unmöglich gewesen. Es ging gar nicht anders. Und dennoch! Diesen Vermerk im Zertifikat empfand ich als ungerechten Stempel, als Entwertung gegenüber den Zertifikaten anderer.

Es fiel mir nicht leicht, das so anzunehmen. Immerhin war es das erste Mal in meinem Leben, dass ich in dieser Hinsicht zurückstecken musste. Mich mit halben Dingen zufriedengeben musste. Ich gab zwar nicht auf. Aber ich musste nachgeben.

Mein Weg ins Land der Ballerinen verlief derweil anders, als von vielen angenommen. Meine Ansprüche an das Leben gerieten mit dem Tanzen immer mehr in Konflikt. Erst jetzt kam mir zum ersten Mal vollständig zu Bewusstsein, dass es auch noch etwas anderes als Tanzen und die Bühne gibt: das Leben. Doch das, was für meinen ersten Traum, das Tanzen, ausschlaggebend gewesen war, brachte mir viele Vorteile. Einer davon ist die hohe Selbstdisziplin. Ein Band verbindet mich für immer mit dem Theater, der wunderbaren kreativen und künstlerischen Welt. Einer Welt, die in mir die Voraussetzung geschaffen hat, selbst kreativ zu sein. Tanzen ist Erziehung zur Kreativität. Nun war ich 21 Jahre alt, hatte die nötigen Voraussetzungen und auch die nötige Disziplin, um kreativ zu sein.

Aber ich wusste, Tänzerin kam als Hauptberuf für mich nicht infrage. Ich denke zu viel, um nur zu tanzen. Wie konnte ich an die Zukunft denken, wie als Tänzerin eine Zukunft haben ohne finanzielle Sicherheit, ohne weitere Berufsausbildung? Der Beruf der Tänzerin ist einer der härtesten, den eine Frau sich aussuchen kann. Der Körper muss täglich gestählt werden, hinter der scheinbaren Schwerelosigkeit auf der Bühne steht der tagtägliche Kampf mit den schmerzenden Füßen, den blutigen Blasen, den ewigen akribischen Gewichtskontrollen. Und schon mit Ende dreißig ist häufig auch das Berufsleben eines Tänzers vorbei. Einer einzigen Aufführung geht oft jahrelanges Training voraus. Man braucht Jahre, bis man die richtige Geschmeidigkeit, Elastizität und Stärke der Muskeln und Bänder aufgebaut hat. Hat Tanzen also überhaupt etwas zu tun mit Spontaneität, dem Aufgehen im Augenblick? Tanzen ist herrlich! Wir geben uns dem einfach hin! Ich denke aber immer noch. Ich lebe nicht nur, um zu tanzen. Ich bin zu neugierig. Ich möchte noch so vieles kennen lernen.

Es war gut, dass ich das Freijahr hatte. Dieses Jahr nutzte ich für eine gründliche Inventur meines Seelenlebens.

Jeder Mensch sucht seinen persönlichen Weg. Eine der ersten größeren und wichtigen Entscheidungen stellt die Wahl eines Berufsfeldes zum Ende der Schulzeit dar. Es ist eine Entscheidung, die die weitere Identitätsbildung erheblich beeinflusst. Familiäre Werte und Traditionen, die religiöse Einstellung und auch persönliche Erfahrungen, Neigungen und Fähigkeiten spielen bei der Entscheidungsfindung eine wichtige Rolle. In einer Art Sinnsuche führt der persönliche Weg in den Beruf. Wie aber ist es für jemanden, der nicht hören kann? Gehörlosigkeit stellt den Betroffenen gerade im Berufsleben vor mancherlei Hürden. Einige Berufe fallen allein dadurch weg, wie etwa Sekretärin, Pilot und viele mehr. Die Wahl eines Berufes erforderte von mir einen Balanceakt zwischen meiner Gehörlosigkeit mit den damit einhergehenden unabänderlichen Konsequenzen und meiner Einstellung, mich trotz meiner Taubheit nicht von vornherein geschlagen zu geben. Zeitweilig wollte ich Chirurgin werden. Dass meine Taubheit dem als unüberwindbares Handicap entgegenstand, sah ich ein. Chirurgen tragen einen Mundschutz, während sie sich bei Operationen gegenseitig Anweisungen geben. Der Mundschutz macht das Lippenlesen unmöglich. Aber wie ist es mit dem Beruf des Psychologen? Das wichtigste Werkzeug des Psychologen ist die Kommunikation. Kommunikation und Gehörlosigkeit – für sehr viele Leute scheint das unvereinbar zu sein.

Ich begann, meine eigene Identität immer mehr zu hinterfragen. Meine Identität als Gehörlose. Ich war erfolgreich, jung, unabhängig, extrovertiert – und taub. Zum ersten Mal in meinem Leben hatte ich das Gefühl, dass mich meine Behinderung in meiner Entscheidungsfreiheit existenziell einschränkt. Natürlich hatten viele damit gerechnet, dass ich meine Karriere als Tänzerin weiterverfolgen würde, und zeigten sich überrascht von meiner Entscheidung, Psychologie zu studieren. Leider gab es nicht wenige, die mich mit gut gemeinten, aber schlecht überlegten Ratschlägen versorgten.»Als Gehörlose wirst du nicht mit Menschen zusammenarbeiten können«, hörte ich häufig. Die einzige Person, die sich wirklich ganz sicher war, dass mir der Beruf des Psychologen durchaus zuzutrauen sei, war in jenen Tagen meine Mutter.

War es eine mutige Entscheidung, trotz meiner Taubheit den Beruf der Psychologin zu wählen? Ich weiß es nicht. Ich glaube es jedenfalls nicht. Ist es denn schon mutig, einen Beruf zu wählen, der einfach nur nicht»gehörlosentypisch« ist?

Ich wehre mich nicht dagegen, taub zu sein. Aber ich wehre mich dagegen, mich dem gängigen Stereotyp einer Gehörlosen unterzuordnen. Gut, mein Gehör funktioniert nicht so, wie es sollte. Aber ist das ein Grund, auf Dinge zu verzichten, die man liebend gern tun würde und die einen brennend interessieren? Es war für mich eine Zeit, die mich innerlich aufwühlte, aber auch seelisch reinigte.

Ich liebte das Bühnenleben, das ich bis zu dieser Auszeit geführt hatte, über alle Maßen. Tanzen war in meinem Blut. Und jetzt ließ ich dieses Bühnenleben freiwillig und für eine längere Zeit hinter mir. Zum ersten Mal, seit ich denken kann, sollte mein Kalender für eine längere Zeit keine Termine mehr verzeichnen, die mit dem Tanzen zusammenhingen. Ich würde mich jetzt ganz und gar meinem Studium widmen und mich auf einen neuen Lebensabschnitt konzentrieren.

Ich hatte mich aus verschiedenen Gründen für die Eberhard-Karls-Universität Tübingen entschieden. Zum einen, weil sie nicht weit von meinem Elternhaus und meinem Freundeskreis in Stuttgart entfernt lag. Zum anderen gab es dort einen Behindertenbeauftragten, Herrn Heinrich, der sich bereits einen hervorragenden Ruf erworben hatte. Er ist absolut kompetent, effizient, vertrauenswürdig und sehr einfühlsam. Seltener als Stecknadeln im Heuhaufen findet man Menschen, die wirklich wissen, was Behinderung bedeutet.

Der Dekan war ein offener, sehr sympathischer Mann, der sich immer zu einem Gespräch oder einem E-Mail-Wechsel bereit zeigte. Er bemühte sich stets, die Probleme, die bei mir im Studium zwangsläufig auftauchten, zu lösen. Zu Beginn des Studiums musste ich wiederholt darauf hinweisen, dass ich einen bestimmten Platz vorne brauchte. In den meisten Fällen war dies kein Problem, und KommilitonInnen überließen mir bereitwillig den Platz, wenn ich ihnen erklärte, dass ich von den Lippen des Professors ablesen musste, und höflich um den Platz bat. Doch in jedem neuen Semester erfolgte ein Wechsel, und es kamen bis zu hundert neue Studenten hinzu, die ich immer wieder von neuem bitten musste. Christina, eine blinde Kommilitonin, hatte ihren Stammplatz – ebenfalls weit vorne –, den sie jedoch nicht verteidigen musste. Ihr Blindenhund und ihre Blindenschreibmaschine waren sichtbare und für jeden verständliche Zeichen ihrer Behinderung. Meine Gehörlosigkeit sieht man mir nicht an. Ich sprach dieses Problem bei meiner Vertrauensdozentin an, und sie sprach mit dem Dekan. Zwei Tage später klebte der Hausmeister im Hörsaal ein Schild auf die zwei Plätze mit der Aufschrift: »Reserviert für gehörlose Studierende – bitte ggf. freimachen.« Seitdem waren die Plätze im Hörsaal fast immer frei. Ein Platz für mich und einer für die Mitschreibkraft oder eine Kommilitonin. Mit mir befreundete Studentinnen wechselten sich mit dem Mitschreiben ab. Die Mitschriften dienten manchmal als Kopiervorlagen für alle Mitglieder unserer Clique.

Manchmal wurde ich gefragt, warum ich auch bei kleineren Seminarräumen auf bestimmte Plätze bestehe. Ich gewöhnte es mir an, immer sehr früh zu den Veranstaltungen zu kommen, um einen guten Platz zu ergattern. Ich erinnere mich noch, dass ich in einen Seminarraum ging, in dem die Tische und Stühle im Kreis aufgestellt waren. Obwohl ich gut 45 Minuten früher da war, saßen bereits zwei Mitstudentinnen im Raum – ausgerechnet auf meinen beiden bevorzugten Plätzen an den Fenstern. Es war mir sehr unangenehm, sie zu bitten, einen Platz weiter nach rechts zu rutschen. Ich erklärte ihnen, warum ich mich nicht einfach auf die gegenüberliegende Seite setzen konnte. Es sind so viele für Hörende unbedeutende Aspekte, die für einen Gehörlosen die Situation erschweren können. Hier musste ich darauf achten, dass ich selbst mit dem Rücken zum Fenster saß, denn andernfalls wäre ich vom Licht geblendet worden, wenn ich zu den vor den Fenstern sitzenden Leuten geschaut hätte. Mehr noch, der Schatten wäre in die Gesichter gefallen und hätte das Lippenlesen enorm erschwert. Die Antwort auf die Frage, ob man lieber eher rechts oder links vom Dozenten sitzt, richtet sich nach dessen bevorzugter Blickrichtung. Jeder hat beim Sprechen seine ihm eigene Kopfhaltung. Ich hoffe, es wird aus diesen Beschreibungen ersichtlich, dass ich keine Pedantin sein möchte, die den besten Platz nur um ihres Status willen beansprucht, sondern einfach meiner Behinderung ihren Tribut zollen muss. Ich bin sehr dankbar, dass die meisten dem mit Verständnis und Toleranz begegnet sind.

Manche Sonderregelung mag auf den ersten Blick wie eine Bevorzugung aussehen. Ein solcher wichtiger Punkt – nicht nur für mich, auch für die blinde Christina – war die an Hochschulen allgemeingültige Regelung, dass behinderte Studierende bei der Seminarwahl Vorrang haben. Bei näherem Hinsehen erweist sich auch diese Regelung lediglich als ein Nachteilsausgleich. Besonders chaotisch und stressig ging es bei der Einteilung in die Seminare der Klinischen Psychologie zu. Hier waren die Seminarplätze knapp. Der Raum, in dem die Einteilung stattfinden sollte, war stets überfüllt. Jeder Student stand unter Spannung, um augenblicklich hochzuschnellen, wenn der Professor das Blatt, in das man sich eintragen musste, losließ. Hier waren Christina und ich beide massiv gehandicapt. Christina hörte zwar, wenn der Professor den Namen eines Seminars bekanntgab und sagte:»In dieser Ecke hier ist das Blatt für das Seminar X!« Sie hörte auch das ohrenbetäubende Gepolter und Gekreische, wenn sich die SeminaranwärterInnen in einer Traube auf das Blatt warfen. Ihr geschärftes Ohr hätte es ihr zwar ermöglicht, die Richtung herauszuhören, aber wie sollte sie in diesem Tumult als Blinde ihren Weg finden? Ich dagegen sah mich mit dem Problem konfrontiert, dass ich in dem Tumult nicht sofort mitbekam, welches Blatt welchem Seminar zugeordnet war. Bis ich nachgefragt hätte, wäre das Blatt längst voll.

Von einer weiteren Situation berichten viele Hörgeschädigte fast unisono. Es geht um die Wertschätzung einer SMS-Nachricht auf dem Handy. So wie Hörende gerne zum Handy greifen, eine Nummer eintippen und dann mit jemandem kommunizieren möchten, so nimmt ein Gehörloser das Handy in die Hand, um eine SMS zu schreiben. Für ihn ist eine SMS gleichwertig mit einem Telefonat. So wie der Hörende beim Telefonat eine Reaktion von seinem Gesprächspartner erwartet, so erwartet der Hörgeschädigte eine Reaktion auf seine SMS. Es ist seine Weise, mit der er einen Dialog herstellt. Dass die Reaktion auf eine SMS nicht so unmittelbar wie beim Telefonat erfolgt, ist jedem Hörgeschädigten bewusst.

Leider sehen viele Hörende die SMS nur als Nachricht an, nicht als Angebot zum Dialog. Manche reagieren gar nicht. Vielen ist die Kommunikation über eine Reihe von drei oder vier SMS zu teuer oder das Eintippen der Buchstaben zu anstrengend. Dabei sind einige SMS-Nachrichten auch nicht teurer als ein Telefonat, das sich schnell über zehn Minuten erstrecken kann. Das Argument ist also nicht wirklich nachvollziehbar. Manchmal erhalten die Empfänger die SMS-Nachricht gleich, doch anders als beim Telefonat verspüren sie hier nicht das Bedürfnis, gleich darauf zu antworten. Schon oft habe ich eine SMS verschickt mit direkt gestellten Fragen, aber erst nach mehreren Tagen oder sogar nach Wochen eine Antwort erhalten. Da weiß ich manchmal schon gar nicht mehr, worum es ursprünglich ging. So kann keine Kommunikation und keine Bindung entstehen. Zwangsläufig beschränkt sich mein Freundeskreis immer mehr auf diejenigen, die Simsen und Telefonieren als gleichwertig betrachten. Damit begegnen sie meinem (und auch ihrem) Bedürfnis, mit mir im Dialog zu bleiben und Neuigkeiten auszutauschen.

Mein jüngster Cousin M. – als Schüler kann er manchmal wegen Geldmangels seine Handykarte nicht aufladen – findet immer einen Weg, mit mir zu kommunizieren. Zur Not leiht er sich auch mal von anderen das Handy aus. Dafür liebe ich ihn.

Diese Beispiele sollen zeigen, wie leicht Missverständnisse entstehen können, wenn hörende Mitmenschen sich nicht in die Situation des Behinderten versetzen können oder wollen. Bei der Gehörlosigkeit kommt erschwerend hinzu, dass die damit verbundenen Probleme nicht so offen zutage treten. So entsteht manchmal der oberflächliche Eindruck, dass Gehörlose sich in den Mittelpunkt rücken wollen und nur das Beste für sich beanspruchen. Viele Gehörlose kämpfen mit diesem Problem. Vorteile haben hier sogar die gebärdend Kommunizierenden. Gebärden sind ein offenes, sichtbares Zeichen, und die dazugehörende Behinderung wird leichter akzeptiert.

Die Bewältigung dieses zwischenmenschlichen Problems ist für Gehörlose besonders schmerzhaft und verletzend. Es ist noch viel zu tun, um den Menschen ein Bewusstsein für die diversen Ausgangssituationen und die vielfältigen Andersartigkeiten ihrer Mitmenschen zu vermitteln. Nur das versetzt sie in die Lage, sensibel auf die unterschiedlichen Lebenssituationen einzugehen und dementsprechend zu reagieren. Dabei ist es egal, welcher Welt sie angehören, ob es Behinderte sind oder Leute mit einer anderen Gesinnung oder einer fremden Kultur. Letztlich braucht jeder Verständnis von anderen. Leben in der Gemeinschaft kann nicht darin bestehen, dass alle wie kleine Inseln nebeneinander existieren. Vielmehr bedeutet es eine Eingliederung, ein Zusammenführen von sehr unterschiedlichen Denkweisen, Schicksalen, Lebenssituationen. Es beginnt beim Zuhören. Beim Beobachten. Beim Wahrnehmen. Am wichtigsten ist die Bereitschaft und die Fähigkeit, sich vorurteilsfrei mit einem gewissen Grad an Wohlwollen in die Person eines anderen hineinzuversetzen, sodass einem dessen Ansicht oder das Bedürfnis erklärlich beziehungsweise begreiflich erscheint. Mitleid bringt nichts und hilft nicht weiter. Gefühlskälte und Gedankenlosigkeit aber ebenso wenig. Es ist Mitgefühl, das wir alle brauchen, um uns in unsere Mitmenschen hineinversetzen zu können. Das gilt auch für Behinderte, auch sie sollten ihre eigenen Handlungsweisen kritisch überprüfen. Es gibt leider einige Behinderte, die mehr als nur ihre Rechte lautstark für sich einfordern und erwarten, dass alle Nichtbehinderten jederzeit alles für sie tun.

Behinderte müssen erklären, begründen und sich gegebenenfalls ein wenig anpassen, um nicht rücksichtslos zu wirken. Nur so werden beide Seiten begreifen lernen, worin sie sich wirklich unterscheiden und wie man mit diesen Unterschieden so umgehen kann, dass ein für beide Seiten fruchtbares Zusammenleben entstehen kann. Auch Behinderte haben viel zu geben!

Sicher müssen wir alle etwas mehr Mühe für die (Selbst-)Reflexion aufwenden. Manchmal denke ich, wir wissen heute mehr über das Verhalten und die Bedürfnisse einer exotischen Papageienart im fernen Dschungel als über das Verhalten und die Bedürfnisse unserer Mitmenschen. Meine Aufzeichnungen mögen einen kleinen und hoffentlich trittsicheren Pflasterstein auf dem schwierigen Weg darstellen, der zu Einsicht, Verständnis, Toleranz und Integration führen kann.

# Kapitel 12

# Folge deinem eigenen Stern!

Lerne die Regeln – und brich sie.
Sei wie immer – handle wie noch nie.
Sei anders – sei stolz darauf.
[…]
Folge deinem eigenen Stern!

*DaimlerChrysler*
*(Lied in einem Werbespot 2004)*

Manchmal kann man die Jobsuche eines Gehörlosen als Gradmesser dafür ansehen, wie schwerwiegend und folgenreich Taubheit als Behinderung angesehen wird. Die Tatsache allein, dass man gehörlos ist, setzt dem Betroffenen Grenzen. Die Suche nach einem Arbeitsplatz und der damit verbundenen eigenen finanziellen Unabhängigkeit gestaltet sich mehr als schwierig und hürdenreich. Die Gründe hierfür sind nicht nur die Gehörlosigkeit selbst und das damit verbundene geringere Angebot an Möglichkeiten, sondern vor allem auch die sozialen Vorurteile.

Ich gehöre zwar zu den Gehörlosen, die eine bessere Ausgangssituation haben. Dank meiner Lautsprachkompetenz hatte ich mit Erfolg eine Schule für Hörende besucht. Ich war in der Welt der Hörenden zurechtgekommen und dieser Erfolg hatte mir einen Platz an der Universität eingebracht. Ich studierte ein Fach, das die strengsten Zulassungsbeschränkungen (Numerus clausus) hat. Ich war selbst überrascht, als ich las, dass im Jahr 2001 das Fach Psychologie einen besseren Abiturnotendurchschnitt erforderte als das Medizinstudium. Meine Bemühungen sowie die Hilfe aller, die mich unterstützt hatten, hatten mich so weit geführt.

Dennoch habe ich manchmal erleben müssen, dass wir Gehörlose trotz unserer Qualifikationen auf die gleiche Stufe gestellt werden wie Hörende ohne Qualifikationen. Eine Frau, die sich viel mit Hörenden und Nichthörenden beschäftigt hatte, sagte einmal zu mir:»Ihr Gehörlosen müsst besser sein als Hörende, um annähernd die gleichen Chancen zu bekommen.« Und das ist eine Tatsache, die sich mir im Laufe meines Lebens immer wieder bestätigt hat. Jeder Gehörlose wird damit leben müssen. Dies ist ein Teil unserer Behinderung, ein Teil des Preises, den wir zahlen müssen, um in der Welt der Hörenden eingegliedert zu sein.

Während meine Studienwahl im Familien- und Freundeskreis zwar mit Überraschung, aber insgesamt positiv aufgenommen worden war, stieß ich andernorts nicht selten auf Widerstand und Ungläubigkeit. Um als Gehörlose überhaupt Psychologie studieren zu dürfen, musste ich vom Arbeitsamt ein Gutachten einholen lassen, das mir sowohl die Eignung dafür als auch die Aussicht auf einen späteren Arbeitsplatz bestätigte. Meine anfängliche Euphorie wurde bereits bei der Studienberatung der Universität Tübingen empfindlich gedämpft. Die Beraterin hatte trotz ihrer Sehbehinderung Psychologie studiert und arbeitete als Psychologin und Dozentin, was mir Hoffnung gab, dass sie sich besonders gut in mich und meine Situation hineinversetzen könnte und Behinderung nicht als Hindernis ansehen würde. Vielleicht hat es mich gerade deshalb besonders getroffen, dass einzig und allein meine Gehörlosigkeit (und nicht etwa meine Fähigkeiten) für sie Anlass zum Zweifeln war, ob das Studium der Psychologie für mich geeignet sei. Nachdem wir eine Weile diskutiert hatten, deutete ich die Möglichkeit an, dass als letzter rettender Strohhalm immer noch das Schreiben möglich wäre. Ich könnte für eine Zeitung psychologische Artikel schreiben, meinte ich, obwohl dies nicht meinem vornehmlichen Berufswunsch entsprach. (Ich kann mir zwar durchaus vorstellen, später einmal für eine Zeitung oder eine Zeitschrift tätig zu sein, allerdings eher als Nebenjob.) Mein größter Wunsch ist es, mit Menschen zu arbeiten, mit ihnen zu kommunizieren. Auf das Argument»Schreiben« allerdings ging die Beraterin ein. »Wenn Sie Psychologie studieren, um dann zu schreiben«, sagte sie, »dann kann ich es mir vorstellen. Denn dass Sie als Gehörlose mit Menschen arbeiten, kann ich mir weniger vorstellen.« Ich fragte sie, wie sie das zwischen uns stattfindende Gespräch einschätze. Gab es Schwierigkeiten bei der Unterhaltung? Es blieb ihr nichts anderes übrig, als zuzugeben, wie überrascht sie von meinen Fähigkeiten zum Ablesen und Sprechen sei. Tatsächlich musste ich während der Unterhaltung mit ihr nicht nachfragen, und sie verstand mich auch ohne weiteres. Die Beraterin war eine sympathische, nette und intelligente Frau, und sie war auch keinesfalls negativ mir gegenüber eingestellt. Sie hat mich aufrichtig beraten und es wirklich gut gemeint. Für ihre Offenheit bin ich ihr sogar dankbar. Dies war nur eine von unzähligen Situationen in meinem Leben, in denen mir klar wurde: Die Begegnung und Erfahrung mit mir als einer sprechenden, integrierten Gehörlosen ist eine Sache, das Bild von Gehörlosen allgemein eine ganz andere. Aber beides war existent. Die Beraterin saß einer Gehörlosen gegenüber, mit der eine fließende Kommunikation möglich war. Trotzdem schob sich das allgemeine Bild, dass Gehörlose für den Beruf des Psychologen ungeeignet seien, vor die Realität. Diese Widersprüche ließen sich nicht vereinen, denn sonst hätte man das Bild, das man allgemein von Gehörlosen hat, verändern müssen. Oder man hätte andererseits an dem Bild festhalten können, mich aber als untypische Gehörlose nicht einordnen können. Irgendwie passe ich nicht so recht in die geistigen Schubladen, die von der Gesellschaft konstruiert werden. In der Psychologie spricht man von Stereotypen oder von Vorurteilen, wenn man fixierte Vorstellungen von einer Person als einer Kategorie zugehörig hat, ohne dabei die individuellen Unterschiede zu beachten. Das mag auf der einen Seite sinnvoll sein, um sich in unserer komplexen Welt zurechtzufinden. Andererseits ist es für Betroffene sehr schwierig, sich gegen diese übernommenen und vor allem ohne Prüfung der objektiven Tatsachen entstandenen Meinungen zu behaupten. Die Wahrnehmung des Menschen wird gefärbt von Denkmustern,

Einstellungen, Erwartungen und Erfahrungen. So ist der unvoreingenommene Blick auf mich als gehörlose Einzelperson nicht möglich.

Tatsache ist, dass es auch bei Gehörlosen unterschiedliche Lebensmodelle, Begabungen, Ambitionen, Fähigkeiten und Bedürfnisse gibt. Den »typischen« Gehörlosen gibt es nicht! Und lautsprachlich kommunizierende Gehörlose entsprechen vielleicht noch weniger diesem verbreiteten stereotypen Bild der Gesellschaft. Natürlich beabsichtigen wir lautsprachlich kommunizierenden Gehörlosen keinesfalls, uns von der Welt der Gehörlosen zu distanzieren. Tief in unserem Herzen sind wir der Gehörlosenwelt zugehörig. Wir sind darin verankert. Die Gehörlosigkeit wird immer einen Teil meiner Identität bilden. Ich will auch nicht aus dieser Welt »ausbrechen«, wie es manchmal schöngeistig formuliert wird. Wir wollen einfach nur dieselben Chancen, wie Hörende sie haben. Chancen, die es ermöglichen, unsere Begabungen, Fähigkeiten und Qualifikationen gerecht zu entfalten.

Dass ich damals nach diesem Gespräch mit der Studienberaterin trotzdem an dem Studium der Psychologie festhielt, lag einfach in der Tatsache begründet, dass die Würfel für diesen Entschluss für mich bereits gefallen waren. Und wenn ich mir etwas in den Kopf gesetzt habe, dann bleibt es auch darin und schlägt dort Wurzeln. Dann überlege ich nicht mehr hin und her, ob dies oder jenes vielleicht doch besser gewesen wäre oder nicht. Dann schaue ich einfach weiter nach vorne. Das »Ichhätteichkönnteichwollteichwäre«-Gejammer hat noch niemanden weitergebracht und führt nur in eine Sackgasse. Dass ich schon immer ein Dickkopf gewesen bin, davon können meine Eltern nicht nur ein Lied, sondern einen ganzen Liederzyklus singen. Dennoch sollte ich weiter gedanklichen Barrieren und Widerständen begegnen. Aber ich greife vor.

Der Zeitpunkt meines Studienbeginns in Tübingen rückte immer näher, und ich sah dem Wintersemester mit gemischten Gefühlen entgegen. Würde ich zurechtkommen und alles schaffen? Würde ich wieder das Gefühl der Ausgrenzung wie an meiner Schule erleben oder wären die Leute hier offener, freier, kooperativer und freundlicher? Ich hatte es zwar bis zur Universität geschafft, doch könnte ich mich dort als Gehörlose überhaupt behaupten? Und was wäre, wenn die Unkenrufe, das Psychologiestudium sei für Gehörlose ungeeignet, tatsächlich zuträfen und alles schieflaufen würde? Hatte ich zu hohe, irrationale Erwartungen? Andererseits freute ich mich unglaublich auf das Studentenleben und das Studienfach, das mich brennend interessierte. Finanzielle Sorgen musste ich mir keine machen, da ich ein großzügiges Leistungsstipendium von der Stiftung zur Förderung körperbehinderter Hochbegabter bekam. Das ermöglichte es mir unter anderem, ein Zimmer in einer Wohngemeinschaft in Tübingen zu beziehen. Mit einer Jurastudentin und einem Medizinstudenten, beide hörend, teilte ich mir eine Wohnung, die etwas außerhalb des Stadtzentrums, in der relativ ruhigen Gegend des Sternplatzes lag. Doch konnte man von hier aus zu Fuß oder mit dem Bus alles sehr gut erreichen. Zum Psychologischen Institut waren es knapp zehn Minuten zu Fuß.

Das erste Semester des Psychologiestudiums an der Eberhard-Karls-Universität Tübingen ist eine Art Selektionssemester, daher sind die Anforderungen an die Studenten bereits zu Beginn sehr hoch. Die sogenannten Orientierungsprüfungen zum Ende des ersten Semesters entscheiden, wer von den Studenten nicht nur eine gewisse Begabung oder Interesse für das Fach mitbringt, sondern auch den Willen und den Ehrgeiz besitzt, das Studium der Psychologie erfolgreich durchzustehen.

Ich hatte jedoch kaum Zeit, die Aufregung an meinem ersten Tag an der Universität zu verspüren. Wir alle hatten zwar zu den Besten in unseren Schulklassen gehört, doch hier an der Universität waren wir nicht mehr die Besten, die man in der Menge bemerkte. Wie kleine Küken scharten wir uns nervös in der neuen Umgebung, die einige Jahre Zentrum unseres Lebens sein würde.

Wir zählten etwa hundert Erstsemester, lauter neue Gesichter, lauter neue Mundbilder. Das soziale Netz unter den Kommilitonen trägt zu einem erfolgreichen Studium bei, und mir war bewusst, dass ich als Gehörlose den ersten Schritt machen musste. Ich ging auf die anderen Erstsemester zu und knüpfte rasch Kontakte. Vier andere Studentinnen und ich bildeten bald eine kleine Gruppe, die im Laufe des Studiums zu einer festen Clique wurde. Wir unternahmen nicht nur wunderschöne, wilde und verrückte Sachen, die Clique gab mir auch in schwierigen Situationen Unterstützung. Nicht zuletzt versorgten sie mich auch mit wichtigen organisatorischen Informationen, die mir allein entgangen wären.

Die Kommilitonen behandelten mich vom ersten Augenblick an wie eine normale Studentin, um meine Behinderung machten sie nicht viel Aufhebens. Ich war eine von denen im akademischen Leben. Ich war zwar nicht die einzige behinderte Studierende der Psychologie in Tübingen, es gab eine blinde Studentin und einen Rollstuhlfahrer, doch deren Probleme waren anders geartet als meine. Ich verkenne damit ihre durchaus massiven Beeinträchtigungen nicht, es ist nur ihre Art von Behinderung, die anders war. Bei der Schulausbildung gilt die Gehörlosigkeit als besonders schwerwiegende Beeinträchtigung verglichen mit anderen Behinderungen in der Sinneswahrnehmung und mit körperlichen Behinderungen, weil sie von Anfang an die Fähigkeit eines Kindes, normal sprechen zu lernen, beeinträchtigen kann und die Kommunikation mit der Außenwelt erschwert. Man kämpft ständig gegen »kognitive Armut«, also gegen einen Mangel an Wissen. Wir schnappen ja nichts auf, können kein Radio hören oder beliebige Sendungen im Fernsehen anschauen. Hier handelt es sich um ein Problem, das Hörende am wenigsten verstehen können. Es tritt ja nicht offen zutage wie etwa Blindheit oder eine körperliche Behinderung, und daher gibt es viele Missverständnisse. Manchmal wird das Problem in weiterbildenden Schulen und Institutionen ganz einfach ignoriert. Zwar haben gehörlose Schüler, die ein Gymnasium absolviert haben, die sprachlichen Behinderungen weitgehend überwunden. Charakter, Intelligenz sowie Art und Qualität der erhaltenen Schulausbildung sind wesentliche Faktoren. Doch selbst das bedeutet noch lange nicht, dass ein Universitätsstudium ohne Probleme verlaufen wird. Ganz bestimmt stellt ein Universitätsstudium einen Gehörlosen vor eine der größten Herausforderungen seines Lebens.

Hörende Studenten können sich zurücklehnen und passiv zuhören, die Blicke in die Ferne gerichtet, und auditive Informationen dennoch aufnehmen, wenn sie auf sie einwirken. Wer auf das Lippenlesen angewiesen ist, muss seine ganze visuelle Aufmerksamkeit auf einen kleinen Bereich konzentrieren, nämlich auf die Lippen des Professors, und aktiv nach zusätzlichen Hinweisen suchen, worüber geredet wird. Kein Wunder also, wenn ich an einem Tag, an dem ich vier Seminare oder Vorlesungen nacheinander hatte, erst einmal todmüde ins Bett fiel. Wenn ich während einer Vorlesung nicht den Faden verlieren möchte, kann ich es mir nicht leisten, mal kurz aus dem Fenster zu schauen, die Augen zu entspannen und in Ruhe eine Information zu verarbeiten. Jeder Moment, in dem man die Augen von den Lippen des Dozenten abwendet, bedeutet ein gewisses Risiko, dass einem etwas Wichtiges entgeht oder man schlimmstenfalls den Faden verliert. Selbst wenn man als Gehörloser versucht, ständig mitzukommen, so kann man nicht alles verstehen beziehungsweise ablesen, was gesagt wird. Es reicht, wenn der Dozent sich kurz umdreht, hin und her läuft, man selber eine kurze »Konzentrationsschwäche« hat oder eben auch nicht alles ablesen kann. In den Seminaren verstärkt sich das Problem, wenn nicht nur eine Person, also der Professor, spricht, sondern die Studenten sich aktiv beteiligen. Oft geriet ich da ins Abseits. Der Dozent unterbrach manchmal, weil jemand eine Frage gestellt hatte. Bis ich mich umgedreht hatte, um nach dem Redner zu suchen, hatte dieser meist schon seinen Arm gesenkt oder zu sprechen aufgehört. Dann wandte ich mich wieder dem Dozenten zu, der schon angefangen hatte, die Frage zu beantworten, und wenn ich Glück hatte, schnappte ich noch einige Wörter auf, die für mich aber alleine keinen Sinn mehr ergaben. Durch die Fragen werden auch die Themen oft gewechselt, und ich war dann oft beschäftigt, nach bekannten Wörtern zu suchen, um wieder auf die richtige Spur zu kommen. Der größte Nachteil bestand für mich darin, dass mancher Diskussionsstoff, der sich spontan im Seminar ergeben hatte, in den Klausuren abgefragt wurde. Das war ein Stoff, der sich kaum in Büchern nachlesen ließ, allein schon deswegen, weil ich ja nicht wissen konnte, was mir entgangen war. Und somit konnte ich das auch nicht kompensieren.

Aber im Gegensatz zur Schule war ich hier an der Universität nicht mehr ganz hilflos. Ich sprach mit dem Dekan über dieses Problem in den Seminaren, und wir vereinbarten, dass ich im Grundstudium eine Hausarbeit schreiben konnte, statt an einigen bestimmten Seminaren teilzunehmen. Vom Landeswohlfahrtsverband Württemberg-Hohenzollern bekam ich Tutorengeld, mit dem ich Stunden bezahlen konnte, in denen Kommilitoninnen mir den Stoff erklärten. Im Hauptstudium bezahlte ich damit auch Mitschreibkräfte, die mir das Wichtigste in den Seminaren mitschrieben. Manchmal bekam ich Vorlesungsnotizen, womit die Informationsvermittlung wenigstens zum Teil abgedeckt wurde, aber das bedeutete auch, dass ich in meiner Freizeit viel Zeit damit verbrachte, Notizen mit Büchern zu ergänzen, um Schritt zu halten. Manchmal arbeitete ich bis spät in die Nacht daran. Meine Kommilitonen liehen mir bereitwillig ihre Mitschriften aus. Damit bekam ich zumindest einen skizzenhaften Überblick zum Thema und hier und da ein paar eingeworfene Einzelheiten. Es war dennoch eine wichtige Unterstützung für mich; wenn ich die Fakten und Anmerkungen des Dozenten las, konnte ich auch den Stoff besser verarbeiten. Die meisten meiner KommilitonInnen versuchten sogar, die Witze der Professoren mitzuschreiben, damit ich mit den anderen mitlachen konnte. Ich werde ihnen dafür ewig dankbar sein. Und sie wollten niemals eine Gegenleistung von mir. Die Folien der Professoren waren eine große Hilfe für den Überblick, doch sie bieten ja meist nur kurz und knapp den Extrakt des Vorgetragenen. Also stand nur ein Bruchteil von dem für die Prüfungen erforderlichen Stoff auf den Folien. Im Großen und Ganzen reichte dies alles nicht.

Ich begann, viele Bücher über psychologische Themen zu lesen, wissenschaftliche Abhandlungen wie Diplomarbeiten oder auch Sach- und Lehrbücher. Damit konnte ich mir zwar eine größere Allgemeinbildung aneignen, aber nicht immer den aufgrund meiner Gehörlosigkeit verlorenen klausurrelevanten Stoff völlig kompensieren. Häufig bin ich nach einer Klausur auf meine Kommilitoninnen zugegangen und kochte innerlich über einige Fragen. »Die standen nirgends!«, grollte ich. »Ich hab die Folien durchgelesen, das Skript und das Lehrbuch und weiß ganz genau, dass dieses oder jenes Teilthema nicht darin vorkam!« Und oft bekam ich als Antwort zu hören: »Oh, das hat der Professor mal nebenher gesagt, als es um ein anderes Thema ging, da hat er mal einen kleinen Exkurs gemacht.«

Ich habe natürlich oft darüber sinniert, wie ungerecht das ist. Manchmal hatte ich das Gefühl, mehr gelernt zu haben als manch hörender Student und dennoch nicht vollständig den Stoff abdecken zu können, weil mir eben aufgrund meiner Taubheit vieles entging. Dennoch hatte ich nicht vor, resigniert mit trübsinnigen Gedanken zu Hause zu hocken und alle Welt für die Tatsache verantwortlich zu machen, dass Gehörlose es doch so viel schwerer hätten. Mit solch einer Haltung würde ich mir mein Leben nur vergiften.

Ich wollte mir aber auch nicht nur Unmengen von Theorien aneignen. Gerade weil ich so viel Zeit und Energie beim Studium aufwendete, verstärkte sich in mir immer mehr der Wunsch, das Gelernte auch praktisch umsetzen zu können, um den Sinn des Studiums, des Lernens, der ewigen Paukerei auch erleben zu können. Doch erwies sich die Suche nach einem Job als Hilfswissenschaftlerin als äußerst schwierig. Ich nahm während meines Grundstudiums mehrmals Anlauf und bewarb mich als Hilfswissenschaftlerin. Die Absagen wurden mit Zweifeln begründet, dass es doch schwierig sei, als Gehörlose Interviews durchzuführen oder Tests zu leiten.

In meiner Verzweiflung ging ich sogar so weit, dass ich anbot, ehrenamtlich, also ohne Entgelt zu arbeiten. Ich dachte, gerade die Universität, die oft mangelnde finanzielle Ressourcen beklagt, würde doch solch ein Angebot nicht ausschlagen können. Sie konnte es. Begründung war die Taubheit. Ein Professor schrieb mir sogar, dass ich meine Studienwahl noch mal überdenken sollte. »So, wie ein Schreiner durch das Werkzeug wirksam wird, so ist das Werkzeug des Psychologen die Kommunikation. Wie aber wollen Sie das als Gehörlose machen?«, schrieb er. Da war sie wieder, die Schublade Taubheit, für die meine Fähigkeiten keine Rolle spielten. Ich dachte an die Berufs- und Studienberatung und wie gut das alles zusammenpasste. Doch während die Beratungen mich eher demotiviert hatten, so verwandelte dieser Brief des Professors meine Unsicherheit und aufkommende Mutlosigkeit in bedingungslosen, nahezu störrischen Trotz! Und ob ich es schaffen würde! Es war eine kurze Phase in meinem Leben, wo nur der Glaube, dass meine Ziele erreichbar waren, mir Durchhaltevermögen gab. Zwei Jahre des Studiums sollten so ins Land gehen, in denen meine Hoffnung einzig und allein durch meine Beharrlichkeit und meine Widerstandsfähigkeit genährt wurde. Ich gebe zu, es war nicht ganz einfach für mich. Zweimal war ich sogar gefährlich nahe daran, die Flinte ins Korn zu werfen. Aufrecht hielten mich nur meine Visionen.

Ich habe dennoch niemals die ganze Schuld bei den Hörenden gesucht. Ich kann es den Hörenden nicht einmal direkt übel nehmen, wenn ihre Unsicherheit daher rührt, dass sie noch nicht mit einem tauben Arbeitnehmer zu tun hatten. Und manche tatsächlich gemachten Erfahrungen beschränken sich leider noch zu sehr auf Begegnungen mit Gehörlosen, mit denen die Kommunikation holprig vonstatten ging. Es wird Zeit, dass die alten Denkweisen aufgebrochen werden. Gehörlosigkeit kann zwar zu sozialer Isolation führen, muss es aber nicht zwangsläufig. Genauso wie Hörende unterscheiden sich Gehörlose in ihrer Intelligenz, ihrem Auftreten, ja sogar in ihren sprachlich-kommunikativen Fähigkeiten. Ich kenne einen Hörgeschädigten, dessen Argumentationsfähigkeiten so gut sind, dass er viele Hörende in Grund und Boden reden kann.

Ich kann zwar nicht hören, dennoch verfüge ich über Qualifikationen, die mich auf die gleiche Stufe stellen mit jenen, die hören können! Ich legte mir ein dickes Fell zu gegen die Bedenken, die manche Leute äußerten. Und letztendlich, nach abgeschlossenem Vordiplom, machte sich diese Denkweise mehr als bezahlt.

Die Firma Daimler ermöglichte mir den Einstieg ins Berufsleben. Als ich mich für ein Pflichtpraktikum bewarb, lud man mich zu einem Vorstellungsgespräch ein. In der Organisations-, Management- und Personalentwicklung wurde ein Praktikant für das Wissensmanagement gesucht.

In meinem neuen Anzug betrat ich das Daimler Bildungszentrum in Esslingen. Im Gespräch mit den beiden Knowledge Managern, Antje und Gerhard, entwickelte sich rasch eine gegenseitige Sympathie, die sich im Laufe meiner Tätigkeit bei Daimler vertiefen sollte. Nachdem ich einige Fragen zu möglichen Projekten beantwortet hatte, vereinbarten wir ein Vorpraktikum von acht Wochen. Dies hatten sowohl die Schwerbehindertenvertrauensperson als auch ich ausdrücklich angeboten, um damit einer anfänglichen Skepsis bezüglich meiner Gehörlosigkeit zu begegnen. Das Vorpraktikum diente dem gegenseitigen Kennenlernen, und bei positiver Bewertung wurde mir eine sechsmonatige Praktikantenstelle in Aussicht gestellt.

Von Beginn an war ich mit Freude an der Arbeit. Die Einführung des Wissensmanagements in der Firma Daimler stellte unser kleines Team vor große Herausforderungen. Ziel war es, das implizite und explizite Wissen der einzelnen Mitarbeiter teamübergreifend besser fließen lassen zu können, damit alle

Mitarbeiter von dem enormen Wissenspotenzial des Unternehmens profitieren konnten. Auf diese Weise sollte verhindert werden, dass das Rad mehrfach erfunden wird, da jedes Team nur in sich geschlossen arbeitete. Der Zugriff auf eine einheitliche Wissensquelle sollte den Prozess des Wissenserwerbs verschlanken. Ich durfte die Verantwortung für mehrere Projekte übernehmen. So entwarf ich beispielsweise eine Strategie, mit der sich Erfahrungswissen ausscheidender Mitarbeiter im Unternehmen halten ließ. Gerade Mitarbeiter, die lange in der Firma gearbeitet haben, verfügen über einen immensen Schatz an implizitem Erfahrungswissen, das beim Austritt aus der Firma verloren zu gehen droht.

Wie war ich glücklich, als mein Vorpraktikum bereits nach einer Woche zu einem sechsmonatigen Praktikum im Wissensmanagement verlängert wurde. Ich habe der Firma Daimler sehr viel zu verdanken. Ich fühlte mich einfach dazugehörig und angenommen. Ich wurde als eine vollwertige Kollegin anerkannt und nicht als »armes Kind« angesehen, mit dem man Mitleid empfand.

Umso schwerer wurde es mir ums Herz, als sich das Ende meines Praktikums näherte. Ich fühlte mich in der Organisations-, Management- und Personalentwicklung sehr wohl. Mein Bedürfnis, mir noch mehr Berufserfahrung anzueignen, wuchs, und so schaute ich mich innerhalb des Konzerns nach einer Werksstudententätigkeit um, die ich begleitend zum Studium ausüben konnte.

Mein Glück konnte ich kaum fassen, als ich beinahe sofort die Zusage dafür erhielt! Für 15 Stunden pro Woche konnte ich nun die nächsten eineinhalb Jahre in der Führungskräfteentwicklung arbeiten. Hier würde ich bei der Gestaltung von Seminaren für Führungskräfte zu diversen Themen mithelfen. Jana, Uschi, Martina und Andreas waren kompetente und kreative Trainer, und ich sollte sehr viel von ihnen lernen.

Überglücklich stürzte ich abends auf meinen Vater zu. Wie Wasser aus einem geborstenen Hydranten sprudelten die Worte aus mir heraus. Ich sprühte vor Freude und der Erwartung, dass mein Vater mit mir vor Glück durch das Haus hüpfen würde. Obwohl mein Vater sich merklich freute, reagierte er verhalten. »Aber Papili!«, rief ich maßlos enttäuscht. »Freust du dich denn gar nicht?« – »Doch, schon«, entgegnete er zögernd. »Dann zeig' es auch!«, schmollte ich. Meine Mutter reagierte ähnlich wie mein Vater. Ich verstand die Welt nicht mehr. Da könnte ich vor lauter Freude einmal um die ganze Welt rennen, und meine Eltern sitzen regungslos wie Wachsfiguren im Wohnzimmer, wechseln Blicke, gucken zu mir, wechseln wieder Blicke, seufzen und hüsteln und wissen nicht so recht, was sie sagen sollen. Sie waren hin- und hergerissen. Auf der einen Seite waren sie erfüllt vor Freude und Stolz. Andererseits wuchs in ihnen Sorge, denn sie befürchteten, dass ich mich übernehmen würde. Es bedurfte der sprichwörtlichen Überzeugungskraft eines Staubsaugervertreters, um ihnen begreiflich zu machen, dass mir diese Zusage für die Werksstudententätigkeit neuen Schwung und Energie verliehen hatte. Je mehr Ziele ich nach einer Durststrecke erreicht hatte, desto selbstbewusster und erfolgreicher wurde ich. Ich entwickelte auf diese Weise einen fast unerschütterlichen Glauben daran, dass alles Mögliche auch machbar sei. Dieser Glaube war es, der mir die ganze Zeit wie ein Leuchtturm den Weg gewiesen hatte. Und jetzt! In mir setzten sich ungeahnte Kräfte frei. Wissen Sie, wie das ist, wenn man entgegen allen schlechten Prognosen Erfolg hat? Allen Unkenrufen zum Trotz! Ein Gefühl der Erleichterung durchflutete mich. Jetzt wusste ich, dass mich nichts mehr würde aufhalten können. Hatte ich bislang Träume, Wünsche und Hoffnungen gehabt, so kristallisierten diese nun zu konkreten Zielen, Visionen und Richtungspfeilen. Damit stürzte ich meine Eltern in ein Wechselbad aus Freude und Sorgen. Denn nun wusste ich auch, dass ich mit meinen Forschungsarbeiten für eine Promotion beginnen würde. Und es wage ja nur jemand, mich davon abbringen zu wollen!

Aber zunächst einmal sollte das Hauptstudium Mitte April beginnen. Irgendwie freute ich mich wieder auf die Universität und auf meine KommilitonInnen, die ich schrecklich vermisste. Es schien ganz gut zu passen, dass meine Werkstudententätigkeit erst einige Monate später beginnen sollte, denn so konnte ich das Sommersemester für den Einstieg und zur Neuorientierung im Hauptstudium nutzen.

Und es ging so unglaublich weiter! Gleich am ersten Tag meiner Rückkehr an die Universität bekam ich einen Job als studentische Hilfskraft angeboten. Natürlich sagte ich sofort zu. Leider konnte ich den Vertrag nur für drei Monate annehmen, da bald darauf ja meine Werkstudententätigkeit beginnen sollte.

Auch wenn die meiste Arbeit darin bestand, alleine in einem Zimmer Fragebögen auszuwerten und die Daten in den Computer einzutippen, habe ich viel gelernt. Frau Dr. Stapf hatte sich einen Namen in der Förderung von hoch begabten Kindern gemacht. Als Diplom-Psychologin und Akademische Oberrätin an der Universität Tübingen forscht und lehrt sie in der Entwicklungs- und Persönlichkeitspsychologie. Zusätzlich leitet sie die Arbeitsgruppe »Tübinger Arbeitsgruppe Hochbegabung (TüAH)« in deren Rahmen Eltern hoch begabter Kinder und Jugendlicher fachpsychologisch beraten werden. Es war spannend, Frau Dr. Stapfs Stellungnahmen zu den jeweiligen Fällen zu hören und einen Einblick in ihre Arbeit zu gewinnen. Wir hatten außergewöhnliche Fälle. Zum Beispiel wurde ein dreijähriger Junge von seiner Mutter zu uns gebracht, nachdem er beim Monopoly-Spiel von sich aus die Möglichkeiten einer Kreditaufnahme angesprochen hatte. Ein weiterer Fall, der mich verblüffte, war ein sechsjähriges Mädchen, welches nach dem Überspringen der ersten beiden Klassen auch in der dritten Klasse noch unterfordert war. Diesem Mädchen riet Frau Dr. Stapf den Wechsel auf eine Schule, die sich auf hoch begabte Schüler spezialisiert hatte.

Ich habe diesen Job sehr gerne gemacht, und es stimmte mich etwas traurig, dass ich schon drei Monate später meine Nachfolgerin als neue studentische Hilfskraft einarbeiten musste. Doch ich hatte interessante Erfahrungen vor mir: Für eineinhalb Jahre sollte ich nun parallel zum Hauptstudium als Werksstudentin arbeiten. Die Aussicht, als Gehörlose Bestandteil des Teams »Führung und Kommunikation« in einem großen Konzern zu sein, bedeutete eine riesige Chance. Es war mehr, als ich jemals zu hoffen gewagt hatte. Die anfänglichen Tränen der Verzweiflung auf der Suche nach einem beruflichen Einstieg hatten sich in Freudentränen verwandelt.

# Kapitel 13

# Scheidewege des Lebens

Die Neigungen des Herzens sind geteilt
wie die Äste einer Zeder.
Verliert der Baum einen starken Ast,
so wird er leiden, aber er stirbt nicht.
Er wird all seine Lebenskraft in den
nächsten Ast fließen lassen,
auf dass dieser wachse und
die Lücke ausfülle.

*Khalil Gibran*
*(1883–1931, libanesisch-amerikanischer*
*Schriftsteller und Maler)*

Mit dem Dokumentarfilm[1] hatte ich nun einen hohen Bekanntheitsgrad erreicht. Immer öfter wurde ich auf der Straße angesprochen. Ich gab Interviews für die Presse und erhielt Einladungen zu TV-Talkshows wie *Kaffee oder Tee, Beckmann, Landesschau, Nachtcafé* oder *SWR1 – Leute* mit Stefan Siller.

Für meine TV-Auftritte erntete ich aber nicht nur Zustimmung. Aus einigen Kreisen gebärdender Gehörloser blies mir kräftiger Gegenwind ins Gesicht. Ich erfuhr, dass ich in manchen Foren im Internet regelrecht als Ketzerin verschrien wurde. Ich möchte diesen Menschen keinesfalls das Recht auf freie Meinungsäußerung absprechen, dennoch hätte ich mir ein anderes Niveau gewünscht, das sicher konstruktiver wäre. Für einen Meinungsaustausch – so gegensätzlich die Standpunkte auch sein mögen – bin ich jederzeit offen. Einige Reaktionen erinnerten mich jedoch sehr stark an den leidigen »Kampf« zwischen gebärdenden und lautsprachlich kommunizierenden Hörgeschädigten, den ich eingangs beschrieben

---

1 *Im Rhythmus der Stille*, 2002, Regie: Claus Hanischdörfer, Joachim Bihrer, 60 Min.

habe. Verschwörungen und Gerüchte wie »Hat Frau Neef vielleicht ein verborgenes CI?« oder »Sie hört vielleicht doch?« wurden in die Welt gesetzt und kursierten lange.

Der Streitpunkt schien auch hier zu sein: Wer ist ein »richtiger« Gehörloser? Kann jemand, der lautsprachlich kommuniziert, tatsächlich dazugehören? Für viele Gehörlose ist die Gebärdensprache Teil ihrer kulturellen Identität. Ihre Ablehnung sehen sie – zu Recht – als diskriminierend an. Allerdings lehnt diese Gruppe ihrerseits die lautsprachliche Kommunikation für Gehörlose oft strikt ab. Für mich und andere lautsprachlich kommunizierende Gehörlose dagegen ist die Gebärdensprache *eine* mögliche Kommunikationsform, die wir akzeptieren, aber eben nicht als einzige Möglichkeit ansehen. Manche Gehörlose bewegen sich in beiden Welten, manche haben wie ich nur die Lautsprache erworben. Alle diese Wege verdienen, respektiert zu werden. Ein Beispiel dafür, wie stark lautsprachlich kommunizierende Gehörlose von Gleichbetroffenen abgelehnt werden, sind die massiven Proteste im Jahr 2006 an der Gallaudet University. Für gebärdend Kommunizierende stellt die amerikanische »Hochschule« das Idealbild einer tauben Gesellschaft dar. Mit Hungerstreik, Sitzblockaden und Vorlesungsboykott erzwangen die Studenten den Rückzug der designierten Präsidentin Jane Fernandes. Sie war ihnen »nicht taub genug« beziehungsweise »nicht authentisch taub«. Sie hatte in ihrer Kindheit gelernt, über Lippenlesen und Lautsprache zu kommunizieren und erst später die Gebärdensprache erlernt, sodass sie sich auf verschiedene Weise verständigen kann.

Statt den direkten Dialog mit mir zu suchen, wurde die Gehörlosenwelt mit solchen hitzigen Diskussionen noch mehr gespalten. Wann endlich nähern sich denn beide Seiten an? Dieser unnötige Kampf, der die Fronten nur weiter verhärtet! Da peitschen Emotionen hoch, die sich in unsachlichen Beschuldigungen noch mehr zuspitzen. Wir müssen endlich versuchen, einander zu begegnen.

Gemeinsam könnten wir viel mehr erreichen. Aber so lange sich die Welt der Gehörlosen in zwei feindliche Lager spaltet, vergeuden wir nur unsere Kräfte.

Eine »Schein-Gehörlose« sei ich, die ihre Taubheit anscheinend nicht akzeptiert habe. Ich hätte es »nicht gelernt, die Grenzen, die die Gehörlosigkeit nun einmal auferlegt, zu akzeptieren«.

Ich habe mich zwangsläufig mit der Behinderung Gehörlosigkeit tief und ernsthaft auseinandergesetzt. Je erfolgreicher ich wurde, desto mehr Türen öffneten sich mir – aber die Hindernisse blieben dieselben. Mehr noch: Je »normaler« ich zu sein schien, je selbstverständlicher meine Präsenz in der Welt der Hörenden war und je besser ich Aufgaben erfüllte, die eher Hörenden vorbehalten sind, desto stärker forderte es mich heraus zur Reflektion mit mir selbst, mit meiner Taubheit, meiner Behinderung. Welche Grenzen kann ich ausweiten? Welche Grenzen muss ich akzeptieren? Je mehr ich über mich selbst hinauswachsen wollte, desto tiefer musste ich meine Wurzeln in den Boden treiben, um festen Stand zu haben.

Ich erinnere mich noch gut an ein Feedbackgespräch mit einem Arbeitgeber. Meine Leistungen wurden hervorgehoben, man war mit mir zufrieden. Es sei nur ein kleiner Hinweis, sagte man, aber ich sollte mich noch aktiver an den »Kollegenschwätzchen« beteiligen. Einfach, damit man die vermeintliche Distanz nicht so spürt.

Jeder, der mich gut kennt, weiß, dass ich sehr offen und lebendig bin. Kollegenschwätzchen. Was bedeutet das, wenn man im gleichen Büro sitzt, jeder an seinem Schreibtisch? Immer wieder ruft man sich etwas zu, spricht den anderen oft auch von hinten an. Wie kann ich das als Gehörlose? Ich schaue auf meine Arbeit am Schreibtisch, ich schaue auf meinen PC-Monitor. Kein Wunder, dass mir manchmal entgeht, wie Kolleginnen ihr Schwätzchen anfangen.

Wenn die Trennlinie immer feiner wird, immer weniger sichtbar, kann ein behinderter Mensch es als Anerkennung für das sehen, was er erreicht hat. Wenn er es – ohne seine Behinderung zu verleugnen – mit Fleiß, Disziplin und Courage geschafft hat, sich in die Welt der Nichtbehinderten einzugliedern, und wenn er seine Mitmenschen sogar vergessen lässt, wie unermesslich groß die Hürden sind, mit denen er täglich zu kämpfen hat, so ist ihm ein entscheidender Durchbruch gelungen. Manchmal denke ich aber, dass mein Erfolg andere Leute mehr zu beeindrucken scheint als mich selbst. Was viele Menschen als einen Erfolg sehen, ist oft nur eine glänzende Maske, hinter der sich auch eine Schattenseite verbirgt.

»Wie erfolgreich sie doch ist, die Neef!«

»Unglaublich, was sie alles erreicht hat!«

Ich habe diese Sätze oft gehört und sie schmeicheln mir. Sie tun mir auch gut angesichts der Mühen, die ich auf meinem steinigen Weg nie gescheut habe. Ich habe auf vieles verzichten müssen, um meine Wünsche verwirklichen zu können. Aber ich werde immer gehörlos bleiben. Behindert. Be-*hindert* im wahrsten Sinne des Wortes. Und das vergessen viele meiner Mitmenschen. Ich kann ihnen deswegen noch nicht einmal einen Vorwurf machen. Sie können einfach nicht wissen, wie es ist, taub zu sein. Sie wissen nicht, wie sie mich behandeln sollen. Sie erkennen nicht, wie weit die Folgen der Taubheit reichen.

Eines Abends buk ich mit befreundeten Kolleginnen Weihnachtsplätzchen. Es war ein wunderschöner Abend, und wir unterhielten uns anfangs viel. Ich mag diesen Kreis meiner Kolleginnen sehr. Alle sind sie mir gegenüber lieb und einfühlsam. Als wir jedoch unsere Ärmel hochkrempelten und mit dem Backen anfingen, fiel ich immer mehr aus dem Gespräch heraus. Jede hatte ein eigenes Rezept mitgebracht. Wie sollte ich mich denn aktiv an der Diskussion beteiligen, wenn ich doch gleichzeitig die Zutaten für den Teig mischen, ihn ausrollen und die Kekse ausstechen musste? Wie kann ich auf den Teig schauen, wenn gleichzeitig die anderen Kolleginnen fröhlich und unermüdlich weiterquasseln? Da jede mit ihrem eigenen Teig und Rezept beschäftigt war, vergaßen sie darüber komplett meine Behinderung. Solche Situationen habe ich schon sehr oft erlebt, sie kommen selbst in meiner Familie vor. Ich habe mich seit Jahren damit abgefunden. So widmete ich mich mehr und mehr nur noch meinen Plätzchen, bis auf einmal eine Kollegin an mich herantrat und bemerkte: »He Leute, die Sarah ist wieder total vertieft in ihre Arbeit – wie im Büro.« Alle lachten. »Na, so ist sie halt – macht alles mit größter Sorgfalt!«, kommentierte eine andere. Ich lächelte säuerlich. Dabei hätte ich ihnen am liebsten meinen Teig in die Gesichter geschleudert. Und sie dann noch extra mit Mehl bestäubt. Wie ich vor Wut über diese so leicht dahingesagte gedankenlose Bemerkung kochte, die für mich in diesem Moment einfach nur einfältig war! War es wohl von meiner Seite aus freiwillig und erwünscht, mich ganz und gar meinen Plätzchen zu widmen? War es so unvorstellbar, dass ich mich gerne an dem Gelächter und Geschnatter beteiligt hätte? Ich hätte ihnen erklären sollen, wie meine Situation war. Ich war nur aus lauter Wut zu keiner Erwiderung in der Lage. Jedem anderen Behinderten würde ich raten, solche Gelegenheiten stets beim Schopfe zu packen und den Beteiligten die Augen zu öffnen.

Doch ich schwieg.

»Sie meinen es nicht böse«, sagte ich zu mir selbst.

Damit lag ich zwar vollkommen richtig – aber ich hätte trotzdem etwas sagen müssen.

Mir ist klar, dass ich nicht in das Weltbild vieler Gehörloser passe. Für sie lebe ich in einer anderen Welt. Ihre Welt und meine Welt sind einander diametral entgegengesetzt. Hörende Leute sagen, ich lebe in zwei Welten. Wie eine Weltenbummlerin tanze ich zwischen ihnen hin und her. Und Reisen erweitert ja bekanntlich den Horizont. Viele fragen mich, ob ich mich nicht nach einer Heimat sehne.

Ich dagegen bevorzuge die Formulierung, dass ich mich als

Grenzgängerin beiderseits der Grenze dieser zwei Welten bewege. In mir schließt sich die Welt der Hörenden an die Grenze einer anderen Welt, die Welt der Gehörlosen, an. Ich brauche keine Subkultur, wie es die Ausschließlichkeit der gebärdenden Kommunikation darstellt. Ich bewege mich lieber in Richtung der Welt der Hörenden, da sich dort die 90 Prozent der Weltbevölkerung finden, die hören und sprechen können. Dennoch fühle ich mich gleichzeitig als ein Teil der Gehörlosenwelt. Ich trage beide Welten gleichermaßen in mir und lebe in deren Grenzgebiet. In der Schnittstelle. Somit habe ich auch nur eine Identität. So wie ich auch nur eine Heimat habe. Meine Heimat ist Deutschland, mein Zuhause ist bei meiner Familie und bei meinen engsten Freunden.

Ich denke, dass mit der Darstellung meines bisherigen Lebens deutlich wurde, dass ich um vieles gekämpft habe, Niederlagen einstecken musste und vieles erreicht habe, ohne mich jemals der Täuschung bedienen zu müssen. Im Gegenteil. Als lautsprachlich kommunizierende Gehörlose gehöre ich einer Minorität an – der Minderheit innerhalb einer Minderheit – und habe mich von klein auf mehr und intensiver anstrengen müssen. Ich musste mehr beweisen. Man beobachtete mich kritischer, stets in der Erwartung, ich würde bestimmt an irgendeinem Punkt scheitern. Der kleinste Ausrutscher von mir würde manche Leute sofort dazu veranlassen, mich anzuzählen wie einen taumelnden Boxer. Gehörlose, deren Leben so extrem »gehörlosenuntypisch« ist wie meines, werden heute leider noch als Kuriosität angesehen. Nicht selten werden unsere Lebenswege mit Argwohn und erwartungsvollem Misstrauen, dass doch irgendetwas schieflaufen werde, beobachtet. Und alles, was nicht perfekt verläuft, wird unmittelbar auf die lautsprachliche Erziehung und die damit angeblich verbundenen »psychischen Störungen« zurückgeführt. So ist es leider bei manchen Menschen ein Automatismus, die Probleme eines lautsprachlich kommunizierenden gehörlosen Kindes gleich und ohne größeres

Nachdenken auf die Lautsprache zurückzuführen. Wird ein gehörloses Kind beispielsweise verhaltensauffällig oder bekommt Probleme – so folgt im selben Atemzug die Unterstellung, dass das Kind durch seine lautsprachliche Erziehung einer massiven Störung in seiner Entwicklung ausgesetzt war. Wie mich diese anmaßende und zugleich süffisant vorgetragene Ignoranz auf die Palme bringt! Hier lassen sich einige Leute von ihrer geistigen Bequemlichkeit und nicht von ihrem kritischen Verstand leiten! Auch hörende Kinder sind oft genug schwierig und durchleben Zeiten, in denen sie ihrer Umwelt Sorgen bereiten. Auch gehörlose, lautsprachlich kommunizierende Kinder sind ganz normale Kinder – die einen sind pflegeleichter, die anderen anstrengender. Deshalb muss niemand gleich einen psychischen Schaden aufgrund des angeblich »gewaltsamen unnatürlichen Eingriffs« in ihren Werdegang diagnostizieren, wie es die Befürworter der Gebärdensprache gern tun.

Im Jahr 2005 erhielt ich ein besonders verlockendes Angebot. Es war ein Angebot, von dem jeder Kunstschaffende träumt. Der internationale Durchbruch rückte damit in greifbare Nähe. Es war die Einladung zu einem großen Tanzprojekt mit einer hochkarätigen internationalen Tanzcompagnie. Dieses Projekt hätte mich auf eine Tournee durch die ganze Welt geführt, und obendrein bekam ich die weibliche Hauptrolle angeboten. Es handelte sich um eine spanische Geschichte mit sehr vielen Elementen des Flamencos – eines Tanzes, den ich sehr gerne tanze. Als ich mich mit dem Organisator traf und mir seine Pläne anhörte, war meine Begeisterung geweckt. Zu gerne hätte ich das Traumangebot angenommen!

Aber ich befand mich mitten in meinem Hauptstudium, für das ich ein Leistungsstipendium bekam. Ich hätte das Studium abbrechen müssen und damit nicht nur das Leistungsstipendium verloren, sondern auch eine gesicherte berufliche Perspektive. Und gerade auch im Studium hatte ich mir so vieles hart erarbeitet. Ich hatte so viel Zeit und Energie in das Studium der Psychologie und der Betriebswirtschaftslehre investiert. Ein zusätzliches Promotionsstipendium war mir in Aussicht gestellt. Sollte ich das alles jetzt aufgeben? So kurz vor dem Ziel?

Nun wurden mir zwei verschiedene Türen offen gehalten, zwei verschiedene Wege, zwei verschiedene Chancen hatte ich zur Wahl. Es war ein schwieriger Kampf, den mein Herz und mein Verstand austrugen. Tagelang war ich innerlich getrieben. Ich war hin- und hergerissen. Die letztendliche Entscheidung war ein schmerzhaftes Opfer, das mein Herz dem Verstand brachte.

Ich sah – schwermütig – wie das Blatt mit der Absage an das Stampfwerk durch das Faxgerät kroch und wieder aus dem Gerät herausglitt. Damit war meine Entscheidung gegen eine internationale Karriere als Tänzerin besiegelt. Gleich danach fuhr ich zu meinem besten Freund. In seinen Armen weinte ich hemmungslos.

Tanzen wird für mich auch weiterhin ein Traum bleiben. Ein Traum, den ich nun nicht mehr ganz und gar verwirklichen werde. Ich schließe es aber keineswegs aus, dass es irgendwann ein Comeback geben wird. Ich bin mir sogar sicher, dass die Bretter, die die Welt bedeuten, mich eines Tages wieder rufen werden. Und dann werde ich diesem Ruf folgen. Jetzt aber ist es noch nicht an der Zeit.

In anderer Hinsicht fing ich an, nach den Sternen zu greifen. Immer mehr bildeten sich Interessenschwerpunkte und Wünsche heraus, die sich zu persönlichen und beruflichen Zielen und Ambitionen verdichteten. Es ist nicht so, dass ich von Anfang an glasklare Visionen verfolgt hätte. Aber ich fand immer genauer heraus, wo ich meine berufliche Erfüllung finden würde. Ich war dabei, mich noch mehr an meine Grenzen heranzutasten. Hatte ich sie bisher immer kontinuierlich ausgeweitet, so war ich nun dabei, sie regelrecht zu sprengen. »Du willst hoch hinaus – zu hoch!«, sagten die Reaktionen, wenn ich von meinen Berufswünschen sprach. Einem Hörenden hätte man das nicht gesagt, vermute ich.

Nun war ich an einem Punkt angelangt, der es mehr denn je

erforderte, dass ich meine eigene Identität immer mehr hinterfragte. Meine Identität als Gehörlose. Ich hatte zunehmend das Gefühl, dass die Trennlinie zwischen Hörenden und mir als Gehörloser immer unsichtbarer, immer feiner wurde. Ich barst regelrecht vor Ideen zu einem Thema, das man am allerwenigsten mit einer Gehörlosen in Verbindung gebracht hätte – zum Thema Coaching. Ich kann mir durchaus vorstellen, später einmal als Coach für Führungskräfte zu arbeiten. Ich glaube, durch meinen bisherigen Lebensweg genügend Erfahrungen in Bezug auf Mögliches und Unmögliches gesammelt zu haben, um andere Menschen bei der Suche nach ihren Lebenszielen und Berufswünschen unterstützen zu können.

Wenn ich jedoch das Wort »Coaching« ausspreche, werden oft skeptisch die Augenbrauen hochgezogen. Immer wieder diese Reaktion.

Bei Bewerbungsgesprächen werde ich meist gleich gefragt, ob ich telefonieren kann. Die Absagen, die ich erhalte, werden mit der Tatsache begründet, dass ich das Telefon nicht bedienen kann. Braucht man in der Führungskräfteentwicklung unbedingt das Telefon? Ich habe zwei Jahre Berufserfahrung in der Personal- und Führungskräfteentwicklung – einem Bereich, in dem ich gern tätig sein möchte – und Spitzenzeugnisse erhalten, obwohl ich andere Wege als das Telefonieren nutzen musste. Und es hat immer geklappt. Dennoch gibt es immer wieder Bedenken. Bei jedem Schritt vorwärts kommen neue hinzu. Mittlerweile kenne ich sie nur zu gut.

Wieder gilt es, Hürden zu überwinden.

Wieder gilt es, meine Rüstung anzulegen, die mich vor entmutigenden, von Vorurteilen gefärbten Äußerungen schützt.

Es ist Teil meiner Lebensaufgabe, gegen diese Barrieren immer wieder von neuem anzukämpfen. Und dennoch entringt sich mir immer wieder ein Seufzer.

Ich werde damit leben müssen.

Ich werde damit leben müssen, mich ständig von neuem beweisen zu müssen. Das wird sich nie ändern. Vorurteile und Engstirnigkeit wachsen immer ganz automatisch nach wie Unkraut. Vernunft und Freigeist dagegen müssen ständig von neuem gepflanzt werden – ganz wie eine kostbare einjährige Zierpflanze. Dies erfordert ein unglaublich hohes Maß an Geduld vonseiten des Gehörlosen. Vielleicht bin ich deshalb so ungeduldig geworden. Ich kann nicht lange stillhalten und warten, bis alles vorbei ist. Ich möchte teilhaben am Leben!

Es freut mich aber auch, immer wieder zu erleben, wie meine Öffentlichkeitsarbeit Früchte trägt. Es war und ist mir ein Anliegen, die besondere Situation Gehörloser für Außenstehende verständlich zu machen. Folgende Situation erzähle ich gerne als Beispiel: In der Schweiz wohnte ich in Rapperswil, lediglich 15 Minuten entfernt von meinem Arbeitsplatz in Pfäffikon/Schwyz. Der Weg mit dem Auto führte dabei über die Seebrücke. Eines Morgens war diese Straße verstopft, ein umgekippter Lastwagen blockierte den ganzen Weg. Ich merkte dies erst, als ich bereits zu tief im Stau steckte – ich konnte weder vor noch zurück. Ich brauchte an jenem Morgen für diese kurze Strecke anderthalb Stunden. Da ich aber ansonsten nie zu spät zur Arbeit gekommen war, stellte dieser Ausnahmefall für meine Kollegen überhaupt kein Problem dar. Einige waren selbst auch zu spät gekommen. Allerdings hatten die meisten noch rechtzeitig im Autoradio von dem Unfall erfahren und waren der Ausweichempfehlung gefolgt. Noch bevor ich mich bei meiner Betreuerin für die Verspätung entschuldigen konnte, strahlte sie mich an. »Sarah, ich musste heute morgen an dich denken. Da war doch dieser Unfall, und während ich Autoradio hörte, kam mir in den Sinn, dass du das doch gar nicht mitbekommen kannst. Da hab ich mir schon gedacht, dass du direkt in den Stau reingefahren bist.«
Ich strahlte zurück. Alles war gesagt – und verstanden.

Der rasante technische Fortschritt der letzten Jahre bringt auch für Gehörlose viele Vorteile. Meine Lieblingsbeispiele hierfür sind

E-Mails und das Handy. War ich früher darauf angewiesen, dass jemand für mich telefonierte (was mir stets ein Gefühl der Unfreiheit gab), so bin ich heute dank moderner Technik in der Lage, selbstständig zu kommunizieren. Ich kann meine Verabredungen selbst ausmachen, per SMS, per Fax oder per E-Mail. Aber auch der Zugang zu Filmen ist für uns Gehörlose mittlerweile einfacher geworden. Fast jede DVD bietet als Special Feature Untertitel an – meistens sogar in diversen Sprachen.

Aber nicht alle technische Errungenschaften erweisen sich für einen Gehörlosen als Segen. So halten in immer mehr Unternehmen Telefonkonferenzen Einzug. Des Weiteren registrierte ich bei einem Arztbesuch, dass die Sprechstundenhilfe nicht mehr selbst ins Wartezimmer ging, um die Patienten aufzurufen. Stattdessen waren nun Lautsprecher installiert, durch die der Name des Patienten erschallte. Ich ging zur Sprechstundenhilfe und versuchte, ihr zu erklären, dass ich aufgrund meiner Taubheit nicht mitbekommen würde, wenn ich per Lautsprecher aufgerufen werde. Die Sprechstundenhilfe war genervt. Ich solle jetzt bitte schön im Wartezimmer bleiben. Selbstverständlich würde ich wieder ins Wartezimmer zurückgehen, sobald sie mir verspräche, mich direkt dort aufzurufen oder abzuholen, beharrte ich. »Jaaa, das müssen Sie mir nicht erklären. Ich weiß, wie man mit Gehörlosen umgeht. Ich kann mich da nicht besonders um Sie kümmern«, versetzte sie mir ungeduldig. »Ich hole Sie dann«, fügte sie noch hinzu, bevor sie auf dem Absatz kehrtmachte, um sich einen Kaffee einzuschenken.

Zurück im Wartezimmer nahm ich mir ein Journal und fing an zu lesen. Viel Zeit verstrich. Ab und zu blickte ich zur Tür, doch sie öffnete sich nur, um weiteren Patienten den Eintritt ins Wartezimmer zu ermöglichen.

Dann war es wieder da. Dieses undefinierbare und doch so unbehagliche Gefühl, dass etwas nicht stimmt. Die Sprechstundenhilfe weiß Bescheid, redete ich mir ein. Und doch – die Leute im Wartezimmer schienen zu horchen. Es war ein anderes Horchen als sonst, wenn nur die Namen durchgegeben werden. Einige Leute schüttelten die Köpfe.

Und dann riss jemand die Tür auf. Mit hochrotem Kopf und vor Wut blitzenden Augen stand die Sprechstundenhilfe vor mir und brüllte:»Was bilden Sie sich denn ein, Frau Neef! Ich rufe Sie schon die ganze Zeit auf, und Sie kommen nicht! Wissen Sie eigentlich, dass hier auch andere Patienten sind, die nicht ewig rumlungern können, nur weil Sie es nicht nötig haben zu kommen! Der Lautsprecher ist direkt über Ihnen! Sie sind wohl taub oder was?!«

Obwohl ich mit keinem Muskel zuckte, muss in meinem Blick meine ganze Abscheu lesbar geworden sein. Mein harter Blick durchbohrte sie wie ein Laserstrahl und registrierte, wie das wutentbrannte Gekeife der Sprechstundenhilfe abrupt verstummte. Man konnte förmlich sehen, wie bei ihr der Groschen fiel. Und dann spiegelte sich eine grenzenlose Bestürzung und Verlegenheit in ihrem Gesichtsausdruck wider, als sie begriff.

Diese Praxis habe ich nicht mehr aufgesucht.

Eine weitere weniger schöne Begegnung hatte ich mit einem Bankangestellten. Ich wollte Geld abheben. Im Computer der Bank waren meine Daten gespeichert, die der Bankangestellte sorgfältig überprüfte. Ein wenig überraschte mich dies, denn die Summe, die ich abheben wollte, war wirklich nicht groß. Nach der Überprüfung meinte er:»Frau Neef, Sie haben Ihre Telefonnummer nicht angegeben.« Ich musste lächeln, denn auch meinen Freunden passiert es gelegentlich, dass sie nach meiner Nummer fragen. Sie vergessen bisweilen, dass ich als Gehörlose nicht telefonieren kann. Ich finde es immer lustig, auch wenn es den anderen oft peinlich ist. Doch diese Situation hier war anders.

»Ich kann Ihnen keine Telefonnummer geben, da ich als Gehörlose gar nicht telefonieren kann«, erklärte ich dem Bankangestellten. Er schürzte die Lippen und erwiderte:»Da müssen Sie aber eine Telefonnummer angeben, sonst können Sie keine Bankgeschäfte machen!« Verdutzt konterte ich, dass ich seit Jahren ein Konto hätte und es bislang noch nie Probleme damit gab. »Tut mir leid«, entgegnete der Bankangestellte. »Aber so können Sie keine Bankgeschäfte machen. Sie müssen eine Telefonnummer angeben. Ich kann Ihnen Ihr Geld nicht geben.« Ich dachte, mich knutscht ein Elch! Es ging hin und her. Es war bisher nie ein Problem gewesen, ohne Telefonnummer an mein Konto ranzukommen. Meine E-Mail-Adresse und die Postadresse hatten bisher immer ausgereicht. Aber dieser bornierte Angestellte beharrte verbissen darauf, dass ohne Telefonnummer nichts möglich sei, egal ob ich taub bin oder nicht. Unfassbar! Ich hätte natürlich eine andere Telefonnummer angeben können, etwa die meiner Eltern oder einer Freundin. Aber ich möchte meine finanziellen Dinge selbst in der Hand haben, und das ist von einer Bank wahrlich nicht zu viel verlangt. Der Angestellte konnte von Glück reden, dass ich an diesem Tag gleich weitermusste. Die Bankfiliale befand sich leider auch in einer anderen Stadt, sodass ich später nicht zum Vorgesetzten hätte gehen können. Ich musste nur schauen, dass ich schnellstmöglich eine andere Filiale fand, und dort bekam ich ohne Probleme meine 50 Euro.

Es ist mir wichtig zu betonen, dass dies Ausnahmefälle sind. Ansonsten habe ich ganz überwiegend gute und positive Erlebnisse mit Mitmenschen, seien sie Ärzte, Bankangestellte oder was auch immer. Besonders gerne gehe ich zu meinem Hausarzt und zu meinem Hautarzt. Nicht nur die beiden Ärzte, auch die beiden Sprechstundenhilfeteams sind mir gegenüber so wunderbar aufgeschlossen und auf meine Bedürfnisse als Gehörlose eingestellt.

Ich erinnere mich an eine aberwitzige Situation. Ich fuhr in einem Hotel mit dem Fahrstuhl zum Essen. Im Lift befand sich eine ältere, sehr elegant gekleidete Dame. Ich drückte den Knopf für das Erdgeschoss und wandte mich der Tür zu. Dabei bemerkte ich aus den Augenwinkeln, dass die Dame die Lippen bewegte, also ganz offensichtlich zu mir sprach. Ich schaute sie an und tatsächlich: »De quoi vous êtes-vous?«, fragte sie. »Moi, je suis d'Allemagne, de Sindelfingen«, antwortete ich prompt. »Vous êtes nouveau en-là?«, fragte die Dame. »Non, je suis Allemande, je suis née là«, gab ich daraufhin zur Antwort. Sie schaute mich stirnrunzelnd an. »Et vous, de quoi vous êtes-vous?«, erkundigte ich mich. »Je suis d'Hambourg«, entgegnete sie. »Hambourg?«, rief ich. »Oh, parlez-vous aussi d'allemande?« – »Oui!«, entgegnete die Dame. Ich lachte und meinte, dass wir uns dann ja auf Deutsch unterhalten könnten, wenn wir beide Deutsche waren. Wieder spiegelte sich Irritation in ihrem Gesichtsausdruck wider. Sie hätte mich doch schon auf Deutsch und dann auf Englisch gefragt, woher ich denn käme, und ich hätte erst bei Französisch reagiert. Das musste gewesen sein, während ich auf den Fahrstuhlknopf gedrückt und sie somit nicht bemerkt hatte. Als ich sie über meine Behinderung aufklärte, ging die Verwirrung jetzt in eine andere Richtung.

»Aber Sie haben doch gerade Französisch gesprochen!«, rief sie. Jetzt war ich die Verwirrte. »Was hat das jetzt mit meiner Gehörlosigkeit zu tun?«, fragte ich. »Sie können ja Fremdsprachen sprechen!«, fuhr die Dame fort. Ich musste ihr erst erklären, dass man auch mit fehlendem Gehör eine Fremdsprache erlernen kann.

In solchen Situationen liegt es mir fern, Bewunderung einzuheimsen. Das will ich nicht, und es ist mir manchmal auch unangenehm. Solche Situationen stimmen mich nur etwas nachdenklich. Es bedarf noch großer Aufklärungsarbeit, bis die Leute nicht mehr gänzlich verblüfft sind, wenn ihnen eine sprechende Gehörlose gegenübersitzt, deren Hände im Schoß ruhen. Ich wünsche mir sehr, dass irgendwann einmal die Begegnung zwischen Hörenden und Nichthörenden ohne Vorurteile möglich ist. Dass die Begegnung mit einem frei sprechenden Gehörlosen nicht mehr Verwirrung stiftet oder nur Bewunderung hervorruft, sondern als alltäglich wahrgenommen wird.

Ich möchte dabei betonen, dass sich bei der Annäherung zweier Welten immer wieder kuriose Situationen ergeben werden, die jedoch sehr lustig sein können. So etwas passiert einfach. Zum einen hat man tausend Dinge gleichzeitig im Kopf, zum anderen ist meine Behinderung nicht sichtbar. Ich trage als Gehörlose – noch dazu mit Sprech- und Ablesefähigkeiten – kein Umhängeschild, das den anderen zur Bedachtsamkeit mahnt. Ich jedenfalls habe mit solchen Situationen überhaupt kein Problem.

Einmal erklärte mir eine Masseuse nach der Behandlung, dass ich im Ruheraum mit ätherischen Ölen entspannen solle. Sie drückte mir Kopfhörer in die Hand und fing an zu erklären: »Wir haben vier verschiedene Songs ...« – »Ich kann doch nicht hören«, unterbrach ich sie kurz. »Macht nichts, also, wir haben vier verschiedene Songs ...« – »Ich bin doch gehörlos«, versuchte ich es von neuem. »Das ist kein Problem, also wir haben vier verschie... äh ... oh Gott, Frau Neef, oh Gott, Sie haben ja Recht! Oh Gott, das ist mir jetzt aber furchtbar peinlich, oh, verzeihen Sie mir ...« Jetzt war es der Schwall an Entschuldigungen, den ich unterbrechen musste. Ich fand diese Situation nur zu köstlich und amüsant.

Vielleicht sehe ich darin auch ein Kompliment. Selbst meine besten Freunde vergessen gelegentlich, dass sie mir ihren Herzschmerz nicht telefonisch, sondern nur per SMS, Brief, E-Mail, Fax oder bei einem persönlichen Besuch mitteilen können. Sehr oft werde ich nach meiner Telefonnummer gefragt. »Ich kann doch nicht telefonieren!«, sage ich dann immer. »Wieso denn nicht? Komm, gib mir mal deine Nummer! Zier dich doch nicht so!« Und so geht es hin und her, bis irgendwann der Groschen fällt. Diese plötzliche Veränderung des Gesichtsausdrucks, diese Verdatterung und Betroffenheit, als wäre ein unsichtbarer Kartoffelsack direkt auf den Kopf gefallen – sie lässt mich jedes Mal in schallendes Gelächter ausbrechen. Es sieht einfach zu komisch aus! Ich bin der Meinung, dass man beim Umgang mit Menschen immer mal in das eine oder andere Fettnäpfchen tappt, sei es aus Unbedachtheit oder weswegen auch immer. Man muss sich bei mir nicht entschuldigen, wenn man meine Behinderung vergisst. Ich trage es keinesfalls nach. Solche Situationen können zu erhellenden Anekdoten werden. Während es einigen ziemlich peinlich ist, nehme ich es mit Humor. Solche Momente gehören zum farbenfrohen Mosaik des Lebens.

Wie wichtig permanente Aufklärungsarbeit ist, zeigte eine Situation in Spanien, die sogar mir im Nachhinein etwas skurril erscheint. Meine Mutter musste gleich am ersten Urlaubstag ins Krankenhaus von Alcúdia. Die diensthabende Ärztin sprach kein Deutsch, und da meine kranke Mutter zu schwach war, um überhaupt zu sprechen, wurde ich von der Krankenschwester geholt, um der Ärztin den Zustand meiner Mutter zu beschreiben. Im Behandlungsraum angekommen, fragte mich die Ärztin gleich: »What has happened with your mother?« Ich schilderte ihr zusammen mit meiner Mutter, was passiert war. Dann drehte sich die Ärztin um und redete weiter. Ich musste sie zwangsläufig auf meine Taubheit hinweisen und sie bitten, das Gesagte zu wiederholen: »I am sorry, but I didn't understand you right now. I am deaf and have to read from your lips. Would you please repeat it again – a little bit more slowly, please.«

Die Reaktion der Ärztin sprach Bände. Eine Gehörlose als Dolmetscherin – da fühlte sich die Ärztin auf den Arm genommen. Sie würdigte mich die restliche Zeit keines Blickes mehr. Im Nachhinein kommt es mir selbst ein wenig grotesk vor. Vielleicht muss man Verständnis aufbringen für jemanden, der anscheinend noch nie mit sprechenden Gehörlosen zu tun hatte und sich zum Narren gehalten fühlt, wenn eine Gehörlose zwischen zwei Sprachen übersetzen möchte, von denen keine die Gebärdensprache ist. Andererseits war ich in Riesensorge über den wirklich sehr kritischen Zustand meiner Mutter und hätte gerne mit der Ärztin darüber gesprochen, was man tun könne und was zu tun sei, wenn wir wieder in Deutschland wären. Ich kann ihr dennoch keinen Vorwurf machen: Es ist einfach Unwissenheit. Sie wusste einfach nicht, wie sie mit mir sprechen sollte. Sie erfasste nicht, wie weit meine sprachlichen und kommunikativen Fähigkeiten reichten, und konnte deshalb nicht mit dieser Situation umgehen.

Es war wie schon in so vielen Situationen: Ich entsprach nicht dem, was man sich unter einer Gehörlosen vorstellte.

# Kapitel 14

# Meine Seele streckt sich aus

Hat sich die Seele eines Menschen einmal nach einer Idee ausgestreckt,
so kehrt sie nie wieder in ihre ursprünglichen Dimensionen zurück.

*Oliver Wendell Holmes*
*(1808–1894, amerikanischer Arzt und*
*Schriftsteller)*

Es gibt Dinge, die man sich vornimmt. Dann gibt es Dinge, die
man sich wünscht, erhofft und damit auch spekuliert. Dann gibt
es aber auch Dinge, mit denen man liebäugelt, die einem aber so
weit weg und unerreichbar erscheinen, dass selbst Kämpfernaturen sich damit begnügen, zu diesen Dingen voller Bewunderung
und Sehnsucht aufzuschauen. Ich hatte bei Daimler im Wissensmanagement und in der Führungskräfteentwicklung gearbeitet –
das gehörte zu den Dingen, die ich erhofft hatte, und ging darüber
hinaus. Mit dem Wechsel des Topmanagements wurde eine starke
Umstrukturierung innerhalb des Automobilkonzerns eingeläu-
tet, die unter anderem auch Werksstudenten betraf. Eine kurze
Zeit lang sollten keine Werksstudenten mehr eingestellt werden,
da viele feste Mitarbeiter den Konzern verlassen mussten. Somit
hing es in der Schwebe, ob mein Werksstudentenvertrag verlängert werden würde. Eine feste Zusage konnte man mir also vorerst
nicht geben, aber so wie ich bin, machte ich mir bereits ein Jahr
vor Vertragsende Gedanken, wie es weitergehen würde. Die glück-
liche Zeit, die ich hier verbracht hatte, während der ich so gefördert und wie ein ganz normaler Mitarbeiter angenommen worden
war, hatte bewirkt, dass ich keine Schranken mehr bezüglich meiner Taubheit sah. Und so fing ich an, einen heimlichen Wunsch,

dessen Verwirklichung mir bisher unerreichbar schien, in eine konkrete Vision zu formen. Außer mit meinen Eltern sprach ich mit niemandem darüber. Andernfalls hätte ich mit den Vögeln, die man mir zweifelsohne gezeigt hätte, eine ganze Voliere füllen können. Eine Gehörlose im Headquarter einer internationalen Firma? In diese Richtung wollte ich schnuppern und auch Berufserfahrung sammeln.

Die Schweizer Firma Oerlikon verwirklichte mir diesen Traum. Ich erhielt das Angebot, dort als Diplomandin im Corporate Human Resources zu arbeiten.

Ich musste daran denken, wie alles mit einer verzweifelten Jobsuche begonnen hatte, begleitet von ungläubigen Blicken und bisweilen auch offener Ablehnung. Und jetzt sollte ich mir einen weiteren Traum erfüllen.

Ich konnte es kaum erwarten, diese neue Herausforderung endlich anzupacken. Ich war beseelt. Die ganzen Tage vor meinem Umzug in die Schweiz schwebte ich im siebten Himmel. Es war einfach aufregend.

In der Nacht vor meinem Umzug kehrten die Erinnerungen an meine Schulzeit in meine Träume zurück. »Du wirst nicht in der Lage sein, in einer fremden Stadt auf eigenen Füßen zu stehen.« Dieser und ähnliche Sätze, die ich in der Schule von Lehrern gehört hatte, hämmerten in meinem Kopf. Wie mit einem Rammbock versuchten sie in meine Träume einzudringen. Schweißgebadet wachte ich auf. Verzweiflung legte sich wie ein Kettenpanzer um mich und schnürte mir die Kehle zu. Wann endlich kann ich das ganz hinter mir lassen? Ich will vergessen! Ich blieb die ganze Nacht auf und versuchte, meine Gedanken zu ordnen und mir gut zuzureden. Am frühen Morgen schlief ich wieder ein, und als ich dann vormittags erwachte, fiel mein Blick als Erstes auf das Fenster. Die Sonne schien in das Zimmer und berührte mit ihren Strahlen mein Bett. Ich sah die prallen Knospen der Rosen, ich sah, wie Schmetterlinge und Hummeln um die Knospen tanzten. Es war

Leben pur! An diesem Morgen fasste ich einen endgültigen Entschluss. Niemals wieder würde ich mich von Zweifeln überwältigen lassen, die von der Schulzeit herrührten. Niemals wieder!

Die herrliche Schweiz empfing mich mit einer strahlenden Sonne, die wochenlang und unvermindert vom tiefblauen, wolkenlosen Himmel schien. Die Tage, die nun folgten, waren wahre Strudel der Betriebsamkeit – geprägt von emsiger Arbeit. Ich bekam von Anfang an viel Verantwortung übertragen, was mich sehr glücklich machte. Ich durfte sogar ein Training zu den Themen Zeitmanagement und Work-Life-Balance vor internationalen Trainees halten. Und das Ganze auf Englisch! Da im Headquarter der international agierenden Firma Oerlikon alle Fäden zusammenliefen, waren Mitarbeiter aus den verschiedensten Kulturen und Ländern dort vertreten. Es wurde fast nur Englisch gesprochen. Es war herausfordernd. Und unvergesslich schön!

Ich lernte auch Prof. Dr. Kurt-Hermann Stapf, eine Koryphäe auf den verschiedensten Gebieten der Psychologie, kennen. Die Stunden, die ich bei ihm in seinem Büro verbringen durfte, in denen er von der Wissenschaft und den verschiedensten Möglichkeiten sprach, mit denen sich Fragestellungen beleuchten ließen, waren sehr wertvoll für mich. Ihm habe ich sehr viel zu verdanken. Es tat gut, dass ein so gebildeter Mensch wie er in unerschütterlicher Weise an mich und meine Fähigkeiten glaubte. Damit motivierte er mich immer wieder von neuem, ohne es vielleicht selbst zu wissen. Er betreute meine Diplomarbeit, die ich mit Bestnote abschloss. Und es erfüllt mich mit Glück und Freude, dass er mich als mein Doktorvater auch während meiner Promotion begleitet.

Mein halbes Jahr als Diplomandin in der Schweiz wird mir unvergessen bleiben! Ich habe eine traumhafte Zeit in diesem schönen Land verbracht, wertvolle Leute kennen gelernt und viele besondere Erlebnisse gehabt. Es ist das, was man rückblickend als Pretiosen, als Kostbarkeiten der Erinnerung beschreibt. *

Umso schwerer fiel mir der Abschied. Ich hatte dort neue

Freunde gewonnen, und der Gedanke daran, sie alle nicht mehr regelmäßig sehen zu können, lastete wie ein schwerer Stein auf meiner Brust. Es kostete mich einige Überwindung, wieder an die Universität zurückzugehen. Ein letztes Mal zog ich mich zurück in meine Lernwelt, um mich auf die letzten Abschlussprüfungen des Studiums vorzubereiten. Ich wollte jetzt so schnell wie möglich fertig werden! Diese nervenaufreibende Unsicherheit, die immer mit den Vorlesungen einhergeht. Diese schwierigen Bedingungen, als Gehörlose zu studieren mit den zermürbenden Versuchen, zumindest einen Teil des Stoffes nachzuarbeiten – wie sehr wünschte ich das Ende herbei!

Ist es gut, zu vergleichen? Ist es sinnvoll, Vergleiche anzustellen? Gründet Erfolg auf Vergleichen mit Mitmenschen, weil man darin einen Ansporn findet? Macht es unglücklich oder spornt es zu Höchstleistungen an? Kann man diese Fragen überhaupt erschöpfend beantworten?

Ich vergleiche mich mittlerweile mit Hörenden. Dementsprechend lege ich meine Messlatte höher. Aber wie ist das, sich als Gehörlose an dem Leistungsniveau von Hörenden zu messen? Ist das nicht sogar anmaßend?

Geprägt wurde ich vor allem durch die Reaktionen meiner Umgebung auf meine Taubheit. Wenn jemand glaubt, ich sei zu irgendetwas unfähig, erst recht aufgrund meiner Taubheit, spornt es mich umso mehr an, das Gegenteil zu beweisen. Und dann bin ich erst recht entschlossen, es besser als die meisten anderen zu machen. Ich werde immer Mittel und Wege finden, die Defizite auszugleichen, die sich aus meiner Gehörlosigkeit ergeben. Nichthörende können das Gleiche wie Hörende. Nahtlos an die Welt der Hörenden anzuknüpfen, bedeutet in der Regel, mehr zu leisten – seinen inneren Motor auf Höchstleistung anzukurbeln.

Aber auch ich verfüge nicht über grenzenlose Energie. Es gibt immer wieder Zeiten, in denen ich mich zurückziehe, um aufzutanken. Manchmal verreise ich für einige Tage und verbringe Zeit für mich ganz alleine. Dann gehe ich mit mir und meiner Seele in Klausur. Ich lasse meine Seele baumeln, indem ich einfach nur lese, schwimme, nachdenke. So entspanne ich auf wunderbare Weise.

Mehr denn je arbeitete ich mit Bildern, dem Visualisieren. Diese Technik hatte ich mir angeeignet, um Durststrecken zu überstehen. Und auch dieses Mal trug mich die Kraft der Vorstellung und der inneren Bilder. Wenn ich nach einem zehnstündigen harten und kargen Lerntag die Augen schloss, erahnte ich das Ziel immer näher vor mir. Noch war es zu weit, um es zu erblicken. Ich stellte mir vor, auf dem Weg zum Meer zu sein. Das Meer ist das Ziel. Viele Urlauber werden es schon erlebt haben, dass sie auf dem Weg zum Meer auf einmal merken, wie nahe sie schon sind, ohne das Meer zu sehen. Aber man weiß: Man ist gleich da.

Und tatsächlich: Ich konnte das Meer förmlich riechen.

Die viertletzte Prüfung kam. Geschafft!

Dann kam die drittletzte. Auch diese bestand ich.

Die vorletzte Prüfung kam: eine größere mündliche Prüfung. Ich schaffte sie.

Und dann kam die allerletzte.

# Kapitel 15

# Beharrlichkeit siegt!

When the world says: »Give up!«
Hope whispers: »Try it one more time!«[1]

*(Unknown)*

Ich war am Ziel. Und gleichzeitig am Ende. Psychisch wie auch physisch. Ein weiterer Meilenstein war erreicht, und jetzt löste sich alle Anspannung in mir. Die Tränen rannen mir über die Wangen. Ich lachte und weinte. Ich war so erschöpft, dass ich einige Tage lang nichts mehr tun konnte.

Mein Studium war beendet!

Ich hatte keine Vorzugsbehandlung genossen. Ich wurde ganz gewiss nicht gehätschelt. Ich hatte mir vieles sehr hart erkämpfen müssen. Trotzdem war mir bewusst, welch ein Glück ich hatte. Meine Eltern hatten immer an mich geglaubt und mich unterstützt. Es war vor allem die Arbeit mit meinem Umfeld, das mir vieles erschwert hatte. Manchmal hätte ich es leichter haben können. So musste ich eben bis an meine äußersten Grenzen gehen.

Doch mein langer Atem hat sich ausgezahlt. Jetzt erhielt ich sogar ein Stipendium für meine Promotion. Also werde ich meine Dissertation bald auch abschließen.

Es gab Stimmen, die mir sagten, dass ich das Studium der Psychologie nicht schaffen würde. Ich habe das Gegenteil bewiesen.

Es hatte Stimmen gegeben, die sagten, ich könne als Gehörlose keinen Erfolg haben. Diese Stimmen sind mittlerweile verstummt. Jetzt höre ich nicht mehr: »Das schaffst du doch nicht.« Heute sagt

---

1 Wenn alle sagen: »Gib's auf!«, sagt die Hoffnung: »Versuch's noch mal!« (Unbekannt)

man nur noch: »Ich weiß zwar nicht, wie Sie das machen wollen, Frau Neef. Aber ich weiß, dass Sie es machen werden.«

Die Skeptiker sind verstummt.

Dafür hat es ein Vierteljahrhundert lang Überzeugungsarbeit gebraucht.

Beim Aufräumen des Dachbodens fiel mir ein Karton auf, den ich inmitten meiner Sachen »vergruschelt« hatte. Ich hatte ihn völlig vergessen. Es war ein unbeschreiblicher Moment, als ich ihn öffnete. So viel Leid von einst, das ich im Laufe der Jahre in diesen Karton gepackt und gesammelt hatte, zauberte mir nun ein Lächeln ins Gesicht. Ich griff hinein und bekam als Erstes den Brief eines Professors zu fassen, in dem er mir aufgrund meiner Taubheit vom Studium abriet. Ich entfaltete Briefe und Zettel von ehemaligen Klassenkameradinnen, ein Fax von einer Lehrerin und andere Schriftstücke. Zeugnisse einer vergangenen Zeit.

Und ich merkte, dass ich inzwischen gelernt hatte, meiner Schule zu verzeihen. Es fühlte sich befreiend an, und es tat unendlich gut, sich allmählich aus den Klauen einer Zeit zu befreien, in der ich sehr tiefe Verletzungen erlitten und die bleibende Spuren in mir hinterlassen hatte. Die Wunden waren vernarbt. Ich habe lange gebraucht, bis ich so weit war, und es war wichtig, dass ich mir diese Zeit auch zugestanden habe. Ich musste mich mit den Dingen auseinandersetzen, mit denen ich während meiner Schulzeit konfrontiert worden war. Ich musste diese Erlebnisse aufarbeiten, sonst hätte ich sie nicht wegschließen und Abschied von den fatalen Folgen nehmen können. Aber nun schaffte ich es, innerlich Frieden zu schließen.

Der Karton ist jetzt nicht mehr bei mir. Ich wende mich einem neuen Lebenskapitel zu und lasse die Schatten hinter mir.

Nach meiner letzten Prüfung nahm mich mein Freund mit ins Opernhaus Stuttgart. Er hatte sich etwas ganz Besonderes überlegt. Wie um den Kreis meines bisherigen Lebens zu schließen, entführte er mich in meine Kindheit zurück und überraschte mich mit der Ballettaufführung *Dornröschen*.

Und ich sah sie wieder: die blitzenden, flimmernden Lichter der kristallenen Kronleuchter. Ich atmete den vertrauten Geruch. Die Tänzerinnen und Tänzer mit den herrlichen Kostümen schlugen mich in ihren Bann. Die Kulisse mit den Rosen, die sich um die Säulen rankten, weckte Erinnerungen in mir. Ich wurde wieder zum kleinen dreijährigen Mädchen, das sich staunend in eine Märchenwelt entführen ließ. Es war wie eine Heimkehr. Ein Zurückkommen an den Ort, wo alles begann.

»Und was macht das Tanzen, Sarah?«, hatte mich wenige Tage zuvor eine Freundin gefragt, während ihr geschulter Blick meinen Körper abschätzte, der in der letzten Zeit merklich schlanker und muskulöser geworden war.

Ich hatte innegehalten, während unsere Blicke sich trafen.

»Es wird langsam Zeit, wieder zurückzukommen«, sagte meine Freundin. »Tanzen liegt in deinem Blut.«

Und ich merkte, wie eine innere Musik meinen Körper durchströmte. Die Schwingungen, der Rhythmus einer Musik, die nur ich wahrnehmen konnte – alles pulsierte in mir. Ich fühlte, wie die Musik in mir wieder zum Leben erwachte. Sie drang in jede einzelne Pore meiner Haut und elektrisierte mich. Ich spürte wieder den Drang, mich zu bewegen.

Ja, es ist bald wieder an der Zeit. Die Bühne ruft!

Meine Rückkehr zum Tanz wird nicht mehr unbedingt eine als Tänzerin sein – sondern eher als Choreografin und Lehrerin.

Meine Studentenzeit schloss ich mit einer »Habe fertig!«-Party ab. Viele meiner Freundinnen und Freunde kamen und feierten diesen besonderen Moment mit mir. Es war ein lustiger Abend. Wir waren fröhlich, heiter und lachten Tränen. Wir spielten Spiele und schnatterten. Überall im Garten waren Fackeln und Laternen aufgestellt, die dem ganzen Abend eine besondere Atmosphäre verliehen.

Dann – für einen kurzen Moment – trat ich aus dem Geschehen heraus. Ich schlüpfte wieder in meine Rolle als Beobachterin und ließ meinen Blick über den Kreis an Menschen schweifen, der mit der Zeit gewachsen war und in dem ich mich geborgen fühlte. Er setzte sich aus ganz unterschiedlichen Personen zusammen, die ich zu ganz unterschiedlichen Zeitpunkten kennen gelernt hatte. Aus fast jedem Lebensabschnitt hatte ich einige wertvolle Menschen mitgenommen und mir bewahrt. Diese Menschen haben mich begleitet und unterstützt, und die Freundschaft zu ihnen besteht fort. Während ich sie wie aus der Ferne alle rege und munter sah, erfüllte mich ein überwältigendes Gefühl tiefster Dankbarkeit, das mir die Tränen in die Augen trieb und mein Herz wärmte.

Ich blickte über meine Freunde hinweg und ließ alle Geschehnisse der letzten Jahre Revue passieren. So saß ich eine Zeit lang da und Tausende von Momenten der letzten Jahre kamen hoch – Höhepunkte, Niederlagen, vergessen geglaubte Momente, Erinnerungsfetzen aller Art – und verwoben sich zu einem Teppich der Erinnerungen, den ich von den Anfängen bis hin zu diesem Zeitpunkt entlangschritt. Ich war nun aus dem Kokon der Jugend geschlüpft und konnte mit Stolz auf das verflossene Vierteljahrhundert zurückblicken und mit Zuversicht auf das zukünftige Leben vorausschauen, das sich mit all seinen reichen Möglichkeiten weit vor mir erstreckte. Und jetzt genoss ich mein Leben.

Und in der Ferne spielte leise eine Melodie, eine Zukunftsmusik, die nur ich wahrnahm. Die Melodie fügte sich aus Klängen, Tönen zusammen und formte sich zu Visionen, Wünschen und Zielen. Ich habe noch so viel vor, viele Träume, die es zu verwirklichen gilt. Ich war unerschrocken, denn ich hatte mir so vieles erkämpft und auch erreicht. Nun waren die ersten großen Hindernisse überwunden, und für mich begann eine neue Ära. Rasch nacheinander eröffneten sich mir Möglichkeiten, die kurz vorher noch reine Wunschträume waren. Was ich mir bisher hart erarbeitet hatte, diente mir nun als festes Fundament, auf dem ich mich entfaltete.

Ich hatte es geschafft und würde es auch weiterhin schaffen!

Auf meine Art.

# The way I do it – Nachwort

Ich lebe mein Leben in wachsenden Ringen,
die sich über die Dinge zieh'n,
Ich werde den letzten vielleicht nicht vollenden,
aber versuchen will ich ihn.

*Rainer Maria Rilke*
*(1875–1926, österreichischer Autor)*

Die ersten Jahre waren hart. Eiserne Disziplin, zähe Ausdauer, Unerschrockenheit und ein unerschütterlicher Wille waren erforderlich, um die ersten steilen Hindernisse zu überwinden. In den Jahren habe ich gelernt, als gehörlose Person in der Welt der Hörenden zu kommunizieren und mir einen Platz in der Welt der Hörenden zu erobern. Wenn man mir hilft, werde ich es auch weiterhin schaffen.

Zielbewusste Arbeit und nicht zuletzt Gründlichkeit haben mich im Laufe von zweieinhalb Jahrzehnten da ankommen lassen, wo ich gegenwärtig stehe. Es war kein leichter Weg bis zu dem Platz, den ich heute in der (hörenden) Gesellschaft einnehme. Stück für Stück habe ich die Anforderungen an mich selbst erhöht und meinen Spielraum erweitert. Ich bin als Gehörlose weitgehend unabhängig geworden und kann jetzt mit Genugtuung und besonderem Stolz auf das verflossene Vierteljahrhundert zurückblicken.

Zusammen mit Gleichgesinnten werde ich auch weiterhin dafür kämpfen, Hörende und Gehörlose in einer gemeinsamen Welt zusammenzubringen. Gleichzeitig ermöglichen Wissenschaft und Forschung immer bessere Lösungen für Behinderte. Mit Sicherheit wird die Medizin weitere Fortschritte machen, aber es wird immer Behinderungen und Schicksale geben, die sich auf diesem Weg nicht überwinden lassen. Abgesehen von der Frage, ob dieser Fortschritt allen zugänglich sein wird oder nur denen zukommen wird, die ihn sich leisten können. Aber – so unglaublich es auch klingen mag – ich möchte meine Taubheit nicht mehr hergeben. Sie ist ein fester Bestandteil meines Selbst, ein ureigenes Stück meiner Persönlichkeit, ein Charakteristikum meiner unverwechselbaren Individualität. Könnte ich jetzt auf einmal hören, wäre ich nicht mehr länger diejenige, die ich bin. Ich würde mir selbst fremd werden. Ich würde meinem Umfeld fremd werden.

Wir alle müssen immer wieder überprüfen, wo unsere Grenzen liegen. Bei Gehörlosen mag sich diese Überprüfung manchmal schwieriger gestalten. Ich möchte aber niemals vorzeitig kapitulieren, nur weil ich nicht hören kann. Andererseits möchte ich auch nicht um jeden Preis meine Grenzen überschreiten. Ich bin mir nicht immer sicher, wo genau meine Grenzen liegen. Allerdings traue ich mir einiges zu. Ich verlange auch einiges von mir. Aber ich kann mich nicht daran erinnern, mich jemals überschätzt zu haben. Der Umstand, dass Komplikationen bei meiner Geburt mich eines wichtigen Sinnes beraubten, wird mich niemals davon abhalten, meinen Weg zu gehen. Ich sehe meine Behinderung als einen Teil von mir. Sie ist inzwischen zu einer vertrauten Größe geworden. Wir haben vieles durchgemacht. Ich kann die Dinge, die Menschen zwar nicht akustisch wahrnehmen, doch mit der Ausbildung meiner anderen Sinne habe ich meine Antennen so weit sensibilisiert, dass ich auch Dinge erfasse, die selbst Hörenden oft entgehen. Ich habe gelernt, die volle Funktion meiner Augen, meiner Nase, meines Verstandes, meines Tastsinns, meines »sechsten Sinnes« auszunützen. Dank meiner Taubheit weiß ich die Sinne sehr zu schätzen. Meine Taubheit hat mich horchen gelehrt. Ich bin in der Lage, intensiv zu leben. Richard von Weizsäcker sagte einmal: »Nicht behindert zu sein, ist keine Selbstverständlichkeit, sondern ein Geschenk, das einem jederzeit genommen werden kann.« Mir wurde es bereits bei meiner Geburt genommen. Ich habe es niemals gehabt. Aber ich habe versucht, das Optimum aus meiner Situation herauszuholen und trotzdem mein Leben nach meinen Wünschen,

Bedürfnissen und Hoffnungen aktiv zu gestalten. Mein Weg ist jedoch nur einer von vielen.

Gewiss – ich bin erst 27 Jahre alt. Dennoch war meine Kindheit und Jugend so reich an vielschichtigen Eindrücken, Erlebnissen und Erfahrungen, die mich geformt haben und die ich in diesem Buch zu bündeln versuchte. Ich habe Ihnen offen von meinem bisherigen Leben erzählt, auch einige ganz private Augenblicke, bei denen ich mich ansonsten sehr bedeckt halte.

In diesem Buch habe ich alles gesagt, was ich als Botschaft weitergeben möchte. Ich habe dieses Buch nicht geschrieben, um anzudeuten, dass alle Gehörlose so sein könnten wie ich, wenn sie sich nur ein wenig mehr anstrengen würden. Es liegt mir vollkommen fern, mich als Prototyp der »erfolgreichen Gehörlosen« darzustellen. Meine Geschichte soll und darf nicht zu einem Maßstab werden. Wie ich bereits anmerkte, unterscheiden sich Gehörlose in ihrer Persönlichkeit, in ihrem Wesen, in ihren Begabungen, Ambitionen und Interessen untereinander so sehr wie auch Hörende. Wir sind nicht nur als »die Gehörlosen« einzustufen, wir sind wie jeder andere Mensch aus Fleisch und Blut, nur dass unsere Ohren eben nicht funktionieren. Wenn dieses Buch aber vermitteln konnte, dass kein Handicap und keine Schwäche Anlass dazu sein sollten, nach ersten gescheiterten Versuchen aufzugeben, sondern es immer wieder von neuem zu versuchen, dann hat es seine Funktion erfüllt.

Vielleicht können meine Erfahrungen anderen Gehörlosen weiterhelfen, deren Eltern und Erziehern Unterstützung sowie Anregung sein. Vielleicht können einige Dinge vorangebracht, Veränderungen angestoßen werden. In manchem hat meine Generation den Weg bereitet und die Chancen erhöht für ein gelingendes Leben mit Hörbehinderungen, indem sie unbegangene Wege erst einmal geebnet hat. Aber auch allen Nichtbehinderten, die ihr Schicksal annehmen, die bereit sind, das Leben so anzunehmen, wie es ist, zu ihm Ja sagen und für ein selbstbestimmtes, glückliches und freies Leben kämpfen, fühle ich mich innerlich verbunden.

Hier sollten wir uns Walter Kaspers Worte zu Herzen nehmen: »Die Straße des geringsten Widerstandes ist nur am Anfang asphaltiert.« Das Blättern in meinen Erinnerungen zeigt, dass ich keine ausgetretenen Wege gegangen bin und oft mit Hindernissen zu kämpfen hatte. Ich habe versucht zu zeigen, dass ich nicht alles einfach nur aus dem Ärmel geschüttelt habe, sondern immer hart dafür arbeiten musste. Ein Freund von mir hat einmal gesagt: »Auf deine Erfolge, auf dein Leben könnte man richtig neidisch werden – wüsste man nicht, was da alles eigentlich dahintersteckt.« Für die Verwirklichung meiner Träume habe ich auf vieles verzichten müssen und einen sehr hohen Preis gezahlt. Ich musste lernen, zu verzichten, um meine Träume zu erfüllen.

Manche sagen zu mir: »Du musst doch leben!« Aber was heißt »leben«? Ich bin nicht der Mensch, den man in Discos findet oder der »die Gegend unsicher macht«. Eine richtig »wilde Zeit« hatte ich nie.

Als ich mit diesen Aufzeichnungen angefangen habe, hätte ich nicht gedacht, dass daraus so viele Seiten entstehen würden. Das Ergebnis zeigt auch mir: Ich kann auf ein sehr erfülltes, interessantes Vierteljahrhundert zurückblicken, das reich an Erinnerungen ist. Ein Leben voller Intensität und Passion. Ein farbenprächtiges Mosaikbild, zu dem ich immer wieder einzelne bunte Steine hinzufügen werde. An vieles denke ich sehr gerne zurück. Aber auch die Zeiten, in denen ich Leid erfuhr, möchte ich heute nicht mehr missen. Sie haben mich zu einem Menschen reifen lassen, der ich vielleicht sonst nicht wäre.

Ich habe so viel erleben dürfen und müssen. Höhen und Tiefen. Gewöhnliches und Außergewöhnliches. Meinem Schicksal bin ich für alles dankbar. In den Wechselfällen des Lebens und in scheinbar ausweglosen Situationen habe ich immer mehr meinen Willen geformt und mir meine Hoffnung, meinen Optimismus, meine Zuversicht bewahrt.

Ich habe gelebt!

Unser Leben und unser Lebensweg werden durch viele Einflüsse bestimmt – manche davon haben wir selbst in der Hand. Dazu gehört, wie wir die Potenziale nutzen, die uns mitgegeben sind. Dazu gehört auch, ob wir uns durch Überzeugungen über uns selbst und die Welt einengen lassen. Dabei ist es egal, welcher Welt wir angehören – egal ob wir behindert sind, eine andere Hautfarbe, Nationalität, Religion haben oder uns in irgendeiner anderen Form von der Norm unterscheiden. Ich beziehungsweise mein Weg war und ist alles andere als gehörlosentypisch. Ich passe definitiv nicht in irgendein Schubladensystem und werde mich auch nicht freiwillig in eine Schublade stecken lassen. Ich verweigere die Kategorisierung. Dafür bin ich zu neugierig und lebensdurstig. Ich will sehen, wissen, erfahren, was das Leben für mich bereithält. Woher ich diese Zuversicht nehme, kann ich nicht genau sagen. Es sind mein Glauben an das Leben, mein Optimismus, aber auch meine Selbstdisziplin und meine Gewissenhaftigkeit, die mich Vertrauen in das Leben fassen lassen. All diese Eigenschaften sind aber letztendlich nur ein Ausdruck meines Willens.

Es wird immer Leute geben, die mein Leben und meine Einstellung nicht akzeptieren können. Es werden sicher auch Zeiten kommen, in denen ich mit meiner Behinderung hadern werde. Aber ich vertraue in Gott. Er wird mir weiterhin helfen. Ich werde tun, was ich will, was ich mir wünsche, was ich für richtig halte. Der Dokumentarfilm *Im Rhythmus der Stille* schließt mit meinen Worten: »Oft heißt es, dies und jenes kann ich doch nicht machen. Das geht einfach nicht, weil ich taub bin. Wenn ich darauf gehört hätte, dann könnte ich nicht fünf Sprachen sprechen. Und – wenn ich etwas will, dann mache ich es auch!«

Und immer werde ich dabei eine Begleiterin haben, sie wird nie von meiner Seite weichen: meine Gehörlosigkeit, meine Taubheit, meine Stille voller Klänge.

# Danksagung

»A great pleasure in life is doing
what people say you cannot do.«

Walter Bagehot
(1826–1877, britischer Ökonom)

Bei aller Willensstärke, allem Kampfgeist und aller Ungeduld: Allein habe ich es nicht geschafft. Ich danke allen, die mich in irgendeiner Form in meinem Leben unterstützt, mir geholfen haben. Danke denen, die immer zu mir hielten, die an mich glaubten, die mich förderten, die mich liebten. Die auch bei mir waren, als die Sonne nicht schien. Auch wenn nicht alle namentlich genannt werden konnten, so hat mich die Erinnerung an alle während des Schreibens begleitet.

Danke auch denen, die mich das schwärzeste Tal haben erleben lassen. Dadurch wurde ich stark.

Mit besonderer Dankbarkeit denke ich an meine Großmutter, Klara Walz. Sie erfüllte mir schon früh jeden Buchwunsch und wurde meinetwegen zu einer treuen, hoch angesehenen, privilegierten Stammkundin des Buchladens Pegasus in Möhringen. Ihrem Entschluss, mir die Sprache trotz meiner Gehörlosigkeit nahezubringen, ist es zu verdanken, dass sich mein Zimmer in ein Büchermeer verwandelte. Dadurch ermöglichte sie mir unzählige Reisen in die Welt der Literatur, in die Welt der Sprache. Wie traurig stimmt es mich da, dass sie die Veröffentlichung dieses Buchs nicht mehr miterleben konnte.

Danke den »Paten« und »Patinnen« dieses Buches: Claudia, Mike,

Rolf und Wolfgang, die mein Manuskript mit Geduld und kritischem Blick gelesen haben. Danke für eure wertvollen Anregungen und Korrekturvorschläge. Ihr seid wahre Freunde!

Dem Campus Verlag und meinem Lektor, Dr. Olaf Meier, sowie Marion Kümmel herzlichen Dank für die Umsetzung dieses Buchprojekts. Claus Hanischdörfer und Joachim Bihrer danke ich für die Erlaubnis, den Titel des Dokumentarfilms *Im Rhythmus der Stille* auch für das vorliegende Buch zu verwenden.

Mein größter Dank aber gilt meinen Eltern, die unermüdlich und hingebungsvoll die Rahmenbedingungen schufen, durch die das Erreichen meiner Ziele erst möglich wurde. Danke, dass ihr mir alles ermöglicht habt, was in eurer Macht stand. Danke für mein Leben. Danke für eure selbstlose Liebe, die mich schützte und die dennoch so groß war, dass sie mir das größte Geschenk gab – die Unabhängigkeit im Leben, die Freiheit.

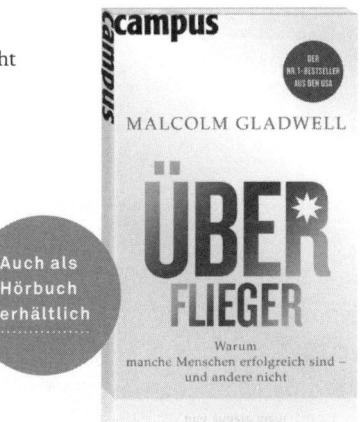
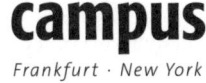

David Jiménez
**Kinder des Monsuns**
Alltag in Asien abseits
des Wirtschaftsbooms

2009, 288 Seiten
ISBN 978-3-593-38925-7

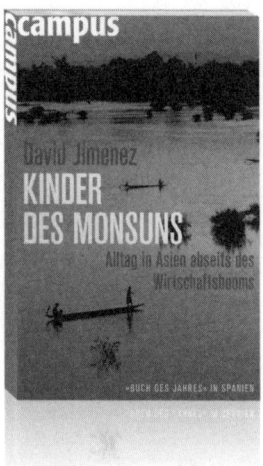

# Alltag in Asien

Mehr als zehn Jahre ist David Jiménez durch verschiedene Länder
Asiens gereist. In seinem Buch berichtet er von Kindern, die er
immer wieder getroffen hat, und schildert, wie deren Schicksale
von politischen und wirtschaftlichen Umstürzen in ihren Ländern geprägt werden. Ihre Geschichten illustrieren beispielhaft
den asiatischen Schicksalsglauben, der in weiten Regionen eng
mit dem Naturphänomen des Monsuns verknüpft ist. Eindrück-
lich und sehr authentisch dokumentiert Jiménez, welche Träume
und Hoffnungen die Menschen abseits der wirtschaftlichen
Eliten Asiens hegen und wie sie für ein besseres Leben kämpfen.

**Mehr Informationen unter**
**www.campus.de**

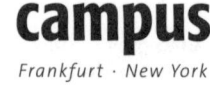

*Frankfurt · New York*